压力性损伤与造口护理实践

主 编 张 燕 陈东方 李 丽 王 娜

科 学 出 版 社

北 京

内 容 简 介

本书共 8 章，前 4 章介绍了压力性损伤的治疗与护理，后 4 章介绍了造口的治疗与护理，分别从理论基础、分期护理到临床案例分析，全面阐述了损伤与造口的治疗原则、护理评估、专项护理技术、护理要点和健康宣教等内容。本书基于循证依据，内容丰富、层次清晰。适用于各级医院护理人员及康养机构照护者阅读参考。

图书在版编目（CIP）数据

压力性损伤与造口护理实践 / 张燕等主编. —北京：科学出版社，2024.2
ISBN 978-7-03-076981-7

Ⅰ.①压⋯ Ⅱ.①张⋯ Ⅲ.①创伤外科学－护理学②造口术－护理学 Ⅳ.①R473.6

中国国家版本馆CIP数据核字（2023）第220180号

责任编辑：郝文娜 / 责任校对：张 娟
责任印制：师艳茹 / 封面设计：吴朝洪

科 学 出 版 社 出版
北京东黄城根北街 16 号
邮政编码：100717
http://www.sciencep.com

北京画中画印刷有限公司 印刷
科学出版社发行 各地新华书店经销

*

2024 年 2 月第 一 版 开本：787×1092 1/16
2024 年 2 月第一次印刷 印张：11 3/4
字数：279 000
定价：98.00 元
（如有印装质量问题，我社负责调换）

编著者名单

主　编　张　燕　陈东方　李　丽　王　娜

副主编　张　娟　张　艳　李卫华　张　威

编　者（按姓氏笔画为序）

王　娜	王　蒙	王佳曼	咸玉靖
刘　丽	刘　爽	李　丽	李　荣
李卫华	杨晓红	肖丽红	沈　波
张　威	张　艳	张　娟	张　燕
陈　瑜	陈东方	易　薇	郑彦芬
孟　萌	赵恬静	胡萧丹	郭宏晶
董晓霞	韩　旭	韩　洋	霍丽芳
魏艳荣	籍盛利		

前　言

　　压力性损伤（pressureinjury，PI）作为全世界常见的健康问题之一，严重威胁患者的生命健康，给社会带来了沉重的经济压力和医疗负担。近年来，随着人口老龄化快速发展，慢性感染创口、压力性损伤发生率逐渐升高。临床导致压力性损伤发生的因素较多，主要分为内在因素及外在因素，无论是内在因素还是外在因素，其发病机制均具有可控性，临床可通过早期有效的护理干预，运用新的护理理念，避免压力性损伤范围扩大及创口感染，推动临床护理学的持续化发展。

　　根据相关文献显示，近年来随着结直肠癌的发病率逐渐升高，我国肠造口患者也随之增多，全国每年约有 10 万例患者接受肠造口术，肠造口并发症发生率约为 36%，大部分患者因知识缺乏和护理不当引起一系列的并发症，给患者生理和心理带来极大的困扰。如何减少肠造口并发症的发生及如何进行及时、有效的处理，减轻造口患者的心理负担，提高患者自我护理能力，提高肠造口患者的生活质量及信心，是医护人员关注与研究的热点问题之一。

　　本书共 8 章，基于编者在三甲医院工作中收集的大量临床案例，采用循证方法制订护理方案及依据，用通俗易懂的语言阐述相关理论知识，旨在为护理人员及患者、照护者提供护理策略，促进患者健康，提高患者生活质量。

　　由于编者知识水平有限，书中难免有不足之处，望广大读者提出宝贵意见。

张　燕

解放军总医院第八医学中心

2023 年 7 月

目　录

第1章

压力性损伤概述

第一节 压力性损伤的发生机制

压力性损伤是指皮肤和／或皮下组织的局限性损伤，由压力或压力合并剪切力作用所致。压力性损伤通常发生在骨隆突处部位，也可能与医疗器械或其他物体有关。

压力性损伤的压力可能是来自患者自身的重力或由于外部施加的力，如医疗器械或其他物体施加的力量。损伤可表现为完整（或未破损）的皮肤或开放性伤口，可能会有疼痛。组织损伤是由于高强度或长时间地暴露于压力（垂直于组织表面）和／或剪切力（平行于组织表面）而造成的持续形变的结果。软组织对持续形变的耐受性因组织类型而异，还可能受到微环境、灌注、年龄、健康状况（慢性或急性）、合并症和软组织状况的影响。

需要注意的是，压力性损伤虽然主要影响患者体表，但并不局限于皮肤。例如，压力性损伤可发生在黏膜部位，而黏膜是体腔内壁的湿润的膜性结构（包括呼吸道、胃肠道和泌尿生殖道）。黏膜压力性损伤主要与医疗器械有关，通常是由管路和／或其固定设备对脆弱黏膜和皮下组织施加的持续的压力和剪切力所致。

一、生物力学机制

（一）压力

压力是压力性损伤最直接的原因。毛细血管最大承受压力是 $2.1 \sim 4.3kPa$（$16 \sim 32mmHg$），最长承受时间为 $2 \sim 4$ 小时，随着压力的不断增加，局部组织小血管收缩，造成微循环灌注障碍，进而引发皮肤缺血性损伤。压力大小和受压时间与皮肤损伤的对应关系呈 S 形曲线，若压力作用时间不足 1 小时，则导致细胞死亡的主要因素是压力大小，受压时间造成的影响较小，甚至不会产生影响。若压力作用时间超过 2 小时，导致细胞死亡的主要因素仍旧是压力大小，而不是受压时间。当受压时间在 $1 \sim 2$ 小时时，导致肌肉细胞死亡的压力降低到 9kPa 左右，在这一阶段中，受压时间与压力大小均是导致细胞死亡的主要因素。在坐姿或平卧状态下，压力由外表面逐渐向内传导，经由皮肤和皮下组织作用到骨骼，骨骼与外表面间的皮肤、血管，以及皮下脂肪和肌肉等组织受到挤压，逐渐形成锥体形状压力梯度，骨突表面压力呈最大态势，达到皮肤表面 5 倍左右，这一现象属于锥体效应。

（二）剪切力

剪切力是两层组织相邻表面间进行性相对移动导致的，最高能达到 40N。相较于单纯压力而言，剪切力造成的危害更加显著，且不可逆转，100g/cm^2 剪切力会造成局部血管闭塞。相较于普通压力而言，剪切力解除之后，血流很难恢复到原有水平。

（三）摩擦力

传统观点认为，摩擦力同样是造成压力性损伤的关键因素。早在 1974 年，Dinsdale 实施猪模型实验，发现摩擦力作用引发局部组织损伤压力阈值明显降低，认为摩擦力属于导致压力性损伤重要的危险因素。但值得注意的是，美国国家压疮咨询委员会（NPUAP）针对压力性损伤提出的最新定义中并未提及摩擦力，是为了避免摩擦力导致的皮肤撕脱等其他类型组织损伤被误认为压力性损伤，由于摩擦力仅在剪切力及压力共同作用下才会造成压力性损伤，故摩擦力单独导致肉眼可见的撕裂伤等皮肤损害并不属于压力性损伤。若伤口出现充血性血疱，并且周围有紫色或褐色等颜色改变，则可以考虑属于压力性损伤。摩擦力主要有静摩擦力与滑动摩擦力两种类型，对于组织造成损伤的作用机制可以从以下 3个方面进行分析：①摩擦力去除皮肤表面保护性角化层，导致皮肤压力敏感性显著增加；②摩擦力导致皮肤屏障作用受到损伤，容易受到病原微生物感染；③摩擦使局部皮肤温度上升，机体温度升高 1℃，组织耗氧量增加 10% 左右，导致营养物质和氧气缺乏加剧。摩擦力大小受到皮肤表面潮湿及干燥程度和 pH 等的影响，同时也与人体接触物体和压力大小具有密切相关性。

二、分子生物学机制

（一）炎症因子作用机制

炎症因子是由炎症细胞在炎症反应过程中形成的，具体包含趋化因子黏附分子、细胞活性因子和急性期反应蛋白等。压力性损伤相关的炎症因子主要包括肿瘤坏死因子 -α（tumor necrosis factor-α，TNF-α）、白介素（interleukin，IL）和核转录因子 -κB（nuclear factor-kappa B，NF-κB）等。

肿瘤坏死因子 -α 属于激活单核巨噬细胞形成的炎症因子，具备广泛的生物学效应，能强化中性粒细胞及杀伤性 T 细胞等细胞免疫活性，对炎症反应以及休克和组织损伤等病理生理反应产生介导作用，是反映机体炎症水平的关键指标之一。促炎性细胞因子能够在再灌注早期发挥重要作用，炎症反应启动后也可以被其他炎症因子再次激活，强化下游细胞因子及化学因子形成，逐渐产生级联反应，使炎性损伤加强。肿瘤坏死因子 -α 表达水平变化主要与人体受压组织具有密切相关性，压力性损伤中心及边缘组织当中的表达水平相较于急性伤口明显上升，同时压力性损伤边缘组织中的含量高出压力性损伤中心组织，伤口边缘炎症反应相对较强。大量肿瘤坏死因子 -α 长时间高表达可形成破坏性酶，对伤口愈合产生不良影响，同时细胞基质及纤连蛋白降解，使得伤口愈合难度增大。

白介素为当下发现的种类最多且具备最广泛调控作用的细胞因子，已发现 40 多种白介素分子，按照不同基因组位置及氨基酸序列和受体亚基等可以分成不同家族，并且不同家族成员由于细胞来源和相关信号通路存在差异，能够产生不同的抗炎及促炎作用。白介素 -1 属于单核细胞形成的多肽，包含 3 种亚型，其中白介素 -1B 属于重要的促炎性细胞因子，可以诱导炎症相关分子表达。白介素 -6 属于白介素家族重要分子，生物学活性较为广泛，组织发生损伤或受到感染后，白介素 -6 能够被迅速诱导形成，对急性期免疫应答产生促进作用，参与到防御反应。白介素 -6 属于影响炎症反应启动的关键细胞因子，能够促使抗体及补体和免疫细胞集中到炎症部位，诱导获得性免疫，属于机体抵抗外来创伤及感染的保护反应。

核转录因子-κB 存在于多种细胞中，是具有多种调节功能的核转录因子，通常以二聚体或异二聚体形式存在，是参与炎症反应的重要信号转导分子，对于免疫及炎症相关细胞因子表达和基因转录具有重要影响。在没有受到刺激的情况下，细胞中的 NF-κB 主要是无活性形式，当细胞受到活性氧或 TNF-α 炎症因子刺激时，NF-κB 激活，经由细胞质进入细胞核，参与炎症反应及细胞凋亡。

（二）凋亡因子作用机制

凋亡属于细胞主动发出的基本生物学现象，对于生物体进化及内环境稳定和多个系统发育具有重要作用。受压组织凋亡 DNA 裂解片段在压力性损伤发生中具有重要的调控作用。细胞凋亡涉及一系列蛋白，其中最具代表性的有 Bcl-2 和 Caspase。

Bcl-2 属于当下研究较为透彻的凋亡基因家族，与缺血再灌注损伤具有密切相关性，各成员之间二聚体化，属于成员间功能实现及功能调节的重要形式。Bcl-2/Bax 蛋白与基因比例变化，能够反映其家族对于细胞凋亡所产生的抑制或促进作用，Bax 能够发挥促细胞凋亡效果，而 Bcl-2 作用相反，会对细胞凋亡产生抑制作用。压力性损伤形成的初期阶段存在细胞凋亡现象，Bcl-2 家族参与早期压力性损伤肌细胞凋亡调控。Bcl-2 对于氧化应激敏感性较强，以此机制为出发点，能够为后续压力性损伤可疑深部组织损伤治疗提供一定的助力。

Caspase 主要分成 3 类：凋亡启动因子、执行因子及炎症介导因子，形成级联放大效应。压力性损伤中心组织凋亡信号最为强烈，组织受损程度最严重，压力性损伤发展时，损伤会呈中心向周边扩散的模式，进而造成组织坏死及全层皮肤缺失。早期压力性损伤能够激活内质网反应，凋亡启动因子 Caspase-12 会被激活，进而诱发细胞损伤。

压力性损伤发生机制关乎多个学科，包含免疫学、生物力学及生物细胞学等相关内容。

第二节　皮肤组织解剖生理

一、皮肤组织解剖结构及生理功能

（一）皮肤组织解剖层次

皮肤主要包含 3 个组成部分，由外至内分别是表皮、真皮和皮下组织。

1. 表皮　表皮由外至内分别是角质层、透明层、颗粒层及生发层，表皮内部无血管，但存在游离神经末梢。

角质层属于表皮最浅面，是由多层死亡角质化细胞组成的，从美容角度称之为死皮。角质层具有抗摩擦及避免机体内部组织液渗透的作用，同时能防止体外化学物质及细菌侵入体内，具有较强的再生能力，角质细胞中含有保湿因子，可以避免皮肤表面水分蒸发，吸水性较强。人体足跟部皮肤角质层最厚，腹壁皮肤角质层最薄。角质层上皮细胞界限不清晰，细胞核退化溶解，细胞质中含角质蛋白，角质蛋白不溶于水。

透明层细胞界限不清晰，这部分细胞逐渐衰老萎缩，细胞核退化溶解，呈现无色透明状态，光线能够透过透明细胞层，仅手掌、足底等角质层较厚的部位存在透明层。

颗粒层主要由2～4层菱形细胞组成，细胞核萎缩，存在角蛋白颗粒，足趾等部分分布较明显，可以发挥光线反射阻断作用，避免异物侵入，同时能过滤紫外线。

棘层与基底层合称为生发层，由4～8层厚度的多角形细胞组成，细胞棘突较为明显，属于表皮中最厚的一层，能够不断形成新细胞，并逐渐向上推移，可以发挥显著的细胞分裂增殖功能。细胞间存在空隙，可以存储淋巴液，为细胞提供营养。基底层属于表皮最深处，排列状态呈栅栏状，仅有一层细胞能够分裂，逐渐演变，一个细胞裂变为两个细胞所需时间一般是19天，属于表皮当中唯一能够分裂复制的细胞，表皮受到损伤后基底层细胞能够增长修复，确保皮肤不留瘢痕。

从皮肤表皮生理结构来分析，其主要功能是屏障作用，可以避免皮肤内部水分流失，确保皮肤自身含水量，同时能够在一定程度上避免皮肤干裂，还能够防止大量外界水分渗入皮肤当中。除此之外，表皮还具有感知外界刺激的能力，尽管棘层和基底层细胞具备分裂再生能力，但并没有毛细血管、汗腺和毛囊等，无法提供营养或进行代谢，因此表皮光泽以及色斑和皱纹、紧致状态等，基本上是由与其紧密相连的真皮层决定的。

2. **真皮** 真皮层主要是由结缔组织形成的，包含胶原纤维、弹性纤维和基质，其中也存在神经、血管和淋巴管及肌肉、毛囊、汗腺、皮脂腺等，其他组织存在少数细胞成分，包括成纤维细胞、淋巴细胞和肥大细胞。

真皮层主要分成乳头层和网状层。

乳头层接近表皮层，向表皮隆起形成较多乳头，内部胶原纤维呈不规则状排列，弹性纤维和网状纤维相对较少，乳头内部包含纤维及细胞，同时也有毛细血管及触觉小体。

网状层在乳头层深部，两者并无明显界线，网状层主要由粗大胶原纤维组成，胶原纤维间存在较多弹性纤维，弹性纤维能够促使皮肤生长后恢复到正常状态。随着年龄增长，弹性纤维逐渐变性，弹性下降，甚至消退，导致皮肤松弛，出现皱纹。网状层内部细胞成分相对较少，只有血管、淋巴管及感受器、神经、汗腺、毛发、皮脂腺等。

从真皮层生理结构进行分析，真皮层能够维持表皮层细胞活力，与表皮层密切相连的真皮乳头层能够为表皮提供营养。真皮层当中具备修补功能的成纤维细胞具有重要作用，能够分泌皮肤必需的营养成分及胶原蛋白。胶原蛋白属于表皮层营养供应站，能够为表皮输送水分。皮肤健康的关键是保湿和抗皱，两者均与胶原蛋白具有密切相关性。皮肤生长修复及营养均需要胶原蛋白提供支持，胶原蛋白能够促使表皮细胞更加丰满，确保肌肤充盈和具有弹性，维持皮肤细腻、光滑的状态，同时确保表皮细胞的正常功能。

3. **皮下组织** 皮下组织也被称作皮下脂肪层，主要由脂肪小叶和小叶间隔组成，脂肪小叶中富含丰富的脂肪细胞，胞质中包含脂肪，细胞核被挤至一旁。皮下组织较疏松，能够发挥天然的缓冲垫作用，缓冲外界压力，同时也是热绝缘体，能够存储能量。除了脂肪外，皮下组织还包含丰富的血管、神经、淋巴管、毛囊和汗腺。

4. **皮肤其他结构**

（1）血管：真皮层中包含由微动脉和微静脉组成的浅层及深层血管丛，皮肤血管分布着丰富的交感神经，外部环境温度发生变化后，血管扩张或收缩，对血流状态产生调控作用，从而起到调节体温的效果。

（2）淋巴管：皮肤淋巴管和血管具有相似性，主要有网状及管状两种，淋巴管走向和主要血管丛呈平行状态。

（3）神经皮肤中包含丰富的神经纤维及神经末梢，能够对外界多种刺激产生感知，并促使机体形成防御反应。

（4）肌肉：皮肤肌肉主要包括平滑肌和横纹肌两种类型，立毛肌及汗腺周围的肌上皮细胞等属于平滑肌，颈部颈廓肌及面部表情肌等属于横纹肌。

（二）皮肤组织生理功能

皮肤组织生理功能对于机体的健康具有重要影响，与此同时机体内脏病变也能够经由皮肤功能变化有所表现。正常状况下，皮肤具有防护、吸收、分泌和排泄功能，同时具备感觉功能及体温调节功能，还具备免疫和代谢功能。

1. 防护作用 皮肤覆盖机体全身，属于人体最大的器官，其防护作用较为显著，具体表现为：①避免外界有害物质对机体的损伤；②避免体内水分或营养物质及电解质流失，确保机体内环境稳定。

具体来说，皮肤的防护作用体现在以下几个方面。

（1）皮肤能对机械性损伤产生防护作用、皮肤位于机体最外层，属于最常受到机械性刺激的部位，如牵拉、摩擦及撞击等，但皮肤包括表皮、真皮及皮下组织，含有丰富的胶原纤维、弹性纤维和脂肪组织，受摩擦后，角质层逐渐增厚，形成胼胝，对外部摩擦力产生抵抗作用和耐受性。若外界机械刺激较大，会导致机体防御性躲避，若刺激强度超出机体耐受性，会导致皮肤或深部组织损伤。

（2）皮肤能防护物理性损伤：干燥皮肤属于不良电导体，正常状态下皮肤内部黑色素细胞形成黑色素，具有吸收光线的作用，因此皮肤能够对光、电、磁等物理性因素产生防护作用。皮肤还能起到防护化学性损伤的作用，皮肤角质层可以抵挡化学性物质的伤害，正常状态下，皮肤表面pH为5.5～7.0，最低达4.0，对碱性物质能起到中和缓冲作用，对于头皮、额部及腹股沟等特殊部位而言，偏碱性能对酸性物质起到缓冲作用。除此之外，皮肤还能防护生物性损伤。皮肤角质层、汗腺和皮脂腺等部位寄生着较多的微生物，正常情况下不会导致皮肤感染，若机体抵抗力降低或皮肤环境因素发生显著变化，则会对人体造成损伤。皮肤防御生物性损害的机制是角质层具有机械性防护作用，同时皮肤干燥、酸性环境及皮脂膜中的游离脂肪酸能够对细菌的生长繁殖起到抑制作用。

另外，皮肤还能避免人体内物质丢失。正常状态下，皮肤经汗腺或皮脂腺排泄一定的水分，一般24小时内排泄水300ml左右，属于非感觉性蒸发，同时也能排泄其他少量物质，但值得注意的是，电解质及营养物质无法经由角质层流失，因此皮肤可以避免体内营养物质丢失。若皮肤结构遭受破坏，其屏障作用会受到严重影响，甚至丧失，从而导致水、营养物质和电解质流失。

2. 吸收作用 人体皮肤可以在一定程度上吸收外界物质，称为经皮吸收。经皮吸收能保证机体处于健康状态，也属于现代皮肤科中皮肤病采用外用药物进行治疗的重要理论基础。

皮肤吸收外界物质的途径主要有3种，分别是角质层、汗管口和毛囊皮脂腺，其中角质层为最主要的吸收途径。

皮肤吸收的主要外界物质包括水、电解质、激素、酚类物质、脂溶性物质、重金属以及气体、脂类和盐类等。皮肤能够大量吸收脂溶性物质，对于溶解于水和脂肪中的大多数物质具有吸收作用，吸收速度与经消化道吸收接近。酚类物质可经由皮肤透入，激素中的雌激素、黄体酮和睾酮等能够被皮肤迅速吸收。脂溶性维生素 A、维生素 D、维生素 K 均容易透过皮肤，重金属脂溶性盐类能够经由皮肤吸收。

3. 分泌及排泄作用　皮肤分泌及排泄作用的发挥主要由汗腺与皮脂腺实现。

汗腺主要包括小汗腺和大汗腺，大汗腺也被称为顶泌汗腺。小汗腺能够分泌大量水分，对机体温度起着显著的调节作用，大汗腺逐渐退化，只有部分在毛发处分布，与人体体温调节无明显关系。小汗腺分泌汗液，发挥降温散热作用，汗液中的水分蒸发时能够散发热量，确保机体维持正常体温状态，同时小汗腺分泌汗液还可以起到一定的抑菌效果，确保皮肤酸碱度维持在正常水平，抵抗微生物可能导致的致病作用。另外，小汗腺分泌汗液还能对角质起到一定的柔化作用，确保角质层中的正常含水量，避免皮肤干燥。汗液分泌还能促进特定物质的排泄，在不同季节，汗液分泌会发生一定变化，与肾脏起到互补作用，确保机体水、电解质及酸碱平衡。除此之外，汗液还分泌免疫球蛋白或参与物质代谢。顶泌汗腺分泌与内分泌具有密切相关性，肾上腺素能神经对于分泌具有刺激作用，腋臭及色汗症等形成和发展与顶泌汗腺具有密切相关性。

皮脂腺分泌主要受内分泌调控作用的影响，雄激素可以对皮脂腺增生肥大产生刺激作用，促使其以全浆分泌形式排出脂溢区。皮脂分泌能够乳化水分，促使脂水薄膜形成，达到润滑皮肤的目的，同时还能起到抑制真菌和细菌的作用。皮脂腺排泄物主要是皮脂，与表皮细胞及外界水分共同形成皮脂膜，进而起到乳化水分和促使维生素 D 更好吸收的作用，同时还能抑制真菌和细菌生长，对皮肤和毛发起润滑作用。

4. 感觉作用　正常状态下，皮肤具备感知机体内、外刺激的作用，进而引发相应神经反射，避免机体出现损伤。皮肤感觉作用可以分为两种类型，一是单一感觉，例如触觉、痛觉、温觉、压觉等；二是复合感觉，是指多种不同感受器或神经末梢共同感知，再经大脑皮质综合分析，进而形成感觉，包括湿、干、光、软、硬、燥等。

临床较常见的皮肤感觉主要包括以下几种。①触觉：触觉属于微弱机械刺激，导致皮肤浅层触觉感受器兴奋，进而形成感觉，是由皮肤中机械感受器传递的，毛囊周围末梢神经网压力作用及毛发出口处皮肤受到牵拉变形，进而形成触觉。②痛觉：痛觉是受到不同类型的伤害性刺激，导致机体不愉快情绪活动或防御反应形成。常见刺激包括寒、热及机械性刺激等，任何刺激若超出机体疼痛阈值，均有可能导致皮肤损伤造成痛觉。③痒觉：痒觉是引发搔抓欲望的不愉快感觉，痒觉阈值与不同个体及部位存在密切相关性，通常情况下存在瘙痒病史的患者，感受瘙痒的阈值会有所下降。④压觉：压觉是在较强机械刺激作用下引发深部组织变形时出现的感觉。

痛觉和痒觉能够促使机体形成保护性作用机制，具有互补效果。痛觉和痒觉之间存在显著差异，强烈的有害因素刺激皮肤深层会导致痛觉，低强度的有害因素刺激皮肤最外层会导致痒觉；热能够促使痒觉减缓，但痛觉不会消失，甚至会随之加剧；部分化学物质如吗啡等，能够减轻痛觉，但会导致痒觉加剧，痒觉与痛觉阈值会随昼夜交替发生改变。

5. 调节体温作用　正常状态下，体温存在昼夜周期性波动，通常情况下，6：00～

8：00 属于体温最低状态，13：00 ～ 18：00 为体温最高状态，一般波动幅度不会超过 1℃。机体体温是由皮肤与肺调节的，作用机制是糖类及脂肪等物质氧化或机体运动形成能量造成体温升高，皮肤及肺可以经由排汗或呼吸散发能量，确保机体维持恒定体温。当机体产生的热量较多，而散热较少时，体温会逐渐上升，反之体温会逐渐降低。

6. 代谢作用　皮肤属于人体最大的器官，在生物代谢方面发挥显著作用，且具有明显特征，具体包括能量代谢、脂类代谢、糖代谢、蛋白质代谢、水和电解质代谢。

葡萄糖和脂肪属于皮肤能源物质，经由有氧分解及糖酵解供能。皮肤表皮无血管，含氧量相对较低，乳酸脱氢酶含量较高，丙酮酸脱氢酶含量较低，基于此，糖酵解途径较为旺盛。皮肤表皮糖利用率高出真皮层，毛囊生长期及在创伤和银屑病等因素影响下，表皮糖利用率会显著升高，表明糖代谢与皮肤功能具有密切相关性。

多种纤维蛋白及表皮蛋白质具有纤维状结构蛋白和非纤维状结构蛋白，纤维状结构蛋白属于角蛋白的主要成分，是表皮细胞及毛发的结构蛋白质，非纤维状蛋白参与多项细胞功能，除角化过程外。真皮结缔组织纤维中的硬蛋白主要有胶原蛋白及弹性蛋白，基质中是黏蛋白。

皮肤表皮中包含亚油酸和花生四烯酸，脂肪为主要能源，类脂质是构成生物膜的主要成分，高脂血症及血清蛋白异常会使脂质沉淀附着于真皮层，进而导致皮肤黄瘤损伤。皮肤属于人体水、电解质重要的储存库，水分存储于真皮层内，电解质存储于皮下组织内，皮肤损伤或出现炎症后，水分及氯化物和钠成分增加，故需要对水盐摄入进行控制。

7. 免疫作用　皮肤作为身体最外层，属于抵御外界有害因素的首道防线，能够有效避免物理、化学及生物性有害物质损伤深层组织。与此同时，皮肤对于人体适应周围环境及机体生长发育也具有重要作用。皮肤具有较强的非特异性免疫防御能力，属于独特免疫器官，具备较强的免疫功能。

二、压力性损伤皮肤组织解剖生理变化

（一）压力性损伤分期及特点

皮肤组织解剖生理结构是压力性损伤的分期基础。

1 期压力性损伤会出现不变白红斑，皮肤较完整，局部区域存在不变白红斑，一般在骨隆突处；完整深色皮肤上出现不可消退性红斑，深色皮肤可能不会明显变白，颜色与周围区域可能存在差异。

2 期压力性损伤主要表现是浅表开放性溃疡，伤口床主要是粉红色，没有腐肉，也可能出现完整或破损浆液性水疱。

3 期压力性损伤是全层组织缺损，可见皮下脂肪，但未见骨骼及肌腱或肌肉，组织损伤深度由于解剖位置差异存在不同，脂肪丰富的区域可能会发展为较深伤口。

4 期压力性损伤是全层组织缺失，骨骼、肌腱及肌肉暴露。显著特征是可见腐肉或焦痂、翻卷，深度随解剖位置不同出现差异，有潜在骨髓炎风险。

不可分期压力性损伤是全层组织缺失，溃疡基底部被腐肉或焦痂覆盖，腐肉呈黄色、褐色、灰色、棕色或绿色，焦痂为棕色、褐色或黑色。

可疑深部组织压力性损伤是压力或剪切力引发的皮下组织损伤，局部完整皮肤呈紫色

或褐红色变化，也有可能出现充血性水疱。

（二）压力性损伤皮肤组织解剖生理变化

在致损水平压力作用下，皮肤最初会由于血供下降和氧供不足出现苍白缺血的表现，在压力缓解后，皮肤受到反应性充血的影响迅速变红，若缺血时间相对较短，血供及皮肤颜色能够永久性恢复正常；若长时间缺血则会导致血细胞聚集，毛细血管阻塞，引发永久性缺血，毛细血管壁也会受到损伤，红细胞及液体外溢到组织间隙内。在这个过程中，不变白红斑以及皮肤变色和硬结形成，属于1期压力性损伤的临床表现，持续缺血会导致皮肤及皮下组织坏死，浅表及深层组织崩解，在更高级别的压力性损伤中出现相应表现。高压也会导致肌细胞变形或破裂，进而造成肌肉组织损伤。

压力性损伤皮肤组织解剖生理变化呈现由表及里的特征，初期为完整皮肤红斑，之后逐渐发展为小水疱或表皮缺失，特别是受压部位变化较为明显。压力性损伤受多种因素的影响，通常是由于垂直压力以及摩擦力和剪切力的影响，也与医疗器械相关性压力有密切相关性。垂直压力性损伤通常在长期仰卧位患者中较为常见，静止不动状态下机体持续承受垂直压力，导致受压部位血液供应受到严重影响，引发静脉回流障碍，导致部分患者出现局部血肿症状，皮肤氧供危险性增加。一般发生在枕骨粗隆及肘部、肩胛部和足跟及骶尾部，压力损害呈现由深至浅的特征。摩擦力能对皮肤表皮产生损伤，受损后外界清洗防御能力降低，受外界因素侵袭和影响的概率较高，进而引发溃疡。垂直方向重力及水平方向力量能够导致组织相对变形，形成剪切力。剪切力相对于垂直方向压力而言，会造成更大的危害。剪切力能够使大片区域血供被切断，压力性损伤较为严重。医疗器械相关性压力损伤是指在诊断或治疗过程中医疗器械造成的损伤，损伤形状通常和医疗器械形状相同，受到此类损伤组织解剖特点的影响，损伤无法进行分期。

第三节 压力性损伤的危险评估

大多数情况下，压力性损伤是能够预防的，针对性分析压力性损伤危险因素，并制订实施相应干预措施，能够最大限度地防止压力性损伤的发生，或避免压力性损伤的进展。护理人员属于最先发现和识别压力性损伤的群体，同时也是直接实施压力性损伤防控相关措施的人员，明确压力性损伤发生发展相关风险因素，能够在很大程度上减缓医护人员的工作压力，降低压力性损伤发生概率，减缓患者疼痛，提升患者生活质量。压力性损伤的发生发展受到多方面因素的影响，患者住院治疗时间、血管升压素类药物应用，以及患者体位和机械通气等多种因素，均会对压力性损伤的发生产生影响，手术相关因素也会对压力性损伤发生情况产生显著影响。此外，患者的年龄、合并基础疾病及机体状态等，也会对压力性损伤的发生产生一定的影响，2019版压力性损伤指南中建议，考量已存在压力性损伤对新发压力性损伤的影响，并将患者血液循环及灌注状态、糖尿病纳入到压力性损伤风险评估中。随着相关研究的不断深入和完善，更多压力性损伤的危险因素被逐渐识别。

一、压力性损伤相关因素

压力性损伤的发生发展受机体内部和外部多种因素的共同影响，包括致病因素、风险因素及影响愈合因素。举例来说，机体营养不良属于压力性损伤的致病因素，同时也是影响愈合的相关因素。压力性损伤相关因素可以分成内部因素和外部因素，外部因素是指垂直压力、剪切力和摩擦力，以及临床治疗及护理等相关因素；内部因素则是指患者自身年龄、种族及营养和精神状态等相关因素。

（一）外部因素

1. **剪切力** 剪切力是指施加于相邻物质表面，产生相反方向性平行滑动的能力，是由摩擦力和压强差相加而来的。若人体处于半坐卧位，骨骼及深部组织受到重力的影响会上下滑动，皮肤及表面组织受到摩擦力的影响，仍旧停留在原地，导致两层组织形成相对性移位，从而产生剪切力。两层组织间形成剪切力后，血管被拉长、扭曲甚至撕裂，进而导致深层组织坏死。虽然剪切力属于关键性破坏因素，但受临床实践中伦理及技术等相关因素的影响，其发生机制尚不清晰。既往研究认为在压力性损伤破坏发展机制中，剪切力属于持续破坏的主要原因，通过模型分析可以发现，骶骨上深压性溃疡持续破坏，可能是由于靠背抬高导致剪切力的形成，骶骨上皮肤流动性增加而造成的。骶骨尾骨区域剪切力受到身体状态及体位和膝关节位置的影响，在卧床休息过程中，足跟上的压力溃疡可能不会受到剪切力的影响。

2. **摩擦力** 摩擦力是指一个物体与另一物体表面相对运动或相对运动趋势状态下形成的反作用力。摩擦力作用到上皮组织，能够使外层保护性角化皮肤被去除，使得压力性损伤发生风险增加。若在患者更换体位过程中拖拽，会导致较大摩擦力的形成，人体倾斜躺下状态时，骶尾部压力不会消减，受到剪切及摩擦的联合作用，下层毛细血管床会受到影响，引发局部组织缺氧。

3. **垂直压力** 垂直压力是指受力面积之上所承受的垂直作用力，是导致压力性损伤的关键因素。人体皮肤微血管血流阻断需要有超过 40kPa 的压强。通常情况下，仰卧位时坐骨结节处最大压强为 13.33kPa，足跟压强为 9.33kPa，头后部及左右肩胛部、骶尾部和其他部位压强在 4.27kPa 以内；侧卧状态下髋部压强最大达到 12.67kPa，其他身体部位压力均小于此数值；仰卧和头侧足侧抬高 30°半卧位状态下，压力最小。

4. **机械通气** 机械通气属于影响压力性损伤发生发展的重要因素，一方面机械通气时对患者活动度造成直接影响，另一方面在对机械通气患者的实际护理工作中，护理人员需要频繁拖拉拽和挪动患者，这些过程中形成的摩擦力和垂直压力，均会使患者压力性损伤发生风险增加。机械通气患者压力性损伤发生风险相对较高，由于患者长时间处于平卧状态，回心血量下降，组织灌注减少，从而使皮肤受压、缺氧缺血状态加剧。

5. **手术特异性因素** 手术治疗中患者术前体位受限、术中麻醉放松肌肉作用，以及手术创伤应激和维持特殊体位、低体温状态、术后长期制动等多种因素，均会导致手术患者压力性损伤的发生风险升高。对于压力性损伤防控和治疗工作而言，要注意早期识别手术患者压力性损伤的风险因素，制订相应评估和防控措施。

（1）手术时间：手术时间与压力性损伤的发生具有密切相关性，手术时间属于影响手术压力性损伤的独立风险因素。手术时间较长，患者处于固定体位的状态较久，就会导致其局部皮肤压力增加，压力性损伤发生风险上升。临床护理工作中尤其应强化对手术时间超过 4 小时患者的护理，及时发现和评估皮肤异常状况，并制订相应处置措施，防控压力性损伤的发生。

（2）体外循环时间：体外循环是指利用人工管道连接机体大血管与人工心肺机，将人体血液由右心房或左心房引出，在体外利用氧合器氧合，再经由灌注泵泵入动脉。体外循环能够帮助血液绕过心肺系统，属于当下临床中心血管疾病外科手术治疗中的常用手段。手术治疗中患者体外循环时间与压力性损伤发生具有一定相关性，体外循环时间较长，会导致压力性损伤发生风险增加。心血管手术治疗过程中患者体外循环可能会诱发压力性损伤，作用机制是体外循环持续转流，导致红细胞受到破坏，进而使红细胞携氧能力降低，组织微循环缺氧，导致患者受压部位发生压力性损伤风险增加。也有可能是体外循环易引发患者全身炎症反应综合征。在与外科创伤及血液和体外循环装置管道接触过程中，体内中性粒细胞及血小板和内皮细胞被激活，导致多种促炎介质释放，逐渐放大形成瀑布样效应，从而使机体炎症反应加剧，导致全身炎症反应综合征。压力性损伤与组织缺血再灌注损伤具有密切相关性，体外循环可能导致全身炎症反应，使患者组织损伤加剧。心血管手术治疗患者体外循环措施的应用，也使其压力性损伤发生风险增加。

（3）手术体位：手术治疗过程中患者采取俯卧位或侧卧位，与仰卧位相比，发生术中压力性损伤的风险更高。这主要是由于术中侧卧位会使患者身体与床的接触面积减少，肩部及膝部和髂嵴、外踝处等成为身体受压点或支点，长时间维持此种体位，患者各部位出现压力性损伤的风险较高。俯卧位会导致患者全身重量集中于颊部、颌部及胸部，这些部位脂肪和肌肉均较薄，若长时间维持此种体位，会导致局部受压部位出现组织缺血性损伤，进而引发压力性损伤。美国围手术期注册护士协会体位指南中指出，任何手术体位均有可能导致患者出现压力性损伤，建议手术过程中每间隔 2 小时为患者调整体位，以此来防控压力性损伤的发生。临床手术治疗和护理干预工作中，需强化手术室护理工作力度，尤其要做好患者体位摆放，对于防控手术体位引发的手术压力性损伤具有重要作用。

（4）手术麻醉：手术麻醉因素与压力性损伤的发生具有一定相关性。手术治疗中常用的麻醉方式主要有全身麻醉、局部浸润麻醉及区域阻滞麻醉，麻醉方式本身不会直接影响受压皮肤，但麻醉药物可能导致血流动力学指标发生变化，进而影响组织耗氧量。麻醉过程中，除局部浸润麻醉外，患者感觉、知觉均会受到阻滞，相关部位以下血管扩张，血流速度下降，受压部位正常血液循环受到影响。正常状况下，受神经支配的皮肤可以忍耐 5 小时或更长时间缺血状态，在 9.28kPa（69.75mmHg）压力作用下，组织持续受压 2 小时以上，均可能造成不可逆性损伤。目前临床研究人员和医护人员普遍认为麻醉会对压力性损伤产生影响，但不同麻醉方式产生的影响还不够明晰。

麻醉分级可以作为手术压力性损伤发生的独立影响因素，需要引起临床医护人员的关注和重视，麻醉分级越高，患者病情越严重，发生压力性损伤的风险也越高。麻醉分级为 V 级的心血管手术患者，发生压力性损伤的风险达到 III 级患者的 7 倍左右。麻醉分级能够针对性地评估患者术前疾病及身体状态，评分等级越高，患者病情越严重，危重患者肢体活动和感觉、知觉均受到限制，并且血流动力学指标稳定性较差。麻醉分级每增加一级，手术相关压力性损伤发生率增加 149% 左右。《术中获得性压力性损伤评估量表》中将麻醉分级评分纳入术前压力性损伤危险因素评估中，提示临床医护人员需要重视麻醉分级较高的手术患者，制订相应压力性损伤防控措施。

（5）术中体温：手术患者低体温是受到麻醉剂诱导的影响，体温调节作用机制下降，或机体暴露在相对凉爽环境中形成的。若全身性麻醉或主要区域麻醉持续时间超出 1 小时，则均有诱导低体温发生的可能。除此之外，冷却液体及血液和血制品输注、大量冲洗液冲洗体腔等因素，也会增加术中低体温的发生风险。体温下降后，外周血管收缩显著，末梢神经循环下降，皮肤抵抗力随之降低。当身体长时间受压后，可能会进一步导致皮肤血流减少，缺氧状态加剧，进而引发术中压力性损伤。体温上升 1℃，组织代谢需增加 10% 左右，体温上升会加速受压部位组织耗氧，进而引发压力性损伤。在手术过程中，心肺流转开始后需要对体表和血流同时降温，以此增加机体对缺血缺氧的耐受性，心内操作完成后需要采取复温措施，促进心脏复跳。机体缺血再灌注损伤发生后会形成大量自由基，与此同时温度上升会使机体代谢增加，受压皮肤组织损伤会加速，因此患者出现压力性损伤的风险较高。针对这种状况，医护人员需要在术前强化预保温措施，手术过程中制订并实施相应保温手段，确保患者体温维持在 36.5 ～ 37℃，若术中使用保温毯，手术室温度要控制在 22 ～ 25℃，术中输注液体时应当将液体加温至 37℃ 之后再输注。术中低体温会导致机体外周血液分布受到影响，受压局部供血下降，进而导致压力性损伤的发生。

（6）留置鼻胃管、导尿管：鼻胃管留置时间和压力性损伤具有正向相关性，鼻胃管留置时间越长，患者压力性损伤发生概率越高，临床中为确保鼻胃管的稳定，需要在鼻胃管出鼻腔或口腔位置采取相应固定措施，且固定往往较紧，这会导致鼻胃管紧贴于鼻腔或口腔黏膜，一方面会在患者活动过程中导致疼痛或不适感；另一方面，长时间紧密接触状态，也会导致局部血液循环障碍，进而引发压力性损伤。留置导尿管与留置鼻胃管原理基本一致，外固定方法不够科学，胶带粘贴不当，均会导致局部皮肤受到牵拉压迫或摩擦，进而引发压力性损伤。但对于尿失禁患者而言，使用留置导尿管能够在很大程度上减缓皮肤受到的尿液刺激，防止皮肤长期暴露于潮湿环境，这能在一定程度上预防或治疗压力性损伤，但临床中仍不建议将留置导尿管作为压力性损伤的常规防治措施。针对这种情况，临床治疗过程中对于手术患者而言，要从实际病情出发，适当留置鼻胃管和导尿管，同时护理人员应加强对留置管道的评估及护理，特别是管道出口及胶带固定处的皮肤护理，需要确保局部皮肤卫生清洁，避免感染。除此之外还要强化管道固定稳定性及安全性，避免局部皮肤长时间受压，增加压力性损伤发生概率。

（7）使用特殊药物：手术治疗过程中患者使用的特殊药物主要有血管活性药物及皮质类固醇药物。血管收缩剂能够促进周围血管收缩，导致组织缺血缺氧，进而增加压力性损伤发生风险。血管扩张剂会促使血压降低，组织呈低灌注状态，术中低血压属于压力性损伤的发生风险因素。围手术期患者使用皮质类固醇药物进行治疗，属于心血管手术患者压力性损伤发生的独立风险因素，皮质类固醇药物会导致毛细血管再生及使胶原合成受到影响，压力性损伤发生风险升高。

（8）急诊手术：急诊手术发生压力性损伤的风险相较于非急症患者而言明显较高。这是由于急诊患者往往病情较危重，且发展速度较快，部分患者肢体感知觉及活动受到限制，血流动力学指标稳定性较差，进而使得压力性损伤发生风险增加。急诊手术患者生理及心理应激反应均较为强烈，容易引发全身病理改变，造成机体中枢神经和内分泌系统紊乱，机体内环境受到破坏，皮肤组织抗压能力下降。

（9）术中输血：手术治疗过程中，尤其是体外循环时的输血，可能会引发机体血小板变形或补体激活，进而导致炎症反应，造成炎症及再灌注损伤，压力性损伤发生风险随之升高。手术患者压力性损伤发生风险与术中输血量具有密切相关性，心血管手术中若涉及输注血液制品，可能会使患者术后死亡风险增加，同时术后缺血事件及感染风险也相对较高。

（二）内部因素

1. 年龄因素　年龄因素属于影响压力性损伤发生发展的重要内部因素。随着年龄的增长，皮肤脂肪逐渐萎缩、变薄，抵抗外界风险因素的能力减弱，皮肤易损性明显增加。与此同时，老年人感知外界刺激的能力也明显下降，局部血流灌注状态较差，相较于年轻群体而言，老年人发生压力性损伤的概率相对较高。老年群体中营养不良伴发肌肉体积和体重减少情况较为常见，骨隆突处溃疡风险明显增加，直接原因是受到压力效应及营养不良的影响。除此之外，随着年龄的不断增长，还会逐渐形成其他自然皮肤老化固有风险因素，例如表皮和真皮层变薄，表皮翻转明显减少，加之真皮乳头缺失，使表皮真皮交界处变平。这种情况下，老化皮肤针对剪切力能够形成的阻力明显变小，表皮与真皮之间营养及氧气运输受毗连表面积影响而减少。除此之外，老年群体发生相关基础疾病的风险较高，与压力性损伤发生具有密切相关性的疾病导致老年群体压力性损伤发生风险较高，例如认知障碍、深静脉血栓形成、微循环受损、下肢水肿溃疡、糖尿病和风湿性关节炎。

2. 营养因素　组织代谢需要有充足营养作为保障，同时也是压力性损伤防控和治疗的重要基础。营养相关风险因素对于压力性损伤发生发展具有重要影响，在食欲减退、口渴改变及吞咽困难和其他饮食相关问题的影响下，机体所需热量及蛋白质和液体维生素等会明显不足。除此之外，营养等级以及食物摄入量和体重、BMI 指数的变化，也是压力性损伤发生的重要相关因素。机体人血白蛋白水平可以反映营养状态，人血白蛋白水平下降会使皮肤修复能力受到严重影响，同时机体免疫功能也会随之降低，并且可能会伴发局部组织水肿，导致压力性损伤的发生，并对疾病痊愈产生不良影响。

营养状况及相应指标变化与压力性损伤的发生具有显著相关性。营养状况评价指标较多，当下研究手术相关营养的指标主要包括体格检查指标及实验室检查指标，其中体格检查指标主要有体重和体重指数，体重及体重指数属于手术患者压力性损伤的独立风险因素。体重指数超过 28kg/m^2，属于超重或肥胖状态，此类患者受压部位皮肤压力明显增加，发生压力性损伤风险明显升高，体重过轻或消瘦，体重指数未超过 18.528kg/m^2，患者脂肪缺失，皮肤受压较为严重，发生压力性损伤的风险也会随之升高。实验室检查指标主要有血红蛋白及白蛋白含量，存在压力性损伤的患者，术前血红蛋白含量相较于未出现损伤的患者明显下降。术前血红蛋白含量属于压力性损伤独立预测因素，由于血红蛋白具备携氧能力，当血红蛋白水平下降后，机体对缺血缺氧的耐受能力随之减退，受压部位发生压力性损伤的风险明显较高。

3. 活动性因素　活动性因素和压力性损伤的发生具有一定的负相关，也就是活动受限会导致压力性损伤发生风险增加，这主要是由于任何皮肤在持续承受足以导致皮下组织缺血的压力时，均有可能形成压力性损伤。通常状况下，持续压力发生对象是行动或感觉受损群体，例如脊髓损伤或其他神经功能损伤，以及镇静镇痛或围手术期、术后固定和虚弱等。长期活动受限群体受压部位血液循环明显受到阻滞，长时间皮肤血流供应状态较差，会导致皮下组织坏死。例如，脊髓损伤患者溃疡发生风险明显较高，几乎每个患者均会出现至少 1 个溃疡。

意识障碍可能会使患者感觉受损、语言出现障碍或活动受限，导致患者生活自理能力明显减退，患者压力性损伤发生概率明显增加。自理能力降低属于造成压力性损伤的独立风险因素，中度或重度依赖患者在压力性损伤患者中的占比达到 80% 左右。这可能是由于自理能力受限较严重的患者，通常会伴发严重机体疾病，或由于医疗器械应用及强迫体位等因素影响，无法自由翻身活动，导致局部皮肤长期受压，且不能及时缓解，进而引发压力性损伤。针对这种情况，临床护理人员需要强化对意识障碍及生活自理能力下降患者的观察和评估，及时明确患者需求，帮助其定期更换体位，满足患者多样化需求，确保皮肤完整性，防控压力性损伤的发生。

4. 排便状态改变　排便状态改变通常是指患者出现腹泻的相关症状，即粪质稀薄，含水量达 80% 以上，每日排便超过 3 次。排便状态改变属于压力性损伤发生的独立风险因素。这可能是由于腹泻会导致患者肛周皮肤长时间受到排泄物的刺激，并且长期暴露于潮湿环境，肛周皮肤容易水肿破溃或感染，严重情况下可能会使患者的阴囊或阴唇等部位皮肤完整性受到损伤或发生感染。因此，临床上对于发生腹泻症状等排便状态改变情况的患者而言，护理人员需要强化对其肛周皮肤的护理，确保肛周皮肤保持干燥清洁状态，避免排泄物对肛周皮肤产生刺激，降低压力性损伤发生风险。尿失禁也属于影响压力性损伤发生的风险因素，尿液对粪便中的细菌及化学物质产生影响，导致机体皮肤酸性屏障功能破坏，同时粪便中的消化酶等会对皮肤产生侵蚀作用，并且为细菌繁殖提供条件，导致皮肤组织耐受能力明显减弱。除此之外，护理人员对肛周皮肤进行擦拭清洗时，也会受摩擦力影响，增加肛周皮肤压力性损伤发生风险。

5. 合并疾病情况　2019 版压力性损伤指南中建议，临床中对压力性损伤发生风险进行评估时，需要考量糖尿病的影响。既往研究分析发现，糖尿病属于压力性损伤影响因素。糖尿病患者糖代谢、脂质代谢和蛋白质代谢均发生紊乱，皮肤真皮层变薄，弹性纤维减少，与此同时出现皮肤水肿及低蛋白血症的风险较高，皮肤抗压力及剪切力明显减退。除此之外，糖尿病合并末梢神经及血管病变，会导致皮肤外界刺激的感受性减弱，局部皮肤可能发生灌注不足的情况，进而使压力性损伤发生风险升高。糖尿病患者压力性损伤发生后，伤口愈合更加困难，医护人员临床工作中需要加强对长期卧床糖尿病患者的压力性损伤风险评估及防控。

在压力性损伤的手术患者中，有约 30% 的患者合并高血压。高血压可造成动脉粥样硬化，对毛细血管组织灌注产生一定影响。术前血红蛋白水平越低，手术相关压力性损伤发生风险高，其原因是血红蛋白下降会导致皮肤组织缺氧，机体耐受性减弱，压力性损伤发生风险升高。

6. 皮肤微环境

（1）皮肤及组织温度：局部温度变化对于压力性损伤具有一定的预测作用。温度变化对于压力性损伤发生风险产生的影响，相较于压力变化造成的影响更加显著。对于手术治疗中，俯卧位择期手术患者术中受压部位微环境和术中压力性损伤发生情况具有密切相关性，与未出现压力性损伤的患者相比，术中压力性损伤患者受压皮肤温度及核心温度明显较高，并且受压部位皮肤变化规律发生明显变化。体温上升会使机体新陈代谢增加，对于氧气的需求量显著增大，若组织氧需求无法得到有效满足，会导致患者压力性损伤发生风险增加。缺氧首先对肌肉会产生显著影响，使其组织损伤风险升高，其次会对皮下组织产生影响，之后是皮肤影响。基于此，对于容易发生压力性损伤的部位需要监控皮肤温度及核心体温，及时进行评估分析，制订相应减压等防控措施，确保患者安全。体温下降也可能在一定程度上预测压力性损伤的发生。因低体温时，外周血管处于收缩状态从而影响末梢循环，降低皮肤抵抗力，压力性损伤发生风险明显增加，温度差对于压力性损伤具有较好的预测作用。这可能是由于受压组织在出现明显外观变化之前，深部组织已经形成病理反应。血管生成异常属于压力性损伤的显著特征，血液属于组织细胞供氧及营养物质的重要来源，血管生成异常会使受压部位血流灌注受阻，从而使受损皮肤温度降低。

（2）空气及皮肤湿度：空气及皮肤湿度异常会增加压力性损伤发生风险。失禁及汗液会导致患者皮肤湿度增加，属于压力性损伤的影响因素。对于同时存在尿失禁和大便失禁的患者而言，压力性损伤发生风险明显较高。汗水及生理盐水环境与干燥环境下，皮肤摩擦系数存在显著差异，生理盐水环境下皮肤摩擦系数高出汗水环境，这主要是由于水分在皮肤表面蒸发过程中，剩余盐成分会生成纹理层，相较于矿物质含量较低的液体而言，更容易导致皮肤摩擦系数提升，皮肤对于负荷的耐受性随之下降，同时过多水分会引发渗透，导致皮肤破裂。身体和周围环境潮湿程度和压力性损伤的发生具有密切相关性，皮肤湿度较高的患者相较于正常患者而言，压力性损伤发生概率明显较高。手术治疗过程中，受到冲洗液及消毒液等因素的影响，加之体液渗出，患者皮肤会持续暴露于潮湿环境中，使得皮肤角质层屏障功能下降，加之皮肤潮湿，容易黏附在床单上，使其与床单间的摩擦力加大，进而增加压力性损伤发生风险。

（三）加剧因素

1. 潮湿 潮湿属于压力性损伤主要加剧性因素。皮肤会经常受到汗液、尿液、粪便和多种渗出液等的刺激，进而变得潮湿，酸碱度发生变化，导致表皮角质层保护功能减退，造成皮肤浸渍、变软，皮肤弹性随之降低，发生破溃或继发感染的风险相对较高。应激因素属于压力性损伤加剧性因素，急性应激状态导致机体释放大量应激激素，人体内环境发生变化，出现糖代谢紊乱、脂质代谢异常及组织循环障碍，机体营养状态受到影响，皮肤弹性随之下降，对于压力的敏感性明显减退，发生压力性损伤的风险显著增加。另外，患者自身不良情绪及使用阿片类药物，或合并疾病和尼古丁摄入情况等，均会在一定程度上增加压力性损伤的发生风险。

2. 铁代谢紊乱 铁代谢紊乱在压力性损伤发生发展中具有一定的影响作用。铁代谢紊乱主要有铁缺乏和铁超载，大部分压力性损伤器官及组织中均会存在铁超载情况，物理特征表现为铁离子异常升高。压力性损伤发生后，重要器官可能出现铁超载情况，过量铁离子参与到芬顿反应中，导致大量活性氧物质形成，使得组织发生氧化应激，损伤细胞，DNA、蛋白质和脂质也会受到损伤，进而引发其他严重疾病。

3. 伤口病原菌 压力性损伤发展和严重程度与伤口分泌病原菌具有密切相关性，尤其是与奇异变形杆菌检出情况呈正相关。奇异变形杆菌毒理特征及细胞生物膜形成，会导致压力性损伤伤口感染加剧，进而造成伤口恶化。奇异变形杆菌毒理因子包括尿素酶、菌毛及溶血素和免疫逃避、金属摄取等，复杂毒理因子属于致病根本原因。与此同时，奇异变形杆菌能够附着于尿路管道表面形成生物膜，导致较复杂的尿路感染。压力性损伤患者伤口感染后，形成细菌生物膜的概率在 15% 左右，明显高出糖尿病足及下肢静脉溃疡，生物膜出现后会导致伤口愈合难度明显增加。医护人员需要强化对开放性压力性损伤患者伤口感染的有效防控和及时识别，既要避免出现伤口感染情况，又要尽快明确细菌的种类，针对局部伤口使用抗生素进行有效治疗。

4. 发生场所　压力性损伤伤口发生场所对于压力性损伤的进展具有一定影响，伤口发生场所是养老机构的情况下，压力性损伤进展风险明显增高，相较于伤口发生场所是医院的患者，其进展风险高出 9 倍左右。这主要是由于养老机构专业人员配备不足，护理人员相关专业知识和能力较为欠缺，无法及时有效地评估压力性损伤，并且自身认知不足，加之受到利益等多种因素的影响，导致养老机构压力性损伤发生情况较严重。这需要相关部门和机构不断强化对养老机构护理人员的专业化培训，同时构建完善的组织及管理体系，强化信息技术的有效应用，通过信息化管理提升护理工作质量和效率。另外，若伤口发生场所是家庭，压力性损伤进展风险仍旧高于医院，为医院的 5 倍左右。与医疗机构专业医护人员相比，家庭护理人员对伤口管理的认知相对不足，相关专业技能缺失，在患者出现压力性损伤后，无法及时有效地开展针对性护理干预，进而使得压力性损伤进展风险增加。科学有效的居家护理，可以在一定程度上使居家老人及患者压力性损伤发生及进展风险下降。相关部门和机构需要加强对家庭护理人员的知识及技能教育培训，同时不断完善和创新现代化居家护理管理模式，合理利用智能电子产品和移动设备及软件等强化延续性护理，逐渐形成医疗机构、社区与家庭三方联动的新型护理管理模式，以此防控压力性损伤的发生，降低压力性损伤进展风险，提升患者的生活质量及护理满意度。

二、高危患者的识别

（一）高危人群

压力性损伤高危人群较多，包括持续受到压力作用的不同年龄段患者，以及所有暂时性或永久性活动能力下降的患者、感知能力受限患者、使用导管和氧气面罩等医疗设备的患者。进一步具体分析，压力性损伤高危人群主要有长期卧床者、过度消瘦者、年老体弱者及过度肥胖者。对于压力性损伤高危人群而言，强化自身护理干预，有效关注和防控压力性损伤的发生至关重要。首先，对于长期卧床者而言，主要是受到昏迷、瘫痪或手术治疗等因素的影响，身体功能受到限制，需要长期卧床，无法自主翻身和运动。对于此类患者，若不能进行及时有效的护理干预，局部皮肤长时间受压，很容易出现压力性损伤。其次，对于过度消瘦者而言，脂肪层往往相对较薄，长期受到挤压作用，皮肤容易出现坏死，导致压力性损伤。再次，年老体弱者免疫功能减退，身体器官功能相对较弱，在不能做好自我护理干预的情况下，机体营养物质会出现不足，进而增加压力性损伤的发生风险。最后，过度肥胖人群往往具有较多的体内脂肪，在很大程度上导致局部压迫增加，进而增加压力性损伤发生风险。针对以上压力性损伤高危人群，需要采取勤翻身、保持局部卫生清洁及强化营养干预等方式，防控压力性损伤的发生。当受压部位有水疱、红斑或溃疡等出现后，应考量是否属于压力性损伤，制订并实施针对性处理措施，避免压力性损伤症状加重。

（二）高危人群危险因素

1. 活动能力及感知　活动能力不完全或完全下降的患者发生压力性损伤的风险明显增高。四肢瘫及脊髓损伤者压力性损伤发生概率达 60% 左右，老年人髋部骨折或股骨骨折患者压力性损伤发生率达 70% 左右，重症监护室患者压力性损伤发生率在 50% 左右。以上患者具有显著的共同特征，即活动能力下降，这种情况下患者需要长期卧床，经常处于同一姿势，患者受压部位在自身重量的影响下，可能会出现血流受阻等症状，导致局部皮肤组织中的营养物质及氧气含量均明显下降，致病微生物导致皮肤感染，进而引发皮肤破损。四肢瘫痪及截瘫等感觉异常的患者，无法有效感知或明确表达自身过度压迫造成的疼痛症状，因此也不会自主要求更换体位，患者局部受压明显加剧。活动能力降低及感知受限患者出院后发生压力性损伤，可能与患者出院后无法接受科学有效的护理干预具有密切相关性。此类患者出院后接受居家照护，护理人员对于压力性损伤的认知和了解不足，导致压力性损伤防控和应对不到位。居家照护者具备压力性损伤相关知识和技能，能够使患者压力性损伤发生风险显著下降。因此，需要加强对居家照护者压力性损伤知识和技能的培训教育，以期降低高危患者居家过程中压力性损伤的发生率。

2. 医疗器械的使用　医疗器械相关压力性损伤是指患者在诊断和康复治疗过程中，使用医疗器械导致的压力性损伤。大部分情况下，此类医疗器械无法与人体解剖结构有效贴合，同时灵活性较差，导致皮肤及黏膜损伤形状大部分与医疗器械形状相同。医疗器械相关压力性损伤进展较为迅速，通常发生于脂肪组织较少的区域，这些部位在医疗器械形成的摩擦力、压力及剪切力的长期影响作用下，很容易出现皮肤损伤。在医院获得性压力性损伤患者中，医疗器械相关压力性损伤患者占比达到 30% 以上。重型和危重型肺炎患者可能出现呼吸困难及急性呼吸窘迫综合征等，这使得患者需要长时间采取气管插管等治疗方式，患者发生医疗器械相关压力性损伤的概率明显升高。危重患者中医疗器械相关压力性损伤发生率达 60% 左右，其中最多的是经口气管插管患者，其次是留置鼻胃管患者，最后是留置导尿管患者。

3. 长期用药　临床治疗过程中患者使用特定药物治疗，特别是长期使用药物，在很大程度上会导致压力性损伤发生风险增加。血管活性药物及镇静药物应用属于压力性损伤的高危因素。镇静药物及镇痛药物从客观角度来说，能够显著减缓患者的疼痛程度，降低患者感知，但同时也会导致患者活动能力受到损伤。血管活性药物会对组织外周灌注及氧合作用产生一定干扰，导致血流动力学不稳定现象加剧，形成类似低血压的作用，本质上也属于压力性损伤高危因素。除此之外，血管升压药物会导致外周血管收缩，以此确保内腔重要脏器充分的血流供给，但也会造成外周皮肤血流供给下降，进而使压力性损伤发生风险增加。

（三）高危患者识别

1. 评估时机

（1）对于急症患者而言，在入院时及入院后的每 48 小时均要进行评估。

（2）长期接受护理干预的患者，在入院时及入院后第 1 个 4 周内每周均要进行评估，之后可每月进行 1 次评估。

（3）当患者病情发生显著变化时，要随时进行评估。

（4）新入院患者 8 小时内、转入及住院患者手术前后或病情发生变化时，均要进行评估。

2. 评估工具

（1）Braden 评估量表：该量表评分≤ 12 分代表患者压力性损伤处于高度危险，≤ 9 分代表患者处于极高危险。对于 Braden 评分 13 ～ 14 分的患者，需制订《Braden 风险护理单》使压力性损伤预防策略，并每 3 天对患者进行 1 次评估。Braden 评分≤ 12 分的患者进入压力性损伤预警程序，签署《压力性损伤高危患者风险告知书》，应每日进行评估。

（2）Waterlow 评估量表：量表评分＞ 15 分代表高度危险，＞ 20 分代表非常危险。

（3）Norton 评估量表：量表评分≤ 14 分表示患者属于压力性损伤高危人群，且随得分的不断下降，患者压力性损伤风险显著升高。

（4）Munro 压疮风险评分量表：评分范围在 7 ～ 14 分表示中度风险，≥ 15 分表示压力性损伤高风险。

值得注意的是，压力性损伤风险评估工具具有显著优势和不足，临床中要根据实际情况选用合适的评估方法和工具。风险评估工具的优势在于具有实用性框架，关注可发生改变的风险因素，具有较显著的临床应用效果，能够较可靠地测量相关风险因素，将其作为基于风险干预计划基础的子量表得分，能够为压力性损伤临床预警和干预提供重要基础。不足之处是大部分风险评估工具中均未针对组织灌注 / 氧合或皮肤状况或糖尿病进行评估，同时评估一个风险因素对另一个风险因素的影响及差异性能力较为有限，无法有效评估个体与环境因素互相作用的复杂结果，同时不能提供充分信息制订个性化预防计划，并且不能包含所有压力性损伤相关风险因素。综上，在压力性损伤高危人群风险评估中，不能单纯采用风险评估工具分值作为评估和预警依据，还需要针对性检查分析风险评估工具各维度得分及其他风险因素，在此基础上制订更具针对性的个性化预防护理计划。若患者风险因素是移动能力差，需要协助其翻身和变换体位、合理使用支撑面，每次进行评估时均要开展全面皮肤检查。

三、风险因素评估量表

（一）国外评估量表

1. Braden 评估量表及修订版　Braden 评估量表是美国 Dr.Braden 和 Dr.Bergstrom 在 1987 年共同制定的，目前已被翻译成汉语、日语、法语等多种语言。量表包含 6 项评估条目，分别针对患者感觉状况、移动能力、活动情况、皮肤潮湿程度、受压部位所承受摩擦力和剪切力大小及其身体各部位营养状况等几个方面进行评估，明确患者压力性损伤发生风险。量表总分为 6 ～ 23 分，其中摩擦力和剪切力评分为 1 ～ 3 分，剩余条目评分为 1 ～ 4 分，分值越低，压力性损伤发生危险性越高。综合各研究结果，推荐诊断界值是 18 分。

Braden 评估量表（修订版）是香港理工大学的彭美慈、汪国成等以 Braden 评估量表为基础，进一步研究比较，于 2003 年对量表进行修订。修订后量表包含 7 个条目，增加"皮肤类型""体型 / 身高"等两项评估条目，删除了原有评估量表当中的"营养状况"一项。量表总分 7 ～ 27 分，其中摩擦力和剪切力评分 1 ～ 3 分，剩余条目评分 1 ～ 4 分，分值越低，压力性损伤发生危险越高。修订者提供的诊断界值是＜ 19 分。

Braden 评估量表及修订版属于当下临床中应用最为广泛的压力性损伤风险评估表之一，

灵敏度 80%～100%，特异度 64%～77%，在内、外科患者及老年人中均适用。Braden 量表对手术患者压力性损伤预测能力信度较低，缺乏手术患者特征性指标（如手术体位、时间、类型及麻醉因素等）评估。临床中使用 Braden 量表评估压力性损伤风险时，需要注意将患者手术相关因素融入其中，以此提升压力损伤风险评估的准确性。另外，Braden 评分量表在压力性损伤风险评估中具有重要作用，但缺乏个体化预防措施设计内容，加之不同科室患者危险因素存在一定差异，可能导致风险评估后制订的防控措施不足或过度。

2. Norton 评估量表　Norton 评估量表于 1975 年发表，是法国优格公司提出的针对老年患者研究发展而来的量表，量表有 5 个评估条目：健康状况、移动能力、意识状态、活动情况及失禁情况。量表总分 5～20 分，各条目评分 1～4 分，得分越低，压力性损伤发生风险越高。总分≤ 14 分代表高危状态。

1999 年 Cubbin 和 Jackson 基于 Norton 评估量表修改添加相关风险因素，得出 Cubbin& Jackson 量表，专门针对 ICU 患者压力性损伤风险进行评估。量表有 10 个评估条目：年龄、体型、皮肤状况、神志、活动能力、血流动力学、呼吸、营养状态、大小便失禁、个人卫生状况。各条目评分 1～4 分，总分 40 分，得分越低，压力性损伤发生风险越高。量表对 ICU 患者压力性损伤风险预测能力高出集中常用量表。

3. COMHON 量表　COMHON 量表是 Cobs Vargus 于 2011 年开发设计的，专门应用于 ICU 患者压力性损伤风险预测。量表有 5 个条目：意识水平、活动能力、血流动力学、氧合状况、营养状况。各条目评分 1～4 分，量表总分 20 分，得分越高，压力性损伤发生风险越高。量表灵敏度 97.1% 左右，特异度 73.2% 左右，在国外 ICU 患者中具有较高的预测能力。

4. Waterlow 评估量表　Waterlow 评估量表在 1984 年由英国一家医院研究中衍生得来。量表包含年龄、性别、体型、皮肤类型、控便能力、运动能力、食欲、心血管及全身情况、手术及创伤、营养缺乏及药物治疗几方面，涵盖手术相关多种影响因素，总分量表 45 分，得分越高，压力性损伤发生风险越大。10～14 分表示轻度危险，15～19 分为高度危险，20 分及以上代表非常危险。量表灵敏度 85%～100%，特异度不够理想，仅为 14%～32.9%，信度和内部一致性较低。量表当中包含手术时间和大手术因素，但评分内容笼统，针对手术患者压力性损伤风险的预测评估不够精确。

5. Munro 压疮风险评分量表　此量表由美国围手术期护理专家 Munro 研制，整合了 15 项围手术期压力性损伤循证风险因素，每项 1～3 分，分别于术前、术中、术后评估，各阶段均形成低、中、高风险分值，压力性损伤风险会在整个围手术期发生变化。术前评估内容包括活动度、营养状况、BMI、年龄、健康不利因素等；术中评估内容包括麻醉分级、麻醉类型、患者体温、血压、皮肤潮湿程度及手术床表面 / 移动情况、术中体位；术后评估主要是针对围手术期整体时间及手术出血量情况，最终获得总分，明确患者压力性损伤风险等级。2016 年美国围手术护士协会在中美围手术期预防压疮高峰论坛会议中推荐了专用于手术患者的 Munro 压疮评估量表，但该量表仍处于循证阶段，尚未在我国推广使用。该量表针对性较强，但其中的 BMI 条目与我国国情并不相符。

（二）国内评估量表

随着压力性损伤相关研究和实践的深入，临床及相关研究人员对于压力性损伤的认知和重视程度显著提升，部分研究人员从我国患者病情、手术流程和特点出发，研制出各种压力性损伤风险评估量表。

1. 术中获得性压力性损伤评估量表　在第 25 届全国手术室护理学术交流会议上，该量表首次被国家级学术团体推出。该量表包含术前、术中压力性损伤危险因素动态评估，共 10 个条目。术前评估内容包括麻醉分级、体重指数、受压皮肤状态、术前肢体活动、预计手术时间、糖尿病，每条 1～4 分。术前评估超过 14 分，表示高风险；9～14 分为中风险；低于 9 分为低风险。术中评估条目有体温下降因素、手术出血量、术中压力、剪切力改变、实际手术时间，每条 1～4 分。超过 12 分为高风险，8～12 分为中风险，低于 8 分为低风险。量表 Cronbach's α 系数 0.648，条目清晰，可以持续动态评估手术相关压力性损伤高风险患者。量表临床应用效果、患者及医护人员满意度等尚待进一步研究与评估。

2. 其他量表　魏革从手术患者年龄、体质指数、受力点皮肤情况、手术体位，预计术中施加的外力、预计手术时间、特殊手术因素等几方面设计手术患者压疮评估量表，根据评估分值分为高、中、低三个等级并实施分级护理干预。量表未说明相关信效度，仅限于单位使用。

钱维明参照 Braden 和 Waterlow 量表，制订手术患者压疮危险因素评估量表，共 10 个条目，包括年龄、体重指数、受压点皮肤类型、活动能力、神经感觉障碍、手术体位、手术预计时间、术中施加外力、失血量和麻醉方式，量表信效度没有进一步研究。

马琼结合手术相关因素，纳入麻醉方式、预计手术时间、手术体位、年龄、身高体重比、全身皮肤情况、全身皮肤弹性、易受压部位皮肤情况、体温、预计术中施加摩擦力和剪切力 10 项条目，研制了 3S 术中压疮高危因素评估量表。通过便利抽样和整群抽样，得出 Cronbach's α 系数 0.71，内容效度指数 0.92，抽样量较少且仅一家医院使用，有效性和可靠性有待检验。

吴勤和宋辉分别针对体外循环下心脏直视手术患者和肿瘤患者开发了专门的术中获得性压疮预测工具量表，但因研究对象特殊，该量表并未推广应用。

（三）风险预测模型

1. 列线图模型　收集患者相关资料，利用 Logistic 回归分析最终纳入相关危险因素，构建列线图预测模型。当模型临界值为 12 分时，手术相关压力性损伤发生率为 25%，模型灵敏度、特异度最佳。

2. Logistic 回归模型　根据已确定危险因素构建 Logistic 回归预测模型，收集患者相关指标进行内部验证模型的预测性能评价。但回归模型需收集较多的临床数据，计算复杂，不如评估量表简单、直观，且模型缺乏外部验证。

3. 人工神经网络模型　收集患者资料进行前瞻性队列研究，基于独立危险因素构建人工神经网络模型。AUC 值为 0.815，提示模型区分度较好，但模型校准度及临床适用性未进行评价，内部和外部验证流程不足。

第2章

压力性损伤的治疗

第一节　压力性损伤的分类

一、评估方法

压力性损伤评估方法包括询问、观察和检查。①询问患者及其家属原发病持续时间和临床治疗效果，并询问患者饮食结构和摄入量及每日排泄情况。②观察患者对于疼痛刺激产生的反应及排泄控制情况，并观察患者意识及瞳孔变化，观察患者半卧位及坐轮椅状态下有无下滑情况。③检查患者皮肤温度、痛觉和弹性及潮湿度，检查肢体平面上移动能力及空间范围活动能力。之后，分析讨论患者的主要问题，明确压力性损伤的分值。最后判断患者压力性损伤发生危险程度。

压力性损伤是在压力或压力联合剪切力的共同作用下，导致皮肤或皮下组织出现的局限性损伤，一般发生在骨隆突处，也存在与医疗器械和其他物品相关的压力性损伤。具体分期如下。

1. 1 期压力性损伤　皮肤较为完整，局部区域存在不变白红斑，一般是在骨隆突处；完整深色皮肤上出现不可消退性红斑，深色皮肤可能不会明显变白，颜色与周围区域可能存在差异。

2. 2 期压力性损伤　主要表现为浅表开放性溃疡，伤口床主要呈粉红色，没有腐肉，也可能出现完整或破损的浆液性水疱。

3. 3 期压力性损伤　是全层组织缺损，可见皮下脂肪，但未见骨骼、肌腱或肌肉，组织损伤深度由于解剖位置差异存在不同，脂肪丰富的区域可能会发展为较深的伤口。

4. 4 期压力性损伤　全层组织缺失，骨骼、肌腱及肌肉暴露。显著特征为可见腐肉或焦痂、翻卷，深度随解剖位置不同出现差异，有潜在骨髓炎的风险。

不可分期压力性损伤是全层组织缺失，溃疡基底部被腐肉或焦痂覆盖，腐肉呈黄色、褐色、灰色、棕色或绿色，焦痂为棕色、褐色或黑色。

可疑深部组织压力性损伤是压力或剪切力引发的皮下组织损伤，局部完整皮肤呈紫色或褐红色变化，也有可能出现充血性水疱。

医疗器械相关压力性损伤是指在诊断或治疗过程中使用医疗器械造成的压力性损伤，患者损伤部位形状一般和医疗器械形状相同，此类损伤无法按照以上分期系统分析。

黏膜压力性损伤是管路及其他固定装置等医疗器械，对黏膜施加持续压力及剪切力导致的损伤，此种损伤组织解剖特点较为特殊，同样无法分期。

二、压力性损伤分级

根据 NPUAP 针对压力性损伤分期制订的标准重新调整和界定，可分为 1 期、2 期、3 期、4 期压力性损伤，按照不同分期制订治疗方案至关重要。

1. 1 期压力性损伤　是指按压时红斑不会消失，局部组织表皮完整，有非苍白性发红的表现，深肤色人群可能会出现差异性表现。患者局部有红斑或感觉，温度及硬度变化可能先于视觉变化。颜色不包含紫色或褐红色改变，这些颜色的出现表明深部组织损伤。对于 1 期压力性损伤，需要采取相应措施，避免损伤程度加深加剧，同时需防控其他部位发生压力性损伤。

2. 2 期压力性损伤　主要表现为部分皮层缺失，伴真皮层暴露。伤口床有活性，表现为粉色或红色，呈湿润状态，也可能呈现完整或破损的浆液性水疱。脂肪和深部组织并未暴露，并未出现肉芽组织、焦痂或腐肉。2 期损伤通常是骨盆皮肤微环境受到破坏，或是在剪切力作用下发生的，也可能是足跟在剪切力作用下形成的。此分期无法描述潮湿相关性皮肤损伤，例如褶皱处皮炎及失禁性皮炎和医疗黏胶相关性皮肤损伤，或烧伤、皮肤撕脱伤等创伤伤口。

3. 3 期压力性损伤　主要表现为全层皮肤缺失。通常可见到脂肪、肉芽组织及边缘内卷，有腐肉或焦痂。伤口深度根据解剖位置差异而存在不同，皮下脂肪较多的部位可能会形成较深的创面，无皮下脂肪组织部位主要为浅表伤口，例如耳、鼻梁及踝部和枕部等。可能存在潜行或窦道，但并未暴露筋膜、肌肉、肌腱及韧带、骨和软骨，若腐肉或坏死组织掩盖组织缺损程度，则会出现无法明确分期的压力性损伤。

4. 4 期压力性损伤　为全层皮肤及组织缺失，可见或可直接触及筋膜、肌肉及韧带、肌腱、软骨或骨，有腐肉和焦痂，常出现边缘内卷及窦道或潜行。不同解剖位置组织损伤深度不同，若腐肉或焦痂掩盖组织缺损深度，则属于不可分期的压力性损伤。

NPUAP 还增加不可分期及可疑深部组织损伤。若腐肉或坏死组织掩盖组织缺损程度，则会形成不明确分期的压力性损伤。不明确分期的压力性损伤全层组织均被掩盖或组织缺损，全层皮肤或组织缺损，表面腐肉或焦痂掩盖组织损伤程度，在腐肉和坏死组织被去除后，可呈现 3 期或 4 期压力性损伤的特征。

可疑深部组织损伤具体表现为深度未知，深层组织暴露，病变皮肤有紫色或栗色斑点、充血水疱，以及糜烂、疼痛和皮肤温度变化，此外还会有硬结及松软组织穿插分布的表现。完整或破损局部皮肤会呈现持续指压不变白，深红色、栗色或紫色，或表皮分离，呈黑色伤口床或充血水疱。疼痛及温度变化先于颜色变化，深色皮肤颜色表现可能出现差异。此类损伤较为强烈，或在长期压力及剪切力作用下，导致骨骼及肌肉交界面出现损伤。这一类型的伤口能够迅速发展，暴露组织缺失，也可能溶解后不出现组织缺失。若出现坏死组织、皮下组织及筋膜肉芽组织或其他深层结构，则表明为全皮层压力损伤。此分期不能应用于伤口及神经性伤口或皮肤病描述中。

第二节 压力性损伤伤口评估

一、伤口评估的目的及资料收集

近年来，越来越多压力性损伤患者的伤口情况愈加复杂，伤口愈合难度较大，尤其是在我国人口及患者数量均较多的情况下，压力性损伤的治疗和护理工作面临较大挑战。压力性损伤的发生不仅导致患者身体疼痛，也会使其独立生活能力和生活质量受到显著影响，从医疗机构角度来说，压力性损伤会增加护理费用和医疗资源需求，患者平均住院时间显著延长，医护人员工作压力显著增大。

（一）伤口评估的目的

压力性损伤伤口评估的目的在于判断患者的伤情和预后情况。提供伤口现状资料，评估影响患者伤口进展及治疗恢复情况的有利因素和不利因素，扬长避短，为临床治疗及护理工作提供参考和依据。同时使用相同方法和工具对伤口进行评估，避免出现主观误差或难以沟通的问题。预测可能需要的治疗成本及时间。除此之外，伤口评估内容还可以应用到临床教学中。

（二）资料收集

压力性损伤资料收集内容包括患者的基本信息和全身状况，例如患者的年龄、性别、种族、信仰、生命体征和既往史，以往采用何种治疗方法、取得何种治疗效果，同时明确患者的致伤因素，掌握伤口形成的原因。分析伤口发生环境，明确污染程度及伤口发生和持续时间。除此之外还要统计收集影响患者伤口愈合的全身因素及局部因素。

二、伤口评估的内容

（一）伤口部位

发生压力性损伤的皮肤部位中，颜面部属于发生率最高的部位，其次是骶尾部。颜面部压力性损伤通常在侧卧位和俯卧位患者中较常见，侧卧位和俯卧位一般用于神经外科手术及骨科手术，这两个手术室也属于压力性损伤高危科室。目前，临床手术治疗中会使用头部凝胶体位垫及泡沫敷料等对患者进行防护，但由于颜面部皮肤较薄，发展的压力性损伤的风险较高。骶尾部属于需要重点防护的压力性损伤风险区域，大部分手术及肢体功能受限，患者长时间处于仰卧位，部分患者手术治疗后仍需卧床休息，这使得患者骶尾部皮肤发生压力性损伤的风险明显增加。

（二）皮肤组织血氧变化

不同体位下，患者受压部位皮肤组织血氧状态及界面压力存在明显差异，需要准确测量不同部位指标数值。通常情况下，仰卧位患者主要受压部位是肩胛部、枕部及骶尾部和足跟，平均压力达到 4.3kPa（32mmHg），足跟压力为 9.3kPa（70mmHg）。不同体位会使患者不同部位所承受的压力出现明显差异，与此同时不同部位的皮肤组织特征明显不同，同样会使不同部位组织灌注氧合情况出现差异。组织灌注受到氧气运输、血容量及液体摄入量等内部因素的影响，这三种因素在患者手术治疗过程中会呈持续动态变化趋势，不同身体部位受到以上因素影响的程度明显不同。与此同时，不同部位血流灌注情况存在差异，血氧参数检测仪能够针对性检测肌肉组织血氧参数，髋部肌肉组织较足部肌肉组织而言更加丰富，因此髋部组织血氧监测数值与足部数值存在明显不同。不同受压部位监测数值变化范围也存在差异，髋部组织血氧变化幅度相对较大。这可能是由于手术治疗后，患者皮肤损伤部位集中于髋部，导致血氧指标发生显著变化，反映出患者局部组织皮肤损伤情况。同时髋部组织血氧相较于足部组织而言，能更敏感地反映出机体全身血流氧合灌注情况。不同部位组织血氧变化存在差异，临床中需要针对主要受压部位及敏感性较高的区域进行监测，有效预测评估压力性损伤的发生风险。

（三）伤口大小及深度

伤口大小及深度对于患者的预后判断具有重要意义，准确测量并计算伤口面积大小，能为临床医护人员判断药物促进伤口愈合的效果提供判断依据，同时也能评估新型组织工程材料在创面愈合方面发挥的作用。近年来，社会高速发展，科学技术创新研发，很多新型测量技术逐渐出现和应用，除原有用尺子直接测量方法以外，医务人员还可以通过网格透明膜描记伤口边界方式测量伤口的面积，也可以用数码相机拍照后依据像素原理计算伤口面积。患者致伤原因及部位往往存在差异，加之患者自身个体化差异，会导致不同患者的伤口及同一患者不同伤口的外形、大小、深度和体积均存在差异。这种情况下，临床医师对伤口进行评估和治疗的难度增大。尽管临床中伤口大小测量手段和技术不断发展进步，但目前尚未形成统一共识，不同医院及医师倾向使用的方法存在差异，尚未形成统一标准。

1. **伤口大小的计算** 长久以来，临床医务人员对伤口大小的测量较为关注和重视，因其是判断伤口愈合情况及临床治疗效果的重要依据，但近年来伤口测量方法并没有质的飞跃，尺子直接测量法仍有较为广泛的应用范围。除此之外，其他计算评估方法也被逐渐应用。

（1）公式估算方法：采用公式估算方法评估伤口大小，首先要确保患者伤口充分暴露，并清除伤口表面坏死组织和异物，简单评估伤口形状。若伤口接近圆形或椭圆形，临床医师可以判断伤口最长直径及与最长直径垂直的最长宽度，分别标记两点，之后利用椭圆形计算公式直接计算伤口面积。选取最长直径及与最长直径垂直的最长宽度计算，伤口实际面积通常较公式计算得来的伤口面积小。此种计算方法主要用于伤口大小的简单评估，其精确性相对不足。

（2）WoundCleverCalc 扫描方法：首先打开患者伤口的外部敷料，清除伤口表面血性及脓性分泌物，利用无菌纱布擦净伤口表面渗液，由患者自行选取舒适且不会引发疼痛的体位。操作人员手持扫描设备，围绕伤口缓慢扫描，在电脑交互平台之上完整显示出伤口三维立体模型之后，停止扫描。扫描过程通常在数秒之内就能够完成，相较于数码相机拍照而言，即使扫描过程中患者出现轻微位移情况，也不会对扫描的结果产生太大影响。这主要是由于 WoundCleverCalc 扫描设备使用的是三维点云库自动识别技术，经过扫描后的伤口点云数据在每一帧扫描过程中均会形成以伤口为特征的区域特征点云，针对扫描过程中发生的位移情况，系统可以自动识别特征区域典型数据，再将前后特征区域点云重叠，去除患者位移可能导致的偏差。扫描完成后，在扫描设备交互平台能够直接显示患者伤口三维点云数据模型。WoundCleverCalc 扫描设备同时还能采集伤口色彩信息、伤口点云数据携带色彩，系统可以按照描绘的边界提示识别伤口点云数据特征区域范围，之后按照每三个点云点连成三角形的原理，计算特征区域内所有三角面片的面积，最终计算得出伤口特征区域总面积。

（3）NIH ImageJ 方法：首先指导患者取舒适体位，避免出现疼痛症状导致患者移动，揭开患者伤口外敷料，清洗伤口，确保伤口无明显分泌物，且不得有血性或脓性分泌物残留。这是由于拍照过程中存在的液体可能会导致折射现象，从而使拍照后获得的照片过度曝光，对伤口计算结果产生不良影响。拍照完成后，将伤口照片输入到电脑中，打开 NIH ImageJ 软件，软件自带测量工具能够计算照片内已知大小物品的像素值，利用软件自带磁性套索工具，人工标记伤口边界，之后套索工具能够将伤口区域标记为密闭区域，使用软件计算功能，计算设置后的图像，软件按照像素比原理直接计算密闭区域内的伤口面积。

（4）网格透明膜描边界法：确保患者伤口暴露，清除伤口处分泌物，尽量确保伤口处于干燥状态。应用丙烯酸黏合剂形成透明塑料薄膜测量伤口大小。薄膜上层由已知大小的坐标网格构成，每个网格面积一致，网格边缘自带坐标，薄膜分成上下两层，上下层面积一致，上层薄膜较硬，不容易变形，下层薄膜则弹性较好，能够确保薄膜较好地贴敷在伤口表面。将透明薄膜贴于伤口上方，用记号笔标记伤口边缘，取下上层透明薄膜，将其放于自动计算面积机器上，机器可以直接读取薄膜上的网格面积。

2. 伤口深度计算

（1）尺子垂直测量法：首先充分暴露伤口，然后清创，清除伤口底部或组织和渗液，确保伤口底部干燥。使用直尺，消毒后分别在伤口底部 12 点、4 点和 7 点方向直接测量伤口深度，若伤口所处部位存在差异，按照人体纵轴方向 12 点方向，每个伤口由同一护士 3 次测量后取平均值。

（2）多普勒激光扫描方法：按照多普勒激光成像原理，多普勒激光反射能够用于伤口底部到伤口表面距离判断。值得注意的是，实际工作中因患者个体差异、自身疾病多样性及致伤原因和部位差异，导致伤口存在多种表现形式，伤口可能为不规则形状或深度。这可导致多普勒激光反射捕获伤口实际深度时较为困难，同时多普勒本身原理是利用光反射测量，因此影响光反射的相关因素可能会使测量结果出现误差。例如，创面若存在渗液会使光发生折射现象，进而使测量结果出现偏差。因此临床中需要根据患者压力性损伤伤口的实际情况，选择是否选取多普勒激光扫描方法测量伤口深度。

3. 伤口容积计算　压力性损伤伤口治疗属于外科治疗的重要内容，特别是对于糖尿病足及免疫系统存在障碍的患者而言，伤口治疗难度较大。压力性损伤伤口会直接影响患者的生活质量，同时也会损耗较多的医疗资源，增加医护人员的工作量和工作压力。因此在临床实际工作中，采用更加简单便捷且不会导致患者疼痛或伤口出血感染的方法计算伤口大小和容积至关重要。最初使用尺子直接测量伤口大小，后续逐渐发展成为使用相机拍照法或网格坐标网格计算法。值得注意的是，拍照技术在一定程度上会受到主观因素的影响，加之自然光线、伤口渗液及拍摄角度等因素，均会导致拍照和计算结果出现一定的误差，因此，计算结果不够理想和准确。网格透明膜描边界法简单便捷，成本较为低廉，但需要将薄膜和患者的伤口直接接触，部分患者接受程度相对较差，甚至会出现伤口病情加剧的情况，因此临床实际中应用范围受到一定限制。使用直尺法测量伤口深度和容积简单便捷，但存在较大误差，同时可能会引发患者疼痛。伤口容积测量过程中可以采用圆柱体公式计算法，此方法简单便捷，但临床实际中患者伤口形状具有不规则特征，因此，公式计算得出的伤口容积通常较实际伤口容积大，因此仅应用到伤口容积简单估算中。填充法能够较为精确地计算伤口容积，但实际操作过程较为复杂，需要花费大量时间和精力，同时也需要与患者的伤口直接接触，临床推广和应用受到限制。

在科学技术不断发展的背景下，全新的测量方法逐渐被应用到伤口测量，即三维测量方法。三维测量技术目前在房屋建筑、地质勘探和服装设计等多个学科和领域均有广泛应用，逐渐也被应用到医疗行业。三维测量基本原理是发射蓝光射线和白光射线等相关射线，采集被扫描对象反射回来的光线，获取被扫描物体表面信息。三维扫描仪能够有效应用到伤口表面面积计算中，同时扫描仪发射的光源能直接发射至伤口底部，因此也可以利用光反射原理计算伤口深度和容积。三维扫描仪不需要直接接触患者的伤口，扫描形成和伤口实际形状一致且具备色彩信息的三维彩色伤口模型。通过三维彩色模型的应用和计算，能获得伤口大小、深度及容积等相关信息，属于全新测量方式，准确且安全。

（四）是否存在潜行或窦道

伤口评估时需要评估是否存在窦道或潜行，具体来说可以采用深度测量方法，以患者头部为 12 点，足部为 6 点，顺时针方向记录，如 3 ～ 6 点间 2cm 潜行。

（五）伤口渗出液

伤口渗出液评估包括评估渗出液的量及颜色。渗出液的量评估标准为：24 小时内更换的纱布干燥，表示无渗出；24 小时内渗出量不足 5ml，每日更换纱布不足 1 块，表示少量渗出；24 小时内渗出量达 5 ～ 10ml，每日更换纱布为 1 ～ 3 块，表示渗出量中等；24 小时渗出量达 10ml 以上，且每日更换 3 块以上纱布，表示大量渗出。

渗出液颜色方面，颜色澄清代表正常，渗出液黏稠、浑浊表明存在感染或炎症反应，若渗出液呈红色或粉红色，表明可能存在毛细血管损伤，若渗出液为绿色，代表存在细菌感染，例如铜绿假单胞菌，若渗出液为黄色或褐色，一般存在腐肉或有泌尿道/肠瘘流出物。

（六）伤口疼痛及边缘情况

观察评估患者伤口疼痛程度，可以采用专门疼痛评估量表 [如视觉模拟评分法（VAS）] 进行评估分析，或在压力性损伤量表中存在疼痛维度评估内容。同时观察患者伤口周围状态及伤口边缘情况。

（七）伤口评估方法及工具

1. 自制《压力性损伤/皮损评估表》　自制《压力性损伤/皮损评估表》是由临床医护人员根据医院和患者实际情况制订的，评估内容一般包括伤口的位置、大小等。首先记录患者的基本信息，如姓名、年龄、营养状况和 BMI 等。评估患者活动情况，以及伤口组织类型（坏死/肉芽组织/腐肉/上皮形成），评估有无渗出液及渗出液的性状（稀薄/浑浊/黏稠/化脓）、感染情况（疼痛/红斑/水肿/局部发热/恶臭）。还要评估患者伤口边缘情况，是否有潜行、浸渍、脱水、卷边，伤口周围皮肤是否出现浸渍、胖胝、皮肤角化症、湿疹、皮肤干燥、表皮脱落等情况。除以上常规内容外，医护人员会根据患者的实际情况增添相关内容。

2. 伤口评估量表（四色法）　伤口评估量表按照伤口的程度、特征及颜色等分类。最简单的方法是黑黄红粉四色法，将伤口颜色分为黑、黄、红、粉4类，采用单一或联合4种颜色方法评估。其中，黑色为坏死组织，大多硬，结痂，渗出液少或无；黄色表示创面有腐肉、黄色分泌物，常见于感染伤口；红色表示健康血流肉芽组织、血管丰富，伤口清洁，存在愈合倾向；粉色代表上皮组织娇嫩，伤口床爬皮。此评估方法简单易操作，且较为直观，但评估不够全面，仅关注伤口情况，未关注伤口边缘及周围皮肤。

3. BWAT（Bates-Jensen wound assessment tool）量表　BWAT量表由20多位伤口方面的专家研发得来，用于压力性损伤评估。量表有15个条目，其中的两项条目、名称和形状不计分，剩余13个条目采用Likert计分法，具体有伤口大小、深浅度、潜行、边缘、坏死组织、组织类型、渗液类型、渗液数目、伤口周围皮肤颜色、外周组织水肿、外周组织硬化、肉芽组织、上皮化。最高分65分，最低分13分，分数增高，代表伤口情况严重。使用BWAT量表评估伤口状况，能够为临床治疗和护理方案的调整优化提供指导，有助于患者伤口愈合及转归时间缩短。BWAT评估较为全面，能够细致地评价伤口愈合过程，属于慢性伤口评估黄金指标。但也有其不足之处，如项目过多，评价需要较长时间，必须由专业人员开展，患者及其家属无法参与，临床无法普遍使用。

4. TIME-H量表　TIME-H量表条目包含TIME原则和影响伤口愈合的全身因素等，每项计分0～3分，分数越低，表示伤口床环境越好，越容易愈合。影响伤口愈合的全身因素主要有患者整体状况、精神状态、自我照顾能力、营养、年龄、易感染疾病。总分18分，≤6分表示伤口会愈合，7～12分表示伤口不一定愈合，≥13分表示伤口难以愈合。2015年Conduit等对量表进行修订，1分表示≤50%，2分表示≥50%。TIME-H量表能够评估伤口局部情况，同时关注影响伤口愈合的全身因素，全面性和系统性较强。其不足之处在于伤口判断不准确，可能会由于一般状况差导致评分较高，从而影响患者的预后评估。

5. 压力性损伤愈合评价量表　此量表于20世纪90年代由美国压力性损伤顾问小组设计制作，经研究可用于量化评价我国压力性损伤患者的愈合情况。评估内容包括损伤面积、渗出液量、组织类型变化。压力性损伤面积＝创面最长处长度×最宽处宽度，渗出液量从无到大量计为0～3分，组织类型分值为0～4分，4分为坏死组织，3分为腐肉组织，2分为创口清洁、覆盖肉芽组织，1分为表皮创口，0分为愈合创口。总分0～17分，分值越高，损伤越严重。中文版量表信效度良好，临床普遍使用，在压力性损伤评估及糖尿病组和静脉溃疡等大多数慢性伤口评估中均发挥效果。伤口深度测量不使用此量表。此量表适用于伤口初步判断，不适用专业伤口造口专科人员，无法指导专业化治疗计划及临床护理方案的制订。

6. DESIGN-R工具　此工具由日本压力溃疡学会研发，用于压力性损伤严重程度评估，还能监测伤口愈合情况。D表示深度，E表示渗出液，S表示范围、I是炎症/感染的缩写，G表示肉芽组织，N表示坏死组织。DESIGN-R工具能够将压力性损伤严重程度量化，监测伤口愈合过程，以此为基础制订科学有效的护理干预方案。另外，该工具测量时间短，可以减轻医护人员的工作负担。但该工具有较高的专业化要求，需要由伤口专科护士等专业人员使用。

第三节　压力性损伤的伤口治疗

一、伤口治疗原则

（一）伤口治疗原则

压力性损伤伤口治疗时，在创面局部处理中要以改善局部供血、减轻压力、选择适合敷料为指导原则，全身支持治疗中需要积极治疗原发病，确保营养补充和抗感染治疗。外科手术治疗过程中要合理选用手术清创及植皮或皮瓣移植手术。伤口处理要坚持 TIME 原则，强化软组织和抗感染及渗液管理和创缘处理。首先要用碘伏对周围皮肤进行清洁消毒，再用生理盐水清理伤口，若患者渗出液量较大，可以用高吸收性敷料进行填塞，以吸收过多渗液，确保伤口维持良好的湿度。若患者伴发感染症状，可以选取银离子敷料进行治疗。外层敷料可以使用泡沫敷料，若存在感染症状可以使用无边泡沫或纱布。在使用抗感染敷料进行治疗时，要根据实际情况进行细菌培养。

同时，压力性损伤伤口治疗要坚持无菌操作原则，遵循多学科合作原则。部分患者病程较长，机体营养状态较差，存在电解质紊乱等情况，治疗过程中要注意积极掌握并治疗原发病，根据伤口定期评估结果，及时调整和完善治疗方案，对伤口治疗情况进行动态跟踪，选取合适的敷料，始终注意创面保护，避免局部组织再次损伤。

压力性损伤创面愈合受到多方面因素的影响，包括机体自身原因及伤口局部原因等。其中机体自身原因主要是指患者的身体状况、营养情况，以及合并基础疾病情况；而伤口局部原因则是指局部血供不良、伤口存在异物或皮损过大，或是引流不畅及存在特殊感染。按照伤口恢复顺序，伤口处于炎症期时，大量白细胞聚集在创面，吞噬坏死细胞及组织，能够产生促愈合分泌物，这一阶段伤口会呈现红、肿、热等表现；伤口在增生期时，大量肉芽组织增生，诱使胶原纤维合成，促使毛细血管生长。压力性损伤的伤口治疗中，需要坚持局部治疗服从全身治疗的原则，以及病因治疗服务创面处理的原则。

（二）不同分期伤口治疗要点

1 期压力性损伤伤口处理时，要注意减压及预防剪切力，及时纠正营养不良，管理失禁症状，治疗并控制可能存在的并发症，使用生理盐水清洗皮肤及局部伤口，利用泡沫敷料保护局部，创建良好的修复环境。每 3 ～ 5 天更换并观察评估，每天使用专业量表对伤口状况进行动态评估。处理过程中还要注意强化翻身协助，监测患者的皮肤状况变化情况，避免发红区持续受压或受潮湿环境引发皮肤浸润，发红区皮肤不得加压按摩，可以使用泡沫敷料或透明贴敷料覆盖在骨隆突处。

2 期压力性损伤伤口处理时，要注意以保护皮肤和避免感染为指导原则。在强化 1 期压力性损伤伤口处理措施之外，针对存在水疱的患者还要制订相应的处理措施，对于直径不足 0.5cm 的小水疱，应注意减少摩擦，避免破裂，促使水疱自行吸收；对于直径超过 0.5cm 的大水疱，可以在水疱最下端使用无菌注射器，抽出泡内液体，再使用无菌敷料进行加压包扎。

3 期压力性损伤伤口处理时，首先用碘伏对周围皮肤进行消毒清洁，再用生理盐水清洗创面，若创面属于红色组织，可以使用藻盐酸类敷料；若创面存在黄色腐肉或坏死组织，且渗液量达到中量等级，可以在黄色伤口处使用水凝胶，以此实现自溶性清创效果。若创面发生感染情况，可以使用银离子敷料，按照银离子敷料特征明确换药时间和频次。3 期压力性损伤伤口处理过程中清创时要坚持自溶性清创与锐器清创相结合的原则，提升清创效果，降低清创操作风险，同时坚持抗感染引流，并为患者制订间歇性活动方案，及时纠正患者的营养不良状态，补充伤口所需营养素，并防控可能出现的并发症。除此之外，这一阶段还可以使用红外线或红光负压进行物理辅助治疗。伤口处理过程中要坚持定期评价，对治疗计划进行调整和优化，按照渗液及伤口面积和组织类型，及时调整敷料的类型和用量，直到伤口愈合。

4 期压力性损伤处理中，针对皮肤存在的黑色或褐色焦痂实施外科清创术。在此基础上，明确受损伤深度及等级清除坏死组织，之后选取合适的方式进行治疗。

二、伤口清洗和清创

（一）伤口清洗

压力性损伤伤口更换敷料时，每次均要进行清洗处理，大部分压力性损伤伤口可以使用饮用水或生理盐水进行冲洗。对于患者自身及伤口或伤口愈合情况遭受不良影响的，可以考虑采用消毒技术处理。使用带有表面活性剂或抗菌剂的清洗溶液清洗伤口残留物，也可以对明确出现感染症状或疑似感染，以及疑似高危细菌定植的压力性损伤创口进行清洗。伤口清洗过程中针对带有窦道或潜行及腔洞的压力性损伤，要谨慎清洗。伤口清洗时应确保充足的压力，并避免对组织造成再次损伤，同时坚持无菌原则，避免将细菌冲入伤口。使用过的冲洗溶液应装罐或采取其他弃置措施，避免交叉感染。

（二）伤口清创

1. 常规清创的方法和原则 对于 1 期和 2 期压力性损伤而言，损伤创面较浅，而 3 期和 4 期创面较深且面积较大，还会伴发感染症状。清创属于伤口处理关键技术，是指去除伤口中失去活性或感染的组织异物及愈合不良组织，为后续伤口治疗提供良好环境。伤口清创原则是避免对正常组织造成损伤，促进组织修复及伤口愈合。根据不同的伤口情况和周边组织情况，可以选用不同的清创方法。当下临床中较常用的伤口清创方法包括保守锐器清创、自溶性清创，以及手术清创、生物清创、机械性清创和超声清创等，各种清创方法均有其自身的优势和不足，临床中可以根据患者的实际情况，联合应用多种清创方法，有效去除失活组织，并且不会对健康组织造成损伤，以达到促进伤口愈合的效果。联合清创方式不仅能提升清创效果和安全性，还能缩短压力性损伤伤口清创期，有助于促进肉芽组织生长。

2. 锐器清创和自溶性清创 皮肤长期受压会造成血液循环障碍，一方面使皮肤缺氧缺血，另一方面也会出现组织坏死和溃疡等情况，因此临床中选取安全且有效的清创方式对于压力性损伤的治疗至关重要。临床上根据组织坏死程度及范围，可以选用保守锐器清创方法，但值得注意的是，这种清创方法会对创口愈合情况产生一定的不良影响，尤其是对于老年压力性损伤患者而言，自身机体耐受性较差，皮肤弹性不足，使得清创工作较为困难，保守锐器清创方式可能会导致患者出现疼痛或不适症状。因此，临床上针对此类患者通常选择自溶性清创方式。

自溶性清创是利用半封闭或全封闭方式，在伤口上覆盖敷料，以促进伤口维持良好的温度及湿度，再通过伤口自身渗出液中的蛋白溶解酶溶解坏死组织。临床上自溶性清创过程中可以使用含纯净水和甲基纤维素钠成分的清创胶，其具有较高的水合力，能够保持伤口处于湿润环境，再配合泡沫敷料，可以将创面和外界有效隔离，坏死组织溶解状况较好，可以使坏死组织尽快脱落。但需要注意的是，自溶性清创坏死组织溶解和脱落均需要一定时间，会在一定程度上使清创治疗时间延长，对清创效果造成不良影响。

基于此，临床医师通常选用保守性锐器清创与自溶性清创联合方式，也就是一边清除一边溶解，先溶解再清除。具体来说，首先通过清创胶去除黄色及黑色组织，使用清创胶和湿性愈合敷料封闭创口，通过伤口渗液含酶作用有效软化和溶解坏死组织，再通过无菌手术剪剪除坏死组织。这两种清创方式联合应用，能够达到及时有效地清除伤口坏死组织及生长障碍物的目的，有助于控制局部伤口内细菌量，对于炎症和继发性感染的防控具有重要意义，还能避免伤口渗液。

3. 超声清创 超声清创主要针对的是可以受益于外科清创的慢性难愈性溃疡，包括不同病因导致的溃疡，例如糖尿病溃疡、压力性溃疡，以及静脉性伤口、创伤伤口和烧伤等。超声清创属于较为先进的前期治疗措施，其禁忌证相对较少，基本与机械清创类似，也就是足部血供不佳的患者为其禁忌证。采用超声清创设备进行治疗时，要注意穿戴个人防护器材，治疗过程中区域周围可能会形成生理盐水与血液混杂的水雾，通过标准无菌手术及佩戴护目镜，可以起到一定的防护作用。

低频超声治疗能够将电流转化为频率 20 ～ 40kHz 的声波。超声清创的作用机制是利用声流和空化效应，声流是指来自于治疗探头所释放的液体介质稳定机械力，能够直接作用于组织。治疗人员要注意将治疗头端和治疗部位充分接触，以形成最佳治疗效果。空化效应属于超声清创治疗的另一种作用机制，空化是指靠近组织表面处液体介质当中气泡形成并爆裂，能够有效破坏并清除暴露组织。从理论层面来讲，以上机制可以促使细胞分裂及血管生成，并促使胶原蛋白合成和生长因子释放，从而达到抑制细菌和促进伤口愈合的目的。除此之外，超声清创还能促进慢性伤口状态改变，将其转化为急性伤口。超声清创还能避免周围细胞热坏死，利用 20 ～ 40kHz 的频率进行治疗，热损伤风险相对较低，可以使急、慢性伤口更好地愈合。

4. 伤口清创注意事项 压力性损伤伤口清创时，需要将损伤创面或创缘失活组织有效清除，这一操作的前提条件是符合患者病情病症，并且符合总体护理目标。只有在伤口充分灌注的情况下，才能进行清创，若存在或疑似存在生物膜，也可以进行清创。伤口清创过程中要注意选取适合患者及伤口和临床情况的清创方法和工具，若没有引流或去除失活组织的紧急临床需求，可以选用机械性清创、自溶性清创及生物清创等方式。若存在广泛的坏死组织，并且有不断进展的蜂窝织炎或继发感染的败血症，推荐使用外科或锐器清创方式。实施保守锐器清创及外科清创方法的操作人员，需要经过专业化培训，具备相应能力及资质，同时持有卫生保健资格证，并符合地区法律法规中的卫生从业者相关要求。保守锐器清创及外科清创过程中，必须选用无菌器械。若患者存在免疫缺陷或供血障碍，或全身败血症期间没有全程接受抗生素治疗，需要谨慎采取保守锐器清创方式。对于伴发潜行、窦道或腔洞的压力性损伤患者，或不容易采取手术以外其他方法清创的存在广泛坏死组织的 3 期和 4 期压力性损伤患者要予以转诊，根据患者的实际情况由外科开展相应评估。压力性损伤伤口清创过程中要控制清创相关疼痛，下肢清创前要进行全面的血管评估，明确动脉状态及供血情况，是否能够满足清创伤口愈合需求。除此之外，缺血肢体上坚硬、牢固且干燥的焦痂，不得进行清创治疗。

三、伤口敷料的选择

（一）不同伤口敷料及特征

按照《压疮 / 损伤的预防和治疗：2019 年国际临床实践指南》中的推荐内容，从压力性损伤临床状况出发，2 期压力性损伤未感染的情况下，可以采用水胶体敷料、水凝胶敷料、聚合物敷料；未感染期渗出液量较少的 2 期和 4 期压力性损伤，可以采用水凝胶敷料；中度渗液量 2 期和 4 期压力性损伤，可选用藻酸钙敷料；中度或重度渗液量的 2 期和面积较大压力性损伤，可选用泡沫敷料。

1. 银离子敷料　银离子敷料的主要组成成分是银离子和银纤维，能够与病原菌的酶蛋白巯基有效结合，达到抑制酶活性的效果，进而起到杀菌抗感染及引流的作用，同时还能渗透到皮下发挥抗菌效果，形成生物热效应，使得创面周边组织微循环得以改善，发挥良好的抗菌作用，促使创面及时愈合。银离子敷料能够释放银离子或纳米银颗粒，形成抗菌效果，有助于加速伤口愈合及防治感染。银离子属于广谱杀菌剂，抗菌活性作用机制是与银结合并破坏细菌细胞膜，对各种受体产生干扰作用，对细菌电子传递形成破坏效果，三磷酸腺苷生成受到阻碍，并与细菌 DNA 结合，阻断细胞增殖。

银离子敷料是银与泡沫敷料的有效结合，具备泡沫敷料渗液处理效果，能够吸收大量伤口渗液，有效清除有毒坏死物质，吸收渗液量达自身作用量的 25 倍左右，其效果相当于 6 层纱布的 4 ～ 5 倍。与此同时，银离子敷料微小腔隙吸收渗液之后能够生成凝胶，并达到锁定渗液的效果，确保创面保持适宜的温度和湿度，创建湿润及柔软、闭合的环境，防控污染，同时还能形成轻度负压，对于肉芽组织形成及上皮修复具有促进作用，可以使伤口愈合速度提升。除此之外，凝胶还可以避免渗液向周边正常组织扩散及浸渍，对于裸露神经末梢起到保护作用，可以在一定程度上减缓疼痛。银离子敷料柔软且无粘连，尽管附着于伤口基底面，与创面紧密接触，也不会粘连组织，吸收渗液后能够完整取出，裁剪后也不会形成碎屑，可以防止填塞后碎屑残留于创腔，对伤口愈合产生不良影响。相较于反复使用纱布或棉球进行换药，银离子敷料换药能使转移上皮及新生肉芽组织受到的机械损伤得到显著缓解，同时减轻神经末梢受到的刺激，换药过程中，患者不会出现明显疼痛，患者舒适度显著提升，且换药次数明显缩减，缩短了换药时间。

银离子逐渐释放，能够形成广泛而持续的抗菌作用，具有环保、安全且无耐药性的优势。银离子杀菌历史悠久，古代就采用银片覆盖伤口达到消毒的目的，现代社会也会将铜银过滤器应用到医院供水系统中，起到杀菌的效果。耐药菌的逐渐出现，使得银离子抗菌剂愈加受到关注和重视，与传统抗生素相比，银离子在抗菌过程中细菌菌株不会形成耐药性，能够发挥其良好的抗菌优势，并且经过大量临床研究和实验证实，低浓度释放银离子不经由体内代谢，不会产生毒副作用，安全且有效。

2. 泡沫敷料 泡沫敷料能够分散压力和剪切力，同时减少摩擦力，确保皮肤维持良好的微环境，同时也能吸收渗液，促使压力性损伤伤口更快得以恢复。泡沫敷料属于聚氨酯或硅酮基合成的保湿敷料，通常情况下厚度较大，能够增加伤口床体积，起到一定的缓冲作用。泡沫敷料通常具有亲水性且为双层结构，亲水性的特征使其应用到渗出液较少的伤口，可能出现过度干燥的情况，换药前可以用生理盐水浸泡，避免对患者造成二次创伤或造成患者疼痛。泡沫敷料在中等或高等容量渗出液的压力性损伤伤口治疗中较为适合，泡沫敷料通常不黏附，需要二级敷料或与局部抗菌剂共同使用。泡沫敷料尤其能在骨隆突出处伤口治疗中发挥显著效果。

3. 水凝胶 水凝胶不溶于水，吸水量达到自身重量的 1000 倍左右，是一种由亲水性物质组成的三维结构。水凝胶保湿能力突出，可以确保创面的湿润状态，相当于将受创伤组织浸泡到富含水分的环境中，促使自溶性清创效果的有效发挥，可以通过组织自身酶作用及水分达到补水和软化效果，促进焦痂和腐肉液化。水凝胶通常为透明状态，不去除水凝胶时同样能够监测伤口的愈合情况。与此同时，水凝胶不会粘连伤口及周围健康皮肤，去除过程中也不会导致伤口二次伤害和疼痛症状。由于具备以上特征和优势，水凝胶能够在压力性损伤及手术伤口和放射性皮炎等伤口治疗中发挥显著效果，尤其在少量及中等量渗出液伤口中效果显著。在水凝胶敷料实际应用过程中，临床医师或患者需要注意频繁更换，避免周围健康皮肤浸渍。除此之外，适当调节水凝胶降解速率，使其成为药物及生物活性物质的有效载体。

4. 薄膜敷料 薄膜敷料的主要组成成分是胶黏剂、多孔透明薄聚氨酯。氧气、二氧化碳和水蒸气经伤口穿过敷料，细菌则被有效隔离。薄膜敷料不属于吸收性敷料，薄膜下方有液体聚集，会导致伤口周围皮肤浸渍。因此，薄膜敷料在渗出液较多的伤口创面治疗中不适合应用。薄膜黏性背衬可能会对新表皮及与之接触的皮肤造成一定的损伤，皮肤脆弱的患者应注意有效控制换药频率，或避免使用此类敷料，尤其是老年患者或皮肤萎缩患者。

5. 纤维敷料 纤维敷料一般是由亲水性纤维制成的片状或条状敷料，如藻酸盐纤维。临床中最具代表性的海藻酸盐敷料是从棕色海藻中提取出来的纤维产品，在与伤口渗出物结合后形成凝胶。海藻酸盐接触到潮湿伤口之后，其中钙和渗出液中的钠发生离子交换反应，进而生成凝胶，凝胶能促使伤口维持良好的湿润环境。海藻酸盐敷料能吸收自身重量 20 倍左右的渗出液，这使其在中度和重度渗出液伤口中发挥显著效果。临床医师要注意避免将海藻盐酸敷料应用到干燥创面或是渗出物较少的创面治疗中，避免在去除敷料过程中使患者痛苦加剧。藻酸盐敷料能在患处使用数日，无须频繁更换。与此同时，藻酸盐还具有较强的止血能力，释放钙离子，促进血小板活化，强化机体止血功能。藻酸盐的不足之处是可能会导致伤口渗出液聚集于敷料和伤口周围的健康皮肤间，形成横向芯吸作用，使得周围完整皮肤出现不良浸渍。藻酸盐敷料和创面渗液接触后，出现离子交换反应，不溶性藻酸钙转变为可溶性藻酸钠，会释放钙离子以达到吸收渗液的目的，敷料会逐渐膨胀成为藻酸钠凝胶，进而形成半固体物质，具有隔绝外部空气及感染物质的作用，可以确保内部环境湿润。

6. 液体敷料 压力性损伤治疗中敷料换药属于较常用的治疗方法，治疗过程中维持湿润环境，能够促使血管增生，强化自溶性清创效果，通过纤维蛋白和坏死组织溶解，防控创口再次感染，同时有助于表皮细胞移行加速，促进组织重建，保护神经末梢，降低纤维组织形成，避免出现结痂症状。

液体敷料具有较好的治疗效果和治疗安全性特征，将其应用到慢性感染伤口中，能够起到显著的治疗效果，且具有经济实惠的优势。液体伤口敷料能够杀灭体外浮游形态及生物膜形态的金黄色葡萄球菌，药物浓度与杀菌效果呈正相关，液体伤口敷料在早期局限性骨感染中具有显著的控制效果。普朗特等液体伤口敷料的有效应用，能够阻断细菌黏附和种植，达到彻底清除细菌生物膜的目的，有效缓解患者痛苦，并且可以在一定程度上节省医疗费用。液体伤口敷料在糖尿病足及术后创面骨感染和烧伤创面等治疗中均发挥显著效果，有助于促进患者恢复。临床中还可以将液体伤口敷料和银离子敷料等联合应用，强化压力性损伤治疗效果。

压力性损伤患者创口细菌检测结果表明，其病原菌种类中主要以金黄色葡萄球菌、铜绿假单胞菌、变形杆菌和大肠埃希菌最常见，同时以上细菌形成细菌生物膜的概率较高。细菌生物膜能够对大部分抗菌药物形成较强耐药性，在杀死浮游细菌 $1000 \sim 1500$ 倍浓度的抗菌药物环境中，细菌生物膜仍然能够有效生存。这主要是由于细菌生物膜通过有机信号分子进行细菌交流调节自身基因表达，使其黏附聚集，形成黏稠状结构，可以完整地自我保护，使细菌不受外界环境因素的影响。细菌生物膜可导致伤口微环境发生改变，严重影响伤口的愈合情况，阻碍伤口愈合所需的细胞及因子表达，对伤口愈合产生抑制作用，进而造成难愈性伤口迁延不愈，病程冗长。

液体敷料可以对非生物表面形成的混合及单物种生物膜起到抑制作用，普朗特液体伤口敷料包含两种成分，分别是十一碳烯酰胺丙基甜菜碱和聚己双胍，两者具备良好的生物相容性，能够对细菌定植和伤口感染起到显著的治疗效果，同时还可以去除伤口异味。十一碳烯酰胺丙基甜菜碱在皮肤护理方面具有显著效果，属于透明液体，并且气味温和，是一种表面活性剂，具有较强的吸附作用，其疏水端能够与污物及碎片结合达到冲刷移除的作用，进而发挥清除局部细菌的效果，促进伤口更加快速地愈合。普朗特液体敷料中的聚己双胍成分具有良好的抗微生物及抗病毒特性，抗菌活性突出，能够穿透细菌磷脂膜，促使细菌死亡，对细菌增殖产生抑制作用，避免细菌过度生长导致空间和营养物质不足，最终起到去除细菌生物膜及防控感染的作用，并有助于伤口愈合。

慢性伤口愈合过程包括炎症反应期、细胞增殖期和组织重建期，其中炎症反应期属于慢性伤口创面愈合的关键阶段，清除局部细菌能够避免伤口感染出现炎症反应，同时还可以为细胞增殖及组织再生提供良好环境。普朗特液体伤口敷料应用到慢性创口清洁中，能够确保创面处于湿润愈合环境，促使新生血管形成，并且有助于肉芽组织生长加速，能够对细菌定植起到有效的抑制作用。在压力性损伤伤口治疗中，联合应用液体伤口敷料和银离子敷料，能够起到有效消灭细菌生物膜的作用，对局部细菌及伤口感染具有抑制作用，有助于伤口愈合。

（二）压力性损伤伤口敷料选择及应用

针对 1 期和 2 期压力性损伤患者，可以用生理盐水清洁损伤表面，再用水胶体透明贴予以保护。水胶体敷料属于无菌黏性半透膜，透气不透水，能够有效吸收创面渗出物并且形成凝胶，保护暴露的神经末梢，减缓患者的疼痛症状，更换敷料时也不会导致二次机械性损伤。与此同时，表面半透膜结构可以使氧气及水蒸气实现有效交换，确保创面处于湿润环境，存储创面释放的生物活性物质，同时还能阻隔外界颗粒性异物，例如灰尘和细菌等，有助于改善创面愈合良好环境，加速创面愈合。通常更换频率为每 3～7 日一次，若渗液较多或是存在明显的卷边症状，需要及时更换。

若 1 期和 2 期压力性损伤患者营养状态较好，皮下脂肪较丰富，可以使用水胶体透明贴直接治疗；若患者较消瘦，则可以选用泡沫敷料或在水胶体透明贴基础上加用泡沫敷料予以减压治疗。对于还未出现压力性损伤的高风险部位，可以使用泡沫敷料进行预防。泡沫敷料的主要原料是聚氨酯泡沫垫与聚氨酯薄膜，属于活性亲水性敷料，质地柔软且细腻，毛孔均匀，具有隔水隔菌性及良好的透气性，能够发挥减压和良好的吸收作用，可以吸收大量渗液，并缓解伤口剪切力及摩擦力，起到有效保护伤口的目的。敷料更换频率为 5～7 日一次，若渗液较多或有明显卷边情况，则需及时更换。

渗液较多的 3 期和 4 期压力性损伤患者，可以首先使用藻酸盐敷料覆盖或填塞伤口，若伤口存在黄色腐肉，应先涂清创胶，或使用刀片刮脱后，再覆盖藻酸盐，之后使用泡沫敷料包裹。藻酸盐敷料的原材料是海藻，敷料和渗液接触过程中能够吸收大量渗液，并转变为凝胶样物质，敷料吸收渗液能力强大且快速，能够吸收相当于自身重量 20 倍的渗液，将其应用到中等量或大量渗液及中等和深度伤口或感染伤口中，能够起到良好的治疗效果。另外，藻酸盐敷料具有显著的止血功能，也可以应用于出血伤口。除此之外，藻酸盐能被生物降解，具有良好的环保性能。若伤口渗出液较多，更换频率为每日 1 次，或是在二层敷料吸收达到 70% 时进行更换，渗出液逐渐减少之后，更换频率可以下降到每 2 日或 4 日一次，或每周 1 次。

对于压力性损伤坏死组织或感染创面，需要依据 TIME 原则更换药物，需要进行清创治疗及抗感染治疗，同时强化渗液的管理和伤口边缘的处理。TIME 中的 T 指的是伤口组织评估及组织坏死和缺损处理。这一阶段要注意评估非存活性组织及伤口特征，实施清创处理，伤口清创属于基本处置措施，将坏死组织及腐肉清除干净，确保肉芽组织顺利生长。I 指的是控制或终止感染及炎症。伤口感染是影响伤口愈合的重要因素，控制感染及炎症能促进组织愈合。M 是指确保伤口湿润平衡。伤口的有效愈合需要维持适宜的湿润环境，湿润愈合理论上属于核心内容，选取适合敷料可以强化渗液的有效管理，确保伤口表面维持在一定的湿度，并对水分吸收及蒸发产生控制效果。E 指的是促进伤口边缘上皮化进程。慢性伤口内细胞会发生老化，炎症反应过长导致伤口愈合受到不良影响，成纤维细胞及角质细胞正常程序化凋亡被抑制，使得表皮移行障碍出现。因此，需要综合评估并采取正确的处理措施，促使伤口边缘有效生长。TIME 原则是按照伤口不同时期的特征，选取差异化处理原则并制订相应方案。

四、压力性损伤手术治疗

相较于保守治疗而言，手术能够实现快速切除坏死组织的目的，可以使压力性损伤患者的住院时间缩短。但既往研究人员认为手术清创方式存在一定的不足，具体来说，手术治疗需要麻醉，对于高龄患者来说，对麻醉的耐受性较差，加之术后疼痛及大量失血，有可能导致更严重的不良后果。与此同时，压力性损伤部分创面界线较模糊，单次手术治疗无法彻底清除，若盲目进行大范围清创，很有可能对健康组织造成一定的损伤，导致后期修复难度增大。总之，临床上对待压力性损伤手术治疗，应根据损伤的不同分期和类型选取适合的手术治疗方式。全面评估压力性损伤部位及组织坏死程度、形成时间和创面特征，在此基础上，选取适合的手术治疗方式。压力性损伤患者可以采用游离皮瓣植皮手术，而全程组织坏死及存在窦道的损伤患者，可以使用皮瓣或肌皮瓣进行修复。

（一）皮瓣移植修复术

1. **皮瓣移植修复术特征**　皮瓣是指具备血液供应的皮肤及其附着的皮下脂肪组织。皮瓣形成及转移过程中，需要有一部分和本体相连，相连部分称为蒂部，能够维持良好的血液供应，其他面及深面均和本体分离转移到另一创面，即受皮瓣区，暂时仍由蒂部血供供应营养，在受皮瓣区创面血管长入皮瓣后，形成新的血供，可以切断蒂部，完成皮瓣转移过程，也被称为带蒂皮瓣，局部皮瓣或岛状皮瓣转移之后无须断蒂。

压力性损伤的传统手术治疗方法是在做好创面清创后，游离皮片植皮或皮瓣及肌皮瓣修复。皮瓣移植在压力性损伤治疗中具有较显著的效果，可以一次性封闭创面，创面愈合效果较为显著。目前，临床上使用的皮瓣移植修复手术方式中，较常见的有以下几种。①骶尾部压力性损伤：压力性损伤部位不足 8cm，可以考量采用单侧旋转皮瓣覆盖方式；若超出 8cm，则需要采取双侧旋转皮瓣覆盖；若深层组织受到损伤，则需要使用臀大肌填塞压力性损伤缺损部位。股后皮神经营养血管瓣适合应用于骶尾部或臀部坐骨结节部位压力性损伤治疗。②压力性损伤部位是坐骨，可以采取的术式有臀大肌下部肌皮瓣，或综合应用股薄肌肌皮瓣，以及局部旋转皮瓣术式。③大转子压力性损伤：若病变部位属于大转子，且损伤面积超出 7cm，可以采取阔筋膜张肌肌皮瓣或股外侧肌肌皮瓣进行手术治疗。

2. **皮瓣选择及应用**　压力性损伤皮瓣移植修复术过程中，选取皮瓣时首先应确保供瓣区皮肤外观正常，质地柔软且无瘢痕，同时至少有一对适当长度和适当外径的正常动静脉分布于其内部，能够在手术显微镜下吻合，其中适当长度是指 2 ～ 3cm，适当外径为 1mm左右。另外，供瓣区血管解剖位置需要明确，不得存在严重变异，可以提供足够大小的皮瓣，且皮瓣薄厚程度及肤色能够满足受皮瓣区实际需求。皮瓣尽量要有一根可供缝接的感觉神经，且转移后皮瓣部位功能和形态不会受到严重影响。

受皮瓣区或附近需要具备可供吻合的血管，尽量与动静脉平行或距离较近，血管要具备适当长度及口径，最佳状态是皮瓣区血管和受皮瓣区血管口径一致，并且口径不得过小，应能够保证在显微镜下吻合，受皮瓣区血管切断后应能与瓣血管吻合。

筋膜皮瓣通常被应用于炎症较轻微，且深部组织未受到影响的压力性损伤患者，这种手术治疗方式的抗感染及填充无效腔效果相较于肌皮瓣而言较差，并且对于感染较为严重，且有明显骨质缺损和无效腔的患者而言，应当优先选取肌皮瓣进行手术治疗。穿支皮瓣具有显著优势，具体来说，无须损伤血管，血流较为丰富，并且基本能够满足患病部位肌肉及血管和神经完整性需求，同时，穿支皮瓣治疗方案较灵活，顺应性好，能够实现大面积转移修复，不会对皮瓣血供造成严重影响，对于压力性损伤面积较大的患者而言，可以采用此种方法，特别是直径超过 10cm 的创面患者。除此之外，穿支皮瓣移植修复手术时间相对较短，成功率较高，远期疗效较突出。但值得注意的是，临床实践中应从患者实际病情及整体身心状态出发，选取适合的移植修复手术方式。压力性损伤患者创面存在较厚纤维膜包裹的大小不等、形态不一的窦道，深达骨膜，分泌物较多，并发感染的概率相对较低，创面范围较大且较深，修复难度较大，复发风险较高。此类损伤手术治疗过程中，应尽量构成窦道纤维膜，去除及骨膜刮除是手术成功的关键点。术后病理结果表明，创口外部有坏死物和菌落分布，有大量纤维组织形成，附近表皮增生，且存在严重角化，并无癌变症状。

3. **皮瓣移植修复术方法**　皮瓣移植修复术正式开展前，护理人员要注意协助患者完善术前检查，排除其潜在疾病及可能存在的手术禁忌证。术前检查内容有外科常规术前检查，还要根据皮瓣移植术特征，实施术前照相及供皮区和受皮区的皮肤准备，若为轴型皮瓣移植术，术前还要采用多普勒超声血流听诊器对血管位置及走向检查进行评估，并做好标记。病房准备要坚持无菌原则，为皮瓣成活创造良好条件，使用紫外线消毒手术室，频次为每日 3 次，用消毒液擦地，并擦洗整个手术室，手术物品消毒备用。床单、被套高压灭菌，调节手术室温度，控制在 25 ～ 28℃，若温度过高，患者会出现不适症状，温度过低则会导致局部血管痉挛，影响患者血供状况。

皮瓣移植修复术治疗过程中，首先需要彻底清除创面坏死失活组织，以及容易坏死的组织和异常分泌物、异物等，开放患者所有腔隙，清洗创周皮肤。按照患者压力性损伤部位、大小及深度，合理设计手术方案，切取局部皮瓣、臀大肌肌皮瓣及阔筋膜张肌皮瓣。若患者创面较深，基底状况较差，创面深部皮瓣下需要留置 1 ～ 2 根引流管，并使用三通管和负压引流吸引管并联。注意擦净创面周围皮肤，整个创面使用适合敷料进行覆盖，术后负压调节至 －20 ～ －40kPa（－150 ～ －300mmHg），指导患者定时翻身，避免伤口牵拉，持续开展抗感染和基础治疗。在负压封闭引流正常维持 1 周左右后，拆除敷料并定期换药，确保深部负压引流管留置状况，使用 50ml 注射器形成负压，按照注射器当中引流量情况适时拔除，通常是在术后 2 ～ 3 日，最长不超出 1 周。2 周左右逐步间断拆线。

4. **皮瓣移植修复术后干预**　皮瓣移植修复术完成后，医护人员要密切观察皮瓣血供状况，可以通过皮肤温度及颜色、肿胀程度和毛细血管反应等相关指标进行评估，细致全面地观察皮肤状况，综合进行评估分析，及时发现可能出现的问题，并采取相应处理措施。

具体来说，皮肤温度观察分析需要明确与邻近正常组织相比皮瓣温度是否正常，通常情况下移植皮瓣温度和正常组织皮肤温度相差 0.5 ～ 2℃，若与正常皮肤温度相差超出 2℃，表明患者可能存在一定的血液循环障碍，若患者皮肤温度突然超出正常范围，并且局部出现刺痛及疼痛持续加剧，表明可能存在感染的风险。移植皮瓣通常需要使用多层纱布覆盖，避免受到外部环境温度的影响。

皮肤颜色观察评估时，观察移植组织肤色是否红润或出现红紫、苍白变化。由于人体不同部位肤色存在差异，观察过程中一方面要与供皮区和受皮区周围皮肤的颜色进行比较，同时也要与受皮区皮肤的颜色进行比较。若皮肤颜色变浅或苍白，表明可能存在动脉血供不足的情况，引发痉挛或栓塞。反之，若大片或整片皮肤颜色变深，可能出现静脉血回流受阻的情况，随着血栓逐渐加剧，皮肤颜色可能转变为红紫色或黑紫色。

术后皮瓣存在水肿过程，一般情况下，3 ～ 4 日后静脉逐渐沟通，皮瓣静脉回流，使肿胀症状迅速改善。按照肿胀程度的不同，可能还会出现皮纹存在、消失及水疱等表现。动脉血供不足会导致皮瓣塌陷，皮纹增多；静脉回流受阻会使皮纹消失，张力增大，皮肤表面较为光滑，并且有水疱或皮纹出血情况发生，若动、静脉同时栓塞，则肿胀程度不会发生显著变化。

术后观察评估毛细血管反应。可以使用棉签压迫皮瓣皮肤，当皮肤颜色变白后撤除棉签，皮肤颜色立即转为红色。这一过程属于毛细血管充盈时间，正常时间是 1 ～ 2 秒，若毛细血管充盈变慢或消失，则提示有血液循环中断的风险，需要引起注意，并采取相应处置措施。毛细血管充盈时间还需要和其他指标综合分析考量。

术后还要评估分析皮瓣生长情况。可以使用针头刺入皮瓣内 5mm 左右，拔出后轻轻挤压周围皮肤，若出现鲜红色血液溢出，表明生长情况正常。若反复针刺仍无血液溢出，表明有动脉危象，若血液溢出颜色为暗红色，代表存在静脉血流受阻情况。发现以上情况后，应及时通知主治医师进行处理和干预，避免肌皮瓣坏死。

皮瓣移植修复手术治疗后，要注意做好保温和术后体位护理管理。手术治疗后保温对治疗效果具有显著影响，皮瓣局部可以使用 60W 烤灯持续照射，时间 7 ～ 10 日，距离 30 ～ 40cm。可以使用无菌巾遮盖灯罩和皮瓣，起到保暖作用，但不要距离烤灯太近，避免烫伤，若为夏季，需要采取间歇照射方式。术后合适的体位安置能确保皮瓣血供及静脉回流，对于皮瓣成活具有重要影响。术后护理人员要帮助患者将患肢抬高 10° ～ 15°，维持功能位或按照手术部位合理调整，以此确保动脉供血，促进静脉回流。术后患者不得取侧卧位，避免皮瓣受压或牵拉引发皮瓣痉挛，导致皮瓣缺血坏死。同时，还要尽量满足患者体位需求，加大巡视力度，尤其是在睡眠、休息过程中帮助患者维持体位，并向其讲解固定体位的重要意义，提升患者对手术和治疗的配合程度，避免姿势不正确对手术效果造成的不良影响。

手术治疗后还要注意维持患者的有效血液循环，并强化疼痛护理及并发症防控。皮瓣移植修复术后，若患者血容量不足会导致心搏量减少，周围血管收缩，对皮瓣血供产生不良影响，再植组织存活情况受到影响。护理人员要密切观察患者的生命体征和全身状况，及时补充血容量。除此之外，还要遵医嘱实施抗血栓和抗痉挛治疗，观察治疗效果和患者可能出现的不良反应。疼痛会导致机体释放 5- 羟色胺，具有显著的收缩血管作用，若未及时处理，可能会导致血管痉挛或血栓，因此术后需要及时为患者提供止痛措施。局部包扎固定措施可以起到保护肢体的作用，避免患者在活动过程中皮瓣受到损伤而引发疼痛，同时包扎不得过紧，避免压迫。术后治疗及护理操作要坚持轻柔的原则，避免由于操作不当导致疼痛加剧。术后早期需要及时使用抗生素进行治疗，并坚持无菌操作原则，确保敷料清洁干燥，使皮瓣区引流通畅，观察引流液流量、颜色和性状，避免皮瓣皮空隙处出现积血，对皮瓣成活产生影响。饮食方面要叮嘱患者摄入高热量、高蛋白及高维生素食物，提升机体抵抗力，促进组织修复。

（二）真空负压手术治疗

1. 负压封闭引流技术　负压封闭引流是指使用特制材料覆盖创口，维持一定时间的负压状态，提升清创及伤口愈合速度。负压引流技术通常包含覆盖创面的海绵敷料，利用引流管连接到负压吸引装置，通过持续性负压吸引，强化引流作用，使创面血流量增加，达到清除坏死组织和减少细菌增殖的目的，同时也促进肉芽组织形成，控制创面渗出液形成，有助于伤口良好生长，促进创面愈合。负压状态能够在伤口表面形成保护环境，防止创面接触空气发生感染，避免渗液堆积，同时还能激活慢性伤口的修复细胞，使其活性强化，减缓伤口周围水肿，促进血液循环。与此同时，负压封闭引流还使组织脂肪及氧化反应得到缓解，自由基清除能力得以强化，血管化形成及组织增殖活性更加显著。负压疗法能够迅速实施，并且促进肉芽组织形成，为后续皮肤移植形成良好的垫层，起到有效治疗压力性损伤创面的作用。负压封闭引流能够有效清理并控制伤口，促使肉芽组织生长速度加快，促进伤口愈合。早在 2003 年，以德国为代表的部分国家在相关指南中推荐使用负压封闭引流技术作为创口治疗方法。负压封闭引流技术的有效应用，在很大程度上降低了轻创手术风险，使压力性损伤治疗有效性和安全性均得到提升。负压封闭引流能够灵活处置患者伤口渗液情况及坏死组织，长时间负压状态下毛细血管生成速度加快，肉芽组织生长状态更好，压力性损伤治疗效果得到显著提升，患者住院时间缩短。同时，负压封闭引流能够创造密闭的创面环境，防控可能出现的交叉感染等风险因素，有助于控制临床治疗费用，并缓解疼痛，对患者及医务人员均具有重要意义。

2. 真空负压手术治疗作用机制

（1）快速封闭创面，抑制细菌生长：真空负压手术治疗，在清创面上使用真空辅助闭合材料，通过主机负压吸引力，快速抽吸残余空气，使敷料和创面间形成负压真空环境，从而有效隔绝外界和创面接触，防止病原微生物侵袭，降低创面感染风险。

（2）诱导创面血管再生，加速肉芽组织生长：血管内皮生长因子也称为血管通透因子，具有增加血管通透性的作用，以及细胞外基质变性血管内皮细胞发生迁移、增殖及血管形成等作用。伤口愈合过程中，巨噬细胞及血小板和成纤维细胞、角质细胞，均能通过分泌方式对内皮细胞分泌血管内皮生长因子产生一定影响，对血管生成产生诱导和支持作用。从体外角度来看，能够促进血管内皮细胞生长，诱导体内血管增生，血管生长属于组织修复的重要内容，能为伤口内细胞生长提供氧气及营养支持。

在负压封闭引流治疗中，利用负压机械力有效刺激创面，使血管内皮生长因子增殖，诱导创面周缘血管再生。接受真空负压手术治疗后的创面与邻近创面比较来看，血管内皮生长因子水平明显升高，真空负压治疗后创面内毛细血管平行分布，满足实际生理需求，能确保创面修复所需营养。创面愈合过程中需要依靠肉芽组织机化或包裹创面坏死组织，后期肉芽组织纤维化，最终使瘢痕愈合。负压吸引能够促进创面微血管扩张，使毛细血管床开放，促使创面微循环量增加，同时还能使创面内肉芽组织血流量增加，生成更多的肉芽组织，促进创面愈合。

（3）充分引流，减轻创面水肿：压力性损伤患者创面变性坏死过程中，局部静脉回流受阻，机体白蛋白水平严重下降，同时，局部出现炎症反应会导致创面及周围皮肤出现水肿症状。创面水肿会在很大程度上使组织细胞间隙增加，对细胞间物质交换造成不良影响，创面有害物质堆积过剩。与此同时，创面及周围组织水肿还会导致创面微血管后负荷增加，局部血流减少，营养物质运输受到阻碍，创面愈合速度下降，血流循环障碍加剧，局部感染风险增加。负压机械力通过引流去除创面渗出物和坏死组织，组织间液体积聚明显减少，微血管后负荷减缓，毛细血管迅速扩张，血流速度加快，带走局部组织堆积的前列腺素及组胺等促血管通透性增大细胞因子，使微血管通透性下降，液体渗出明显减少，从而缓解水肿症状。

（4）分子水平调节：负压真空治疗压力性损伤伤口时，能够在分子水平调节中发挥重要作用。慢性创面愈合时，MMP-9 和 TIMP-1 比值与创面愈合具有显著负相关，MMP 和细胞外基质降解及修复存在密切相关性，属于创面胶原降解的重要影响因素，MMP 活性较高，以及 TIMP 水平较低时，会导致慢性溃疡愈合受到不良影响。真空负压治疗后，MMP-9 与 TIMP-1 比值明显降低，对创面上皮化起到促进作用，同时有助于成纤维细胞生长，对于创面愈合可以起到积极作用。ICAM-1 和 MIF 对于机体免疫反应具有重要的调节作用，促使白细胞及炎症细胞等与内皮细胞之间的黏附作用得以强化，促使内皮细胞活化，更容易穿透内皮，进而参与到细胞信号转导及活化过程中，并对细胞组织生长分化及炎症反应和血管生成产生影响。因此，真空负压治疗后，局部创面免疫应答反应强化，有助于局部炎症反应的控制和缓解，创面感染风险明显下降，创面愈合效果更加突出。

3. 真空负压手术治疗注意事项

（1）禁忌证：在真空负压手术治疗中，辅助愈合的泡沫敷料不得直接用于暴露的血管及吻合部位，需要用凡士林油纱布保护相关组织。伤口内有恶性肿瘤的患者，不得采用真空负压手术方式治疗；骨髓炎未经治疗，不可采用真空负压手术治疗。除此之外，非肠管性瘘管和未探明的瘘管，以及有焦痂坏死组织和湿性坏疽疮面的患者，均不适宜实施真空负压手术治疗。

（2）常见并发症：压力性损伤患者采用真空负压手术治疗后，最常见的并发症是漏气。真空负压引流透明膜具有较好的黏附性，通常很少出现漏气情况，但对于骶尾部及臀部和头面部压力性损伤患者而言，贴透明膜的难度较大，使用负压真空手术治疗过程中，装置漏气风险相对较高。这需要医护人员在贴膜时用乙醇仔细擦拭创缘，必要情况下多层贴敷，防控漏气情况的发生。

负压真空手术后，引流管堵塞在深部损伤及坏死组织较多和分泌物较重的创面较为常见，需要护理人员及时观察并定期冲洗，更换吸盘，确保引流管通畅，充分引流。

负压真空手术治疗后，透明膜黏附部位会在一定程度上抑制皮肤与外界交换，造成毛孔堵塞，引发皮疹或皮下过敏性皮炎，进而出现局部红斑或皮疹。也有患者创面周围出现湿疹。针对此类问题，需要在拆除相关装置后，局部涂抹莫匹罗星等外用药物。

同一部位反复使用负压真空引流装置，例如糖尿病足或压力性损伤，创面周围容易出现张力性水疱。这是由于局部皮肤长时间受压，静脉回流受到不良影响，局部静脉瘀血，血管通透性增加，导致表皮形成小水疱。张力性小水疱若未及时处理，破裂后会增加感染风险，医护人员需要注意有效调整真空负压装置压力水平，并用空针抽干水疱中的液体，定期更换药物，促进水疱愈合。

真空负压手术治疗过程中，若术中止血不到位，受到持续负压作用的影响，创面短时间内可能出现大量的出血症状。术后护理人员要注意观察引流液的量和颜色，若短时间内有大量出血，需要打开真空负压敷料，采取彻底的止血措施，还要更换敷料，必要情况下采用加压包扎止血方式，避免短时间内循环血量严重下降，对患者机体造成不良影响。

综上，在临床实际工作中，要按照压力性损伤创面实际情况，适当选用并调整敷料，全面掌握真空负压手术治疗适应证及禁忌证，避免过度应用导致并发症和不良反应，及时识别相关问题并采取对应处理措施，促进患者的早日康复。

第3章

压力性损伤的护理

第一节　预防性皮肤管理

保持皮肤完整性对于预防压力性损伤至关重要。保持皮肤健康需要制订全面的评估和护理计划。通过直接的皮肤护理可以降低压力性损伤的发生风险。预防性皮肤护理不仅可以保护皮肤、提高舒适度，同时还为皮肤评估提供机会识别风险部位，以便进一步采取预防性护理措施和（或）调整患者压力性损伤预防计划。

一、皮肤评估

（一）评估皮肤的过程及方法

1. 全身皮肤情况评估　护理人员需要仔细观察患者全身皮肤的一般状况。关注点应包括皮肤的干燥程度、颜色变化（如青紫、炎症、黄疸），水肿（皮肤闪烁或有光泽），触感（如粗糙、肿胀、硬结）以及皮肤的完整性，有无破损、压力性损伤或其他病变。

2. 特定部位评估　对于那些更容易受到压力的部位，如足跟、踝、膝、坐骨结节、骶尾部、会阴部、肛门、肘、肩胛、耳等需要进行详细检查。对于老年人，还需要特别注意皮肤皱褶处的情况，例如乳房下、腹股沟、腋窝和足趾之间的皮肤。

3. 评估其他相关因素　除了直接的皮肤评估外，还需要考虑其他可能影响皮肤健康的因素，包括患者的营养状况、排泄控制能力及活动能力。例如，营养不良的患者皮肤可能更易受损；失禁的患者可能会因尿液或粪便接触皮肤而引起皮肤病变；活动能力差的患者可能会因长时间保持一种姿势，加重某些部位的压力。

4. 收集病史信息　询问患者是否有过对皮肤的治疗，是否正在使用可能影响皮肤状况的药物，如类固醇；是否有药物过敏史，以及他们的皮肤护理习惯。这些信息都可能影响患者的皮肤健康，或者对治疗和护理计划的制订产生影响。

5. 制订护理计划　在进行皮肤评估后，应根据患者现存的或潜在的皮肤问题，做详细、准确、完整的记录，并据此制订相应的护理措施。例如，发现患者皮肤干燥，可能需要增加皮肤润滑的措施；发现患者有部位出现压力性损伤，需要对患者的体位转换频率、床垫或坐垫选择等进行调整。

整个皮肤评估过程应全面、细致、系统，护理人员需要具备良好的观察和评估技能，以便及时发现问题并采取相应的预防和治疗措施。

（二）皮肤评估的注意事项

1. **保护患者隐私**　皮肤评估可能涉及触及和观察患者身体的各个部位，包括私密部位。在评估过程中，应尽可能保护患者的隐私，例如使用屏风或窗帘隔离。特别是在对异性患者进行评估时，护理人员要采取适当的方式，以减少患者的尴尬感和不安感。同时，护理人员也应注意自我保护，防止出现不恰当的行为或误解。

2. **保持温暖**　皮肤评估过程中，由于需要暴露患者的皮肤，可能会使患者感到寒冷。因此，要做好保暖措施，例如，关闭门窗，用被子或毛巾覆盖未被评估的部位，以及在评估结束后立即帮助患者穿好衣服。

3. **有效的沟通**　皮肤评估不仅是观察和记录，也是与患者及其家属进行交流的一个重要时刻。护理人员应在评估过程中与他们进行有效的沟通，解释评估的目的和步骤，询问他们关于皮肤状况的观察和感受，以及他们可能存在的担忧和疑问。这样可以增加患者的信任感，从而更好地配合评估工作。

4. **考虑病情变化**　在评估过程中，护理人员需要注意患者的病情变化。如果病情不稳定，可能需要适时调整评估的内容和步骤，或者待病情稳定后再进行更详细的评估。

5. **连续性评估**　皮肤的状况会随时间和各种因素（如治疗、活动、营养、血流等）的影响而变化。因此，皮肤评估应该是一个持续的过程，而不仅仅是一个点的评估。这意味着护理人员需要定期重新评估患者的皮肤状况，并根据新的评估结果来调整预防和护理措施，以保证护理计划的连续性和准确性。

（三）压力性损伤危险因素评估工具

Braden 量表不仅在美国得到了广泛应用，全球范围内许多国家和地区也在使用这个评估工具。因为 Braden 量表具有易于理解、操作简单、精度高等优点。它不仅可以帮助医护人员评估患者的压力性损伤风险，也可以作为指导预防和护理措施的重要依据。在某些情况下，还可以用于评估护理质量和护理效果。然而，值得注意的是，尽管 Braden 量表是一个很好的评估工具，但它并不完美，不能替代全面的护理评估和判断。例如，Braden 量表并没有考虑到患者的个体差异，如年龄、性别、种族、疾病史等。此外，Braden 量表的标准化评分可能会使一些护理人员过度依赖量表，从而忽视了自己的临床经验和患者的个体差异。因此，在使用 Braden 量表时，医护人员应结合自己的专业知识和临床经验，以及患者的具体情况，做出最适合的护理决策。尽管目前尚未有共识决定哪个量表适合所有人群，但选择使用的工具通常取决于工具的可用性、准确性、可靠性和护理人员的经验。在选择评估工具时，护理人员也需要考虑到患者的具体状况和需要，以及评估工具的局限性。无论使用哪种评估工具，关键是要定期进行评估，并根据评估结果调整预防和护理措施，以达到最佳的预防和护理效果。

（四）疾病对皮肤的影响

1. **活动减少**　在一些如关节炎、脑卒中、神经性麻痹等导致活动能力减少的疾病中，因患者长期卧床或久坐不动，会增加压力性损伤的危险性；同时，身体循环会减慢，特别是静脉回流变慢，使四肢容易出现水肿，腿部更有可能发生溃疡。

2. **大小便失禁**　在老年痴呆、脊髓损伤、神经系统疾病等引起大小便失禁的情况下，会阴部皮肤经常处于潮湿和尿液、粪便代谢物的侵蚀状态，皮肤容易发生红肿、破溃，感染可深及肌层或破溃延伸至阴囊、阴唇、腹股沟等部位，尿道口、阴道口等处也容易被污染，引起逆行感染。

3. 抑郁和老年痴呆　由于情绪低落和认知功能退化，这些患者往往增加了自我否定及自我伤害的风险，比如割伤、擦伤等，导致皮肤完整性的潜在性受损。

4. 糖尿病　糖尿病会导致微血管病变，使局部组织缺氧，容易出现皮肤损伤，伤口愈合困难；糖尿病神经病变也会产生一定的影响，如感觉麻木，无法感知到身体的微小损伤，导致疾病的进一步发展。此外，排汗异常、皮肤干燥、皮肤瘙痒、感觉异常等也是糖尿病的皮肤不良影响。

5. 心力衰竭　由于心功能不全，液体排泄减少，导致身体出现水肿，皮肤变得更加脆弱，容易破损，一些微小的外力就可能导致皮肤出现破损。

6. 瘙痒　瘙痒的主要原因是皮肤干燥，但也有很多疾病会引起瘙痒，如肾衰竭、肝病、缺铁性贫血、糖尿病、甲状腺功能减退等。此外，某些药物的副作用，以及各种严重的皮疹也会引起瘙痒，如湿疹、麻疹等。

7. 营养不良　如蛋白质-能量营养不良会导致皮肤变薄、干燥、弹性减少，增加皮肤损伤的风险，同时也影响皮肤的修复能力。某些维生素缺乏，如维生素 C 和维生素 K 缺乏，也可能对皮肤健康产生影响，如延缓创口愈合或使皮肤更易于瘀血和出血。

8. 自身免疫病　如红斑狼疮、硬皮病等，这些疾病可以直接影响皮肤，导致红斑、皮疹、溃疡等多种皮肤病变，严重影响皮肤的完整性和功能。

9. 肿瘤　某些类型的肿瘤，如恶性黑色素瘤，直接从皮肤发生，影响皮肤的外观和功能。此外，肿瘤患者在化疗或放疗过程中，可能出现皮肤干燥、瘙痒、疼痛、脱皮、色素沉着等皮肤反应。

10. 皮肤病　如银屑病、湿疹等疾病，可以直接影响皮肤健康，造成皮肤红肿、发痒、脱皮，甚至导致慢性皮肤溃疡。

11. 代谢性疾病　痛风等代谢性疾病会引起痛风性疹，降低皮肤的抵抗力，容易发生继发性感染。

通过理解和评估疾病对皮肤的影响，医护人员可以更有效地制订预防和护理措施，尽可能减少患者的痛苦和不适，提高患者的生活质量。

（五）皮肤护理

1. 减压护理　压力是导致压力性损伤发生的最重要的因素之一，因此，预防压力性损伤最主要的方法是解除患者局部组织长期受压。医护人员可以结合患者的具体情况制订合理的护理计划，其中最基本的就是定时为患者改变体位。一般来说，每 1～2 小时翻身一次可以有效分散压力，防止局部组织长时间受压而缺血、缺氧。在进行翻身操作时，需要特别注意操作的轻重和方法，要尽量避免对患者造成额外的伤害。另一方面，为了缓解对局部组织的压力，医护人员可以使用各种辅助工具，如减压垫、气垫床或海绵垫等。这些工具能对受压部位起到良好的缓解作用，有助于预防压力性损伤的发生。研究表明，相比于普通的医院标准床垫，使用减压垫可以明显降低患者压力性损伤的发生率。此外，使用气垫床也是一种有效的防压力性损伤的方法，它能有效地分散重症患者自身的重力，减轻皮肤与骨骼之间的压力，防止局部血液循环受阻。同时，气垫床能保持床单的干燥，有利于皮肤的呼吸和健康，也可以避免湿疹等皮肤病的发生。此外，气垫床能提供均匀的支撑，增强患者的舒适感，对于重症患者而言，这大大提高了他们的住院舒适度。使用翻身垫、脚圈、水垫等工具，也能有效帮助分散压力，预防和减轻压力性损伤的发生。

2. 失禁管理　保持皮肤清洁干燥是预防因失禁引发皮肤问题的重要措施，能有效增强皮肤的抗摩擦力，并降低感染的风险。对于大小便失禁的患者，其皮肤护理需要医护人员投入更多的注意力和精力，尤其是会阴部的护理。在护理过程中，要避免局部皮肤过于潮湿，因为湿度过大会导致皮肤软化，容易出现皮肤破损和感染。然而，也应避免使用烤灯等过度加热的方式来干燥皮肤，因为这样可能会增加受热部位的组织代谢率及耗氧量，进一步加重皮肤损伤。对于尿失禁的患者，可以考虑使用纸尿裤或尿垫，减少皮肤直接与尿液接触的机会。对于男性患者，可以使用尿套或保鲜袋接取尿液，如果条件允许，也可以选择使用留置导尿管，这样可以更好地管理尿液。对于大便失禁的患者，可以使用一次性肛管或带有气囊的一次性肛管套管留取大便。如果病情更严重，也可以考虑使用造口袋来收集大便。在这种情况下，为了保持肛周皮肤的清洁和干燥，可以使用水胶体等专门的敷料来保护肛周皮肤。在患者会阴部皮肤出现潮红或其他症状时，可以使用皮肤保护膜或造口粉等来保护皮肤，避免皮肤破损和感染。而在擦洗患者皮肤时，应选用温和的清洁产品，如温水和中性肥皂，以及保湿的乳液，以防皮肤过分干燥。医护人员可以显著减轻大小便失禁对患者皮肤的损害，保持肛周皮肤的清洁，从而有效预防压力性损伤的发生和发展。同时，配合药物治疗，能进一步提高护理效果，增强患者的生活质量。

3. 减少摩擦力和剪切力　压力性损伤的产生，除了受到压力影响外，摩擦力和剪切力也是关键的影响因素。在进行护理时，需要尽可能地减少这些力对患者皮肤的影响，以此预防和控制压力性损伤的发生。首先，保持床单的清洁、平整是减少摩擦力的基础措施。床单位应保持无褶皱、无渣屑的状态，这样可以减少对患者皮肤的摩擦。此外，使用保护膜，如透明薄膜，也是一种有效的方法，它能够形成一种保护层，降低直接接触皮肤的物体对皮肤的摩擦。其次，抬高床头的角度不应超过30°，并且最好不超过30分钟，这样可以将剪切力降至最低。当床头角度过大时，身体可能会因重力的作用而下滑，这会增加皮肤对床单的摩擦力，产生剪切力，导致皮肤损伤。最后，医护人员在对患者进行翻身、移动或搬动等操作时，应尽可能减少对皮肤的摩擦和剪切力。护理人员需要先将患者抬起，再进行移动，确保各项动作的轻柔和连贯。在具体操作环节，可以对床单进行合理利用，作为辅助移动工具。此外，使用滑石粉或凡士林等皮肤保护剂涂抹在皮肤表面，也可以有效降低剪切力和摩擦力。

4. 预防性敷料　①敷料应具备良好的微环境控制能力。这意味着敷料能够维持适当的湿度平衡，保护皮肤免受过度湿润或干燥的伤害，同时也能吸收并保持患者皮肤分泌的水分。②需要考虑敷料的贴敷及移除难易程度。优质的预防性敷料应具有易于贴敷和移除的特性，以减少对患者皮肤的二次伤害。③定期评估皮肤的特性对敷料的选择至关重要。皮肤的状况，如是否有炎症，是否有过敏反应等，都将影响到敷料的选用。④选择合适的敷料也至关重要，例如，聚氨酯泡沫敷料等。这些敷料能提供额外的缓冲保护，帮助分散压力，减少皮肤与硬质表面之间的直接摩擦，防止压力性损伤的发生。⑤敷料的尺寸选择也需要注意，应适合患者可能发生压力性损伤的部位，以便提供最佳的保护。

此外，使用预防性敷料并不意味着可以忽略其他预防压力性损伤的措施。翻身、保持床铺的干燥等仍需同时进行。同时，每次更换敷料时或至少每天都要评估皮肤有无压力性损伤形成的迹象。若敷料出现破损、错位、松动或潮湿等情况，应立即更换新的预防性敷料，以保持最佳的保护效果。

二、营养支持

在压力性损伤的预防和治疗中，营养支持起着至关重要的作用。伤口的愈合需要大量的能量供应，同时蛋白质对组织修复、肉芽生长、增强免疫系统抵抗感染等都起着关键性作用。然而，许多患者，尤其是长期卧床的患者，可能会处于营养不良的状态，这将导致他们体内的蛋白质被不断消耗，从而无法有效供应到伤口愈合过程中。营养不良不仅会使压力性损伤难以愈合，伤口还容易发生感染，从而加重病情，严重影响患者的预后。因此，如何提供有效的营养支持，对于压力性损伤的治疗至关重要。例如，2019 版《压力性损伤预防和治疗：临床实践指南》建议为日常膳食摄入量不达标的压力性损伤患者和 2 期及以上压力性损伤患者提供高能量、高蛋白质，富含精氨酸和锌元素的肠内营养剂。这样的营养配方不仅有助于压力性损伤的尽快愈合，也有助于减轻患者的经济负担。然而，要确定营养支持的具体需求，如热量的大小、蛋白质含量、是否需要添加微量元素等，还需要根据患者的具体情况和最新的科研研究进行细致的评估和调整。另外，我们不能忽视水分的摄入对皮肤健康的重要性。缺水会导致皮肤逐渐失去其原本的活力和弹性，这对于压力性损伤的预防和愈合都不利。医护人员需要教育患者适当饮水，尤其是对于老年患者，由于体内液体减少、运动量减少及饮水欲望的减退，需要在膳食安排上做出适当调整，比如增加汤羹类食物，以增加对水分的摄入，保持皮肤的湿润和弹性，从而帮助预防和治疗压力性损伤。

三、支撑面

压力性损伤的预防和治疗在很大程度上取决于选择合适的压力再分布支撑面，这包括患者使用的床垫、坐垫、轮椅垫等。选择适当的支撑面，同时根据患者的需求变化随时进行重新评估和调整，对于预防和减轻压力性损伤有着显著的作用。

1. 根据患者需求选择支撑面　需要综合考虑多个因素，如患者行动和活动的程度、对微环境控制和剪切力降低的需求、患者的体型和体重、出现新发压力性损伤的危险、现有压力性损伤的数量、严重程度和部位等。对于需要进行手术的患者，医护人员需要密切观察并筛选高危患者。例如，可以采用 Scott 触发点和 Munro 压力性损伤风险评估量表来筛选出高危人群，例如 Scott 触发点评分 ≥ 2 个选择"是"或 Munro 压力性损伤风险评估量表 > 15 分的术前患者。

2. 掌握支撑面的使用要求　①对于躺卧在压力再分布支撑面上的患者，需要定期调整体位，并定期评估患者的皮肤状况。②建议在压力性损伤高危患者所在的病床和推车上，放置高规格的持续性减压记忆性泡沫床垫。③在患者与床垫之间，应尽量避免使用过多的床单。在选择翻身装置和失禁垫时，要根据实际需要选择合适的尺寸，避免超出床单和垫子。④在选择支撑面时，应注意监测皮肤的微环境，避免使用圈／环形设备（或器械）和充液手套／袋，这样可以防止皮肤上的热量和水分潴留。⑤只有当枕头纵向放置在下肢下面，使得足跟被抬高时，才能有效地卸载足跟的压力。⑥在经常受到摩擦力与剪切力影响的骨隆突处，使用聚氨酯泡沫敷料可以有效预防压力性损伤。这些指导原则为压力性损伤的预防和治疗提供了重要策略。然而，最重要的还是密切观察患者的状况，并根据需要进行适当调整。

四、体位变换

保持恰当的体位及定期变换体位对于预防和治疗压力性损伤至关重要。这是因为，长时间保持一种体位会在某些部位产生持续压力，从而造成压力性损伤。而定期变换体位可以分散和减轻这种压力，从而有助于预防和治疗压力性损伤。在进行体位变换时，首要原则是要遵循维持人体正常的解剖位置和生理功能。换言之，无论选择何种卧位，都应尽量维持人体的自然和舒适状态，同时保证其生理功能的正常进行。

1. 体位变换的频率 体位变换的频率应根据具体情况进行灵活调整。以下是进行决定时需要考虑的主要因素。

（1）压力再分布支撑面的使用情况：在进行体位变换时，我们需要考虑正在使用的压力再分布支撑面。每当患者体位发生改变时，应评估患者的皮肤状况和舒适性。如果发现没有达到预期的效果，就需要考虑改变体位变换的频率和方法。

（2）患者的具体情况：在决定体位变换频率时，需要全面考虑患者的组织耐受程度、行动和活动水平、总体健康状况、治疗目标、皮肤状况、舒适度等因素，并综合这些因素，制订最适合患者的体位变换计划。

需要强调的是，体位变换的重要性不应被忽视，而且需要针对患者的具体情况进行个性化调整。仅有正确的知识和理论是不够的，医护人员还需要通过实践和经验，学会如何根据患者的需要进行适当的调整。

2. 体位变换的技巧和注意事项

（1）通过体位变换解除压力和重新分配压力。对于不能忍受频繁或大幅度体位变换的患者，可以考虑更频繁但幅度较小的体位变动。通过这种方式，可以尽量减少患者的不适，同时达到预防和治疗压力性损伤的目的。

（2）每次变换体位时，都要注意检查骨隆突和足跟的状况。要确保这些部位的皮肤不受持续压迫，以防止皮肤受压导致的指压变白、红斑等压力性损伤。在摆放体位时，需要特别注意避免骨性凸起部位的皮肤受压。

（3）在帮助患者改变体位时，可以使用移动辅助设备来减少摩擦力和剪切力。在抬举患者时，要避免拖动患者，以防止皮肤受到摩擦和剪切。此外，也要避免将患者直接放置在医疗设备上，如管路、引流装置等。同时，也要防止患者在便盆、便器或移动设备上停留过久，以防止这些设备对皮肤产生持续压力。

总之，在进行体位变换时，不仅要遵循一定的技巧，还需要注意一些特殊注意事项。只有这样，才能最大限度地保护患者皮肤，达到预防和治疗压力性损伤的目标。

3. 卧位患者的体位变换 当患者处于卧位时，体位变换的方式通常是将侧卧位调整为

30°角，每 2 小时翻身一次，必要时每小时翻身一次。翻身的顺序一般为：左侧—右侧—仰卧。在医护人员帮助患者翻身时，应将双手伸入患者的肩下和臀下，将患者抬起以改变位置，避免使用拉、拽等可能损伤皮肤的方式。同时，为患者背部垫翻身枕，使其角度＜30°。对于有强迫体位的患者，医护人员可以引导家属和护理人员用双手托住患者的臀部或背部，悬空一段时间，让受压部位得以透气，或者使用网格状气垫床，这些方法都可以有效降低压力性损伤的发生率。

　　4. 坐位患者的体位变换　对于坐在椅子或轮椅上的患者，可使用再分配压力的坐垫来帮助减轻坐骨结节的压力。为了防止过大的压力集中在坐骨结节上，应避免在坐位时髋关节屈曲角度＞ 90°。对于虚弱或不能移动的坐位患者，需要每小时进行一次体位改变，以降低持续压力对皮肤的影响。

第二节　压力性损伤的分期护理

　　1. 1 期压力性损伤　这一阶段的特点是皮肤局部区域出现持久的发红，但没有破皮。护理的主要措施是避免受压，经常翻身，并定期检查受压部位的皮肤变化。应避免使发红区域持续受压和受潮湿，避免皮肤浸渍。同时，发红区域的皮肤不应接受按摩以减轻压力。需要减小局部摩擦力，可以使用敷料覆盖骨突出的部位进行保护。同时，需要纠正营养不良的状况，对并发症进行治疗和控制。

　　2. 2 期压力性损伤　这一阶段的特点是皮肤破裂，形成浅表溃疡。护理的主要措施是选择合适的敷料，并根据创面渗液的量掌握更换敷料的频率。同时，需要严格执行按时翻身，避免压力性损伤的再次发生。此外，需要继续纠正营养不良，治疗和控制并发症。

　　3. 3 期压力性损伤　这一阶段的特点是溃疡深入到皮肤下的脂肪层。护理的主要措施包括选择正确的方法清除失活的组织，准确评估创面是否存在感染，并使用局部和全身治疗方法控制细菌繁殖。同时，根据渗液的量和性状选择合适的敷料来管理创面渗液，确定更换的频率。使用湿性敷料或生长因子等有效方法促进肉芽组织的生长和上皮细胞的移行。还需纠正营养不良，治疗和控制并发症，并给予物理干预或其他辅助治疗，如红光治疗、负压创面治疗等。定期进行评估，调整治疗方案。

　　4. 4 期压力性损伤　这一阶段的特点是溃疡深入到肌肉或骨骼。护理的主要措施包括清除失活的组织，对有黑痂的皮肤进行外科清创术，确定创面的深度和等级。准确评估创面是否存在感染，使用局部和全身治疗方法控制细菌繁殖。根据渗液的量和性状选择合适的敷料来管理创面渗液，确定更换的频率。可以使用湿性敷料或生长因子等有效方法促进肉芽组织的生长和上皮细胞的移行。此外，纠正营养不良，补充创面修复所需的所有营养素，治疗和控制并发症，给予物理干预或其他辅助治疗，如红光治疗、负压创面治疗等。

　　5. 不可分期压力性损伤　在这个阶段，损伤的真实深度和分期不能确定，除非充分清除坏死的组织或痂皮。因此，护理措施主要是分步清除坏死组织，纠正营养不良，治疗和控制原发病，同时加强与患者和其家属的沟通，定期评估创面处理的效果。对于稳定的缺血肢端、踝部或足跟的焦痂（表现为干燥、紧密附着、完整无红斑和波动感），可以作为身体的自然（或生物学的）屏障，可以暂时不去除。

6.**深部组织压力性损伤**　这个阶段的特征是深部组织受到压力和剪切力的损伤。护理的主要措施是解除局部的压力和剪切力，减小摩擦力，并密切观察局部皮肤颜色的变化。需要纠正营养不良，治疗和控制并发症。如果损伤进一步发展，形成焦痂覆盖，应进行清创处理。只有在完成清创后，才能准确地进行分期。需要定期评估创面处理的效果。

7.**医疗器械相关压力性损伤**　在这个阶段，医疗器械可能是压力性损伤的原因。如果临床条件允许，应去除可能引起压力性损伤的医疗器械，保持医疗器械下的皮肤清洁干燥。根据损伤的程度，选择合适的敷料处理创面或进行皮肤保护。重新放置医疗器械，使压力重新分布，并严密观察医疗器械与皮肤的接触面，同时加强交接班。

8.**黏膜压力性损伤**　黏膜压力性损伤一般发生在长时间使用医疗设备或器械接触黏膜的情况下。在此阶段，护理的主要措施包括根据黏膜损伤的程度，选择合适的敷料保护皮肤损伤处。需要经常更换医疗设备或器械与黏膜接触的位置，使压力重新分布。同时，严密观察医疗设备或器械与黏膜的接触面，并加强交接班。

第三节　压力性损伤的健康宣教

一、护理方面

1.**压力性损伤危险因素及皮肤评估**　对每位患者均要使用国际上推荐的通用压力性损伤危险因素评估工具进行评估。这些工具可以帮助护理人员评估患者的压力性损伤风险，包括但不限于流动性、营养状态、年龄、疾病严重程度等。此外，还要仔细观察皮肤存在的潜在或现存问题，如是否有色素沉着、硬块、肿胀或水肿等皮肤改变。发现任何可能的异常后应立即进行预警和上报，以便进行早期干预，防止压力性损伤的进一步发展。

2.**告知患者及其家属评估结果**　对评估过程中发现已存在压力性损伤或高度危险者，告知患者或其家属并签署书面知情同意书，主管医师及护士长签字确认，上报护理部或伤口护理小组，并对患者或家属进行压力性损伤教育，或采用知信行等模式进行健康教育，尤其是对院外代入压力性损伤尤为关键，采用专题讲座、面对面专门指导、利用现代化手段发放健康宣教材料、图片音频、视频等，并定期进行随访等多元化整合式健康教育方式，有效提升患者对压力性损伤预防认识的掌握程度。

3.**分析危险因素制订干预计划**　在进行压力性损伤评估后，医疗团队应当针对评估结果及患者的个人状况进行深入分析，并据此制订出相应的干预计划。具体需要考虑以下几个方面。①患者的年龄：年老的患者往往肌肉和皮肤组织较脆弱，更易受压力影响；而年轻患者，如果其他危险因素少，压力性损伤的风险则较低。②患者的营养状况：良好的营养状况可以帮助维护皮肤的完整性和弹性，减少压力性损伤的风险。③患者的病情：包括患者是否有任何慢性病，是否需要长期卧床，是否有疼痛等问题。这些情况都可能增加压力性损伤的风险。④阳性检查结果：例如血液检查、皮肤检查等，这些可以进一步明确患者的风险因素。⑤用药情况：某些药物可能会影响皮肤的健康和血流，从而增加压力性损伤的风险。

4.**选用适当的减压方法和辅助工具**　根据患者的危险程度、治疗需要及主观愿望，选择不同的翻身方法、间隔时间及辅助工具，如减压床垫、体位垫、减压敷料等，避免翻身中的不准确方法，避免半卧位造成的剪切力。对于手术患者可以采用手术床自带的海绵垫加铺 1cm 厚的啫喱垫。针对每位患者的特殊情况和需求，需要选择最合适的减压方法和辅助工具。①根据患者的危险程度，调整翻身的频率和方法。对于处于高风险的患者，可能需要更频繁地翻身，并且在翻身过程中使用特殊的技巧或辅助工具以减少对皮肤的压力。②根据治疗需求，可以选择不同类型的减压工具。例如，对于需要长期卧床的患者，可能会选择使用减压床垫；而对于需要手术的患者，可能会在手术床上添加一层特殊的海绵垫或啫喱垫以减少压力。③根据患者的主观愿望，可以为其提供最舒适的护理方式。需要尊重每位患者的个体差异和选择，并且在提供护理的过程中尽可能考虑他们的感受。在选择和使用减压方法和辅助工具过程中，需要避免一些常见的错误，例如使用不准确的翻身方法或过度使用半卧位，这些都可能增加对皮肤的剪切力，进一步增加压力性损伤的风险。

5. 特别关注医疗器具相关性压力性损伤　医疗器具相关性压力性损伤是一种临床常见的问题，是由于医疗器具长时间对皮肤的持续压力而引起的。尽管目前缺乏特定的评估工具来预测和防止这类压力性损伤的发生，但仍然可以通过提高护理人员对压力性损伤的认知和改进护理实践，有效降低医疗器具相关性压力性损伤的发生率。应特别关注那些需要长期使用特定医疗器具的患者，如血压袖带、经皮血氧夹、呼吸机辅助呼吸、心电监护、胃肠减压管、鼻肠管、牵引或石膏固定、颈围等。这些器具可能在持续的压力下，使得皮肤出现过度压迫、坏死等问题。因此，应定期检查器具接触部位皮肤的温度、颜色、弹性、完整性等，一旦发现有任何异常，如红肿、温度升高、皮肤硬化或破裂等，都应立即采取措施进行处理。同时，还应教育患者及其家属了解医疗器具相关性压力性损伤的危险性，增强他们的防范意识，让他们在家中也可以进行定期的皮肤检查和自我管理。另外，应尽量使用那些具有减压功能的医疗器具，或者定期更换医疗器具的位置，以减轻对单一皮肤区域的持续压力。同时，可以使用一些特殊的皮肤护理产品，如护肤霜、减压敷料等，以进一步保护皮肤，防止压力性损伤的发生。

6. 正确评估压力性损伤分期给予正确处理　对已经存在压力性损伤的患者，需要依据美国压疮专家咨询小组更新的压疮分期标准进行精确评估。这种分期标准能够让我们对患者的压力性损伤程度有一个清晰的了解，从而指导护理和治疗措施。依据国内外压力性损伤处理的最新指南，需要将患者的具体病情、营养状况、个人的主观意愿结合起来，制订出最适合的压力性损伤处理方案。这包括翻身频率、使用的辅助设备、营养补充等具体的护理方法。为了确保治疗效果，需要对患者进行动态管理和实时监控，以便我们能在第一时间发现并解决出现的问题。同时，积极改善患者的营养状况也是压力性损伤治疗的一个重要环节，因为良好的营养状态可以大大加快伤口愈合的速度。同时，需要及时向患者和家属反馈治疗的效果，及时调整护理计划，使其更符合患者的实际需要。这样不仅可以提高患者的满意度，也能更好地保障治疗效果。此外，利用信息化技术进行压力性损伤管理也是一种有效手段。例如，我们可以建立一个压力性损伤管理的信息化平台，通过这个平台，可以更方便地跟踪和记录患者的压力性损伤情况，同时，也能实现压力性损伤患者的高效管理，提高工作效率。

7. 及时详细记录护理结果　对于护理工作，详细且准确的记录是必不可少的。这包括评估内容、对压力性损伤的预防和治疗过程及护理结果。首先，评估内容应当详细记录患者的身体状况，如皮肤的颜色、弹性，存在的皮肤损伤，以及任何可能影响压力性损伤发生和发展的因素，如营养状况、疾病进程、身体活动能力等。这些评估结果会影响接下来的护理计划。其次，压力性损伤的预防和治疗过程需要详细记录护理员所采取的所有护理措施，包括翻身频率、使用的辅助设备、营养补充，以及任何应对并发症的措施。每次治疗的具体日期和时间也应被详细记录，以便对照和追踪。最后，护理结果应当记录患者的反应和治疗效果。这包括患者的疼痛程度，压力性损伤的改善或恶化，以及任何可能的并发症。所有的记录必须及时、完整、准确、客观，这不仅有助于维护连贯、一致的护理计划，同时也方便护理团队之间的信息交流和患者的治疗效果评估。这种方式也可以保护患者的权益，如在处理可能出现的医疗纠纷时，提供必要的医疗证据。

二、患者方面

1. 理解和认知压力性损伤　医护人员需帮助患者理解压力性损伤的概念、发生原因、危险因素及可能的并发症。患者需要了解压力性损伤并不是一个必然的疾病过程，而是可以通过预防措施避免或通过适当的护理措施减轻的。提高患者对压力性损伤的认识，可以增加他们对预防和治疗措施的接受度和依从性。

2. 管理心理应激反应　疾病的长期存在、生活的无法自理、疼痛及对压力性损伤知识的缺乏，都可能使患者产生紧张、焦虑、恐惧、忧虑，甚至抑郁等心理应激反应。医护人员应主动倾听患者的心声，给予必要的心理支持，帮助他们管理这些负面情绪。

3. 提高食欲和改善生活方式　负面的心理状态可能影响患者的食欲和生活方式，进一步影响他们的营养状况和身体健康。医护人员应鼓励患者保持良好的生活习惯，如合理的饮食、适度的运动和充足的休息，以保持机体健康和增强身体的抵抗力。

4. 增强免疫功能　疾病和压力都可能削弱患者的免疫功能，使他们更容易发生压力性损伤。医护人员应引导患者保持积极的情绪，使用科学的营养补充和适当的生活方式来增强免疫力。

5. 加强与患者的沟通　医护人员应当多与患者交流，理解他们的需求和问题，并提供必要的解答和指导。通过持续的沟通和教育，帮助患者更好地理解和管理他们的疾病，提高他们的生活质量。

三、照顾者方面

使用通俗易懂的语言配合必要的图片、视频讲解压力性损伤的成因、相关因素及对机体的危害。结合患者具体情况，强调目前存在的与压力性损伤发生相关的问题，引起足够重视。指导正确进行皮肤检查及护理的方法。示范正确使用减压工具促使压力再分布；示范正确的体位变换及翻身技巧。强调有效执行压力性损伤预防计划的重要性，鼓励照顾者执行。具体护理措施如下。

1. 增强对压力性损伤的理解　通过运用通俗易懂的语言，配合图片、视频等形象的辅助工具，对压力性损伤的发生机制、引发因素及对患者身体可能产生的危害进行详细讲解。此外，结合患者的具体病情，向照顾者揭示患者当前存在的与压力性损伤有关的问题，强化照顾者对预防与控制压力性损伤的重视程度。

2. **皮肤护理** 向照顾者传授正确的皮肤护理方法。例如，在清洗皮肤时，应使用柔软的毛巾进行轻柔擦洗，避免用力过大；选择弱酸性皮肤清洁剂，避免使用肥皂和其他碱性沐浴露；清洗后用毛巾轻轻吸干水分，然后涂抹润肤剂以保持皮肤的湿润和弹性。在每日的皮肤清洁中，照护者要重点观察患者身体的骨隆突处、受压部位及皮肤较薄弱的区域，检查是否有红肿、破损等情况。

3. **全身和局部减压** 医护人员应教授照顾者如何正确使用减压工具。建议购买大小合适的减压床垫、翻身枕、软坐垫等，对于长期需要卧床的患者，如果条件允许，还可以购买专门的医用翻身床。除此之外，照护者还需要每 2 小时协助患者翻身一次，翻身时要确保患者的身体完全离开床面，避免摩擦引发新的皮肤损伤。在安排患者的睡姿时，左侧和右侧卧位应交替进行，保持肢体关节处于舒适的姿势，两腿之间宜放置软枕以避免受压。

4. **坚持执行压力性损伤预防计划** 强调照护者在预防压力性损伤中的重要角色，鼓励他们坚持执行预防计划，时刻关注患者的病情变化，以及对护理措施的反应和效果。只有在照护者的积极参与和协助下，压力性损伤的预防和控制工作才能够得到有效实施，从而减少患者的痛苦，提高他们的生活质量。

四、其他方面

1. **疼痛护理** 对于由压力性损伤引起的疼痛，可以通过多种方式进行缓解。①处理一般疼痛：首先，可通过改变体位的方式来减少对压力性损伤部位的压力，但应注意避免长时间保持同一体位。其次，使用防粘连的敷料，能覆盖创面并保持其湿润，这样可以有效降低由于压力性损伤造成的疼痛。在可能的情况下，应尽量避免使用可能引发疼痛的敷料，或者选择使用不需要频繁更换的敷料。在移除敷料时，可采用 0°角或 180°角的方式来减少患者的疼痛。除此之外，音乐疗法、冥想、娱乐活动、谈话及指导性意念疗法等非药物疗法，都可以帮助患者缓解疼痛。如果患者愿意，也可以鼓励他们通过改变体位来缓解疼痛。②减少清创引起的疼痛：在处理压力性损伤创面时，可以通过增加镇痛药物的剂量来减轻疼痛。在清洗创面、更换敷料及清创过程中，需要充分利用各种疼痛控制手段，例如，可以掌握清洗液的种类、温度及清洗方式，使其最适合患者的需求。此外，还可以使用局部麻醉药来缓解或消除疼痛，如利多卡因和丙胺卡因的共晶体，可用于创面周边的止痛。在必要时，还可以参照世界卫生组织的用药剂量阶梯表，有规律使用镇痛药物，例如阿片类镇痛药（如吗啡、哌替啶）、非阿片类镇痛药（如曲马朵）或非甾体镇痛药（如布洛芬、塞来昔布），在合适的剂量范围内控制慢性疼痛，以达到减少或消除压力性损伤疼痛的目的。

2. **便秘** 便秘是一个常见症状，尤其在长期卧床的患者中。排便是人体排出代谢废物和毒素的重要途径，便秘会使体内的代谢废物和毒素积聚，进而影响细胞的修复功能，使皮肤更容易受到外力的损害，而且还可能延迟压力性损伤的愈合。如果患者出现便秘，需要及时对其进行调理，预防和缓解便秘，以减轻对患者的不适并有利于皮肤的修复。鼓励患者多饮水，以帮助调节肠道蠕动并软化大便。多食用富含纤维的食物，如全谷物、水果和蔬菜，可以帮助增加大便的体积，刺激肠道蠕动，从而缓解便秘。在必要情况下，还可以按照医师的建议使用药物来缓解便秘。同时，照护者也需要注意观察患者的排便情况，如便秘持续不改善或者患者感到不适，应及时与医师进行沟通。整体来看，维持正常的排便习惯对于减少压力性损伤的风险，以及促进压力性损伤的愈合是非常重要的。

3.活动指导　对于失去自理能力和自主活动能力的患者，需要制订适当的被动锻炼计划来帮助他们维持肌肉弹性和关节灵活度。这对于预防压力性损伤的发生，防止其他并发症如坠积性肺炎、失用性萎缩和下肢深静脉血栓，以及促进压力性损伤愈合都有重要作用。在制订和执行被动锻炼计划时，需要和照护者紧密合作，对他们进行教育和指导。首先，需要向家属或照顾者解释压力性损伤的成因和危害，以及预防并发症的重要性。并发症一旦发生，可能对患者的健康状况造成更严重的影响，进一步加重他们的病痛和困扰。其次，需要详细说明被动锻炼的方法、技巧、时间和频度。例如，需要指导照护者如何正确进行上肢和下肢的被动运动，以保持患者的关节活动度和肌肉弹性。另外，还需要教会他们如何正确地翻身和拍背，以预防患者发生坠积性肺炎等呼吸系统并发症。此外，还需要强调连续性护理的重要性。照护者应定期和按计划进行被动锻炼和翻身拍背，以最大程度预防压力性损伤及其并发症的发生。通过这样的努力，可以提高患者的生活质量，减少他们的病痛和困扰。

第 4 章
压力性损伤临床护理实践

第一节 特殊患者压力性损伤护理要点

一、老年患者压力性损伤护理

随着我国社会进入深度老龄化阶段，老年人口占总人口比例提高，使得老年患者的压力性损伤问题日益突出。据统计，我国住院老年患者数量正呈现逐年增长趋势，与此同时，由于疾病康复周期长、养老护理问题复杂等因素，住院时间相对延长。由此引发的一系列问题，如老年人群的压力性损伤风险也随之显著增加。老年人的皮肤功能随着年龄的增长逐渐退化，其皮肤弹性降低、血管硬化、肌肉萎缩现象更为严重。同时，老年人的营养状况普遍不佳，加之可能存在的多重疾病共病，使其身体功能下降，耐受力减弱。这些因素都会使老年人的皮肤对损害性压迫的敏感度降低，易于发生压力性损伤，成为压力性损伤的高危人群。因此，需要针对老年人群的特点和需要，精细化、个性化地开展护理工作。对于老年患者，需要定期进行皮肤状况的评估，实时监测其压力性损伤的发生情况，并及时采取适当的护理措施，如定期变换体位、使用减压设备、提供营养支持等，以预防和减轻压力性损伤。同时，也要加强对老年患者及其家属的健康教育，提高他们对压力性损伤的认识和防控能力，减少压力性损伤的发生率和影响。

（一）老年患者压力性损伤因素

1.患者自身因素 压力性损伤的发生基于压力的存在，压力可导致摩擦力和剪切力的产生。对于体重过重或者肥胖的患者，他们在长期卧床情况下，身体受压部位承受的压力更大，因此更容易发生压力性损伤。

2.潮湿环境的影响 许多老年患者因疾病影响可能导致体温升高，组织代谢加速，需氧量增加，同时伴有大量汗液分泌，使得皮肤长时间处于潮湿状态。此外，部分存在肢体功能障碍的患者，如偏瘫等，可能会出现大小便失禁，尿液及体液使得局部皮肤受到刺激，此时在摩擦力或剪切力作用下，引发压力性损伤。

3.体位变换不及时 随着年龄的增长，老年患者的自我护理能力可能会逐渐衰弱，对身体的感知能力也会有所下降。例如，他们可能无法准确感知需要改变体位的迫切性，即便感知到，也无法自行调整体位。对于长期卧床的患者来说，定期的体位变换是避免长时间压迫同一部位皮肤，从而降低压力性损伤发生的重要方法。然而，如果老年患者不能及时改变体位，这种持续的压力会增加皮肤和深部组织的压迫，从而加大压力性损伤的风险。

更严重的是，持续的压迫还可能导致血液循环受阻，影响组织的营养供应和代谢废物的排出，进一步加重了组织损伤的程度。因此，对于老年患者，尤其是那些因为疾病或其他原因而丧失活动能力的患者，他们的照护者需要更频繁地帮助他们调整体位，以减小压力性损伤的发生风险。

4. **基础疾病的影响**　老年患者往往存在多种基础疾病，如高血压、糖尿病、风湿性疾病、心血管疾病等，会削弱患者的身体功能，使得身体各系统的功能降低。例如，高血压可能使血管壁硬化，影响血液循环；糖尿病会影响血糖控制，高血糖可导致细胞功能异常，严重影响伤口愈合；风湿性疾病可导致关节僵硬，限制活动；心血管疾病可能导致全身血液循环不良，影响氧气和营养物质的输送。这些慢性病对身体的影响都可能间接增加患者发生压力性损伤的风险。另外，老年患者在治疗这些疾病过程中可能需要长时间卧床，而长时间卧床又是压力性损伤的重要诱因。因此，在对老年患者进行压力性损伤的预防与治疗时，需要充分考虑基础疾病的影响，并尽可能控制这些疾病的病情，以降低压力性损伤的发生风险。

5. **营养状态**　老年患者由于牙齿的缺失或疾病，咀嚼能力可能会受到限制，这导致他们只能摄入流质或半流质食物。由于营养摄入受限，他们可能会面临营养不良的情况，会对皮肤和皮下组织的健康和修复能力产生不利影响。皮肤是身体的第一道防线，营养不良会使皮肤的抵抗力降低，更容易受到外部压力的损伤，增加了压力性损伤的发生率。因此，针对老年患者的特点，应对他们进行适当的营养评估和指导，提供高营养、易于消化的食物，改善其营养状态，提高皮肤的弹性和修复能力，以此来预防和减少压力性损伤的发生。

（二）老年患者压力性损伤预防

1. **建立翻身卡**　针对老年患者，由于皮肤弹性的下降及水肿等问题，他们的皮肤组织容易移位，从而产生剪切力。对于需要长期卧床的老年患者，他们属于压力性损伤的高危人群，因此应该建立翻身卡以作记录。为了避免长时间在一个体位上产生持续的压力，应该每2小时帮助患者翻身一次。翻身时，需要注意，应先抬起患者的身体，然后再进行移动，以减少摩擦力和剪切力对皮肤的损伤。另外，进行翻身动作时，使用的力量需要均匀而适中，以防止强行拖拉导致的皮肤损伤。

2. **有效减压**　在压力性损伤的预防和护理中，有效减压是非常重要的一环。首先，可以为患者安置气垫床，这种床垫可以对患者的身体施加均匀的压力，避免单一部位受到过大的压力，从而降低压力性损伤的风险。其次，可以利用翻身垫保持患者身体在30°侧卧位，这样可以有效分散压力，减轻对单一部位的压迫。此外，床头的抬高角度应保持在30°以下，因为如果超过30°，会增加剪切力对皮肤的影响，因此如果床头角度必须超过30°，则需要相应地抬高床尾15°，以防止剪切力的形成。这些措施的目的都是减轻对患者皮肤的压力，降低压力性损伤的风险。

3. **使用预防性敷料**　预防性敷料是一种有效预防压力性损伤的手段，其主要功能是分散和减轻压力，特别适用于受压骨隆突部位及医疗器械与皮肤接触的部位。应选择具有良好气体透气性、水分透气性和吸湿性，同时具备一定压力分散力的敷料，使皮肤得到适度保护，减轻了压力、摩擦和剪切力的损害。使用时，敷料应平滑、无皱，覆盖范围要足够大，以确保皮肤受到均匀保护。并且，每天需要打开敷料，对皮肤进行1～2次检查，观察皮肤有无发红、肿胀、热感、疼痛等压力性损伤早期症状的出现，以便及时发现和处理问题，防止压力性损伤的进一步发展。

4. 失禁管理 大小便失禁是老年患者压力性损伤的重要危险因素之一。持续的湿度刺激会导致皮肤软化，容易受到摩擦和剪切力的伤害，因此，对于高危老年人的压力性损伤患者，必须确保其肛周皮肤的干燥，尤其是对于存在大小便失禁或频繁腹泻的患者。应及时清洁患者的皮肤，避免尿液和粪便长时间接触皮肤。清洁后，可在肛周涂擦鞣酸软膏，以减少皮肤受到的湿度和化学刺激。对于小便失禁的患者，可以考虑留置导尿管，以便于收集尿液，并防止尿液与皮肤直接接触。对于大便失禁的患者，可以根据患者的失禁次数和粪便性状，选择内置型卫生棉条或一次性造口袋。这些设备可以有效收集失禁的大便，避免大便直接接触皮肤，从而降低对皮肤的刺激。通过这些方法，可以有效预防和控制老年患者的压力性损伤。

5. 营养支持 对于老年患者来说，良好的营养状态对于预防压力性损伤至关重要。当患者可以通过口腔进食时，应保持少食多餐的饮食习惯，同时应优先选择富含高蛋白、高维生素和粗纤维素的食物，这些食物易于消化，可以提供患者所需的基本营养。对于无法正常口腔进食的患者，可以选择其他途径以保障其营养供应。例如，可通过留置胃管或鼻肠管为患者提供肠内营养液，以确保他们能够获得必要的营养素。在某些情况下，医师可能建议提供全肠外营养，这时，需要密切与医师沟通，以确定最适合患者的营养方案。总的来说，适合患者个体情况的营养支持方案，是防止压力性损伤发生的重要措施。

6. 健康教育 对于老年患者及其家属，进行有关压力性损伤的健康教育至关重要。首先，需要让他们了解压力性损伤的严重性和影响。其次，他们也需要了解压力性损伤的预防措施，以及在患者生活中实施这些措施的重要性。通过教育和指导，可以使他们提高对这种情况的认识，并使他们能够更积极地配合实施各项护理措施。这种教育也能帮助他们理解这些护理措施如何有助于提高患者的生活质量，并预防压力性损伤的发生。通过这种方式，可以确保他们在医院以外的环境中，也能继续进行有效的护理和预防工作。

二、重症患者压力性损伤护理

重症监护病房（ICU）是医疗设施中最重要的部分之一，其中大部分患者都处于危重病状态，他们身体严重虚弱，自理能力明显下降，需要借助各种医疗设备和援助设施才能维持生命体征。这些患者常需要长期卧床，并因治疗需要而插入各种导管，因此，生命状况极差，随时面临生命危险。在这种情况下，重症监护室的患者极易发生压力性损伤。这不仅是由于他们长时间卧床，而且在多数情况下，他们还可能患有长期水肿和营养不良等并发症。这些因素会对他们的皮肤和深层组织产生极大的压力，使其极易发生损伤。因此，针对重症监护室的患者进行压力性损伤的护理工作显得尤为重要。我们需要对这些患者进行全面评估，制订个体化护理方案，并且时刻监测生理状态，及时发现和处理可能发生的压力性损伤，以最大限度地提高他们的生活质量，甚至挽救他们的生命。

（一）重症患者压力性损伤因素

1. 患者因素 在ICU的护理期间，患者往往处于病情危重阶段。此时的患者大多数身体虚弱，存在诸多并发症，包括但不限于局部或全身组织水肿、周围灌注不足或血供障碍、缺氧、代谢紊乱、营养失衡及运动感觉功能受损。这些病理状态进一步增加了发生压力性损伤的风险。此外，重症患者在ICU中经常需要使用镇痛镇静药物，有些患者需要进行气管插管或气管切开等操作。这些操作和药物的使用会减弱患者对压力的感知能力，语言功能障碍，无法表达出需要移动或更换医疗器械位置的需求。可能引发压力性损伤的压力源无法及时被发现和解除，从而间接增加了压力性损伤的发生风险。因此，针对这些特殊情况，护理人员需要采取更为积极、主动的观察和干预措施，以预防压力性损伤的发生。

2. **器械因素** 在ICU中，使用各种医疗设备是常态。如，无创呼吸机面罩、吸氧鼻导管或面罩、鼻胃管、血压计袖带、心电监测仪、血氧饱和度指夹、约束具、留置导尿管等。在使用过程中，需要将这些设备通过固定带或连接带固定在患者的身体上。这样，无论固定带或连接带的松紧如何，都会在接触皮肤的部位施加一定的压力。如果这种压力持续时间过长，就可能导致该部位的皮肤发生压力性损伤。即使设备的固定方式和压力已经尽可能地被优化，仍然可能会对皮肤造成一定的损害，特别是对于长期需要使用这些设备的重症患者。因此，对于ICU的医护人员来说，需要定期检查并调整医疗设备的位置和固定方式，以尽量减少器械对皮肤的压力，并在必要时对皮肤进行相应的护理和保护，以预防或减少压力性损伤的发生。

3. **护理因素** 护理因素也是影响压力性损伤发生的重要原因。如果护士对于压力性损伤的认识不够全面，或者只关注基础的防范措施，就可能会忽视对于使用医疗器械患者的特殊关照。尤其是在压力性损伤的预防、发现及早期处理方面，护士缺乏相关知识和操作技巧可能会导致护理措施无法得到有效的落实。在ICU中，由于病情的复杂和变化，以及医疗器械的多样性和使用频次，护士对于压力性损伤的防范需要更加细心和专业。这不仅需要对压力性损伤有全面深入的理解，还需要了解各种医疗器械的使用方法和可能对皮肤造成的影响，以及在使用过程中应该采取的保护措施。同时，还需要定期对患者进行皮肤检查，及时发现和处理任何可能存在的皮肤问题，以防止压力性损伤的发生。总之，只有护士的知识、技能和行动得到有效的整合，才能真正防止压力性损伤的发生，为患者提供高质量的护理服务。

（二）重症患者压力性损伤的预防

1. **风险评估** 风险评估是预防重症患者发生压力性损伤的首要步骤。所有进入重症监护室的患者，都应立即使用Braden量表进行评估。Braden量表考虑了患者的感觉知觉、湿度、活动、移动、营养和摩擦剪力等多方面因素，评估患者发生压力性损伤的风险。评估后，对于不同风险等级的患者，应制订相应的护理计划和干预措施。例如，对于高风险患者，应更频繁地进行体位转换，并且使用减压设备，同时需要更加注重保持皮肤干燥和清洁，还需要提供足够的营养支持。不仅如此，评估是一个持续的过程，应随着患者病情的变化而定期进行，以实时调整护理措施，更好地预防压力性损伤的发生。

2. **皮肤减压** 使用气垫床，在患者手肘、肩胛、腰骶部、髋部、膝关节、踝部等部位给予美皮康保护。病情稳定后，护理人员定时协助其翻身，如每隔2小时翻身一次。若患者病情不稳定，则按摩受压部位。为确保翻身皮肤良好，护理人员翻身时做到方式得体及动作轻柔，勿任意拖拽患者，尽量减少对皮肤带来的剪切力及摩擦力。

3. **保持皮肤干燥及清洁** 护理人员应密切关注患者的皮肤情况，为患者加强基础护理，如每天擦拭身体，同时通过涂抹护肤品为长期受压部位进行保护。针对多汗者定时换洗护理垫，确保床单清洁、干燥。若患者存在大小便失禁，护理人员需要保持患者会阴及肛门皮肤清洁干燥，加强对大便失禁患者的护理清洁工作，及时为患者更换被单、清洁皮肤，为尿失禁患者留置导尿管，以避免皮肤受潮而减少抵抗力。使用保护膜或造口粉对肛周皮肤予以保护，针对水样便及稀便者予以造口袋。

4. 局部减压　重症患者因为鼻饲管、呼吸机等医疗设备的使用，常需要保持半卧位。这种体位下，身体的重量主要集中在骶尾部，容易造成局部压力过大，导致皮肤和皮下组织血液循环受阻，进而发生压力性损伤。为了缓解这种情况，可以采取一些减压措施。首先，尽量使患者的床头抬高角度低于 30°，以减少身体下滑，避免骶尾部产生剪切力。此外，还可以使用气垫床或其他减压设备，使患者身体的重量分散到更大的面积，从而减少局部压力。同时，应定期为患者翻身，更换体位，以减轻某一部位长时间受到的压力。并且，还需要定期检查患者的皮肤情况，及时发现并处理可能出现的压力性损伤。

5. 强化管路护理　针对气管切开及置管者，通过厚棉垫隔开皮肤与固定带，避免固定带对颈部皮肤造成的摩擦及牵拉。针对经鼻或经口气管插管或留置鼻肠管、胃管者，定期对固定部位予以更换，减少导管对鼻腔或口腔内黏膜带来的压迫，密切关注局部皮肤状况，对皮肤敏感者尽早干预。

6. 营养支持　每周对患者进行营养评估，根据病情制订对应的饮食方案，为保障营养需求，叮嘱家属为患者准备高热量、高维生素及高蛋白的易消化食物，确保饮食平衡。对有吞咽功能异常及进食偏少者，可采取鼻饲饮食，必要情况下加强患者肠外营养，以确保足够营养的摄入，饮食坚持适时、适量和适度原则，进食后协助患者保持合适体位，减少误吸发生。

7. 心理护理　对于重症患者来说，他们面临的不仅仅是身体上的困扰，心理压力也是一项重要因素。因此，心理护理的重要性不容忽视。首先，需要对患者家属进行教育，让他们了解压力性损伤的相关知识，提高他们对这个问题的重视程度。只有家属充分理解这个问题，他们才能更好地配合医护人员，共同预防压力性损伤的发生。同时，护理人员还需要与患者进行经常性交流，倾听他们的困扰，为他们提供必要的支持和鼓励。需要让他们知道，他们并不是独自面对困难，医护人员会一直陪在他们身边，共同面对并克服这一切。在这个过程中，还需要对患者的心理状态进行定期评估，及时发现和处理可能出现的心理问题，如焦虑、抑郁等。可以邀请专业的心理咨询师进行心理咨询，帮助患者调整心态，保持积极的生活态度。

8. 护理人员培训　护理人员是患者护理的重要环节，他们的知识、技能和态度直接影响到患者的护理质量。对于预防压力性损伤而言，护理人员的专业知识和技术水平至关重要。为了提升护理人员对压力性损伤的认知，需要定期组织针对压力性损伤的专业知识和技术培训，让护理人员能够充分理解和掌握压力性损伤的预防策略和处理方法。在培训过程中，不仅要关注理论知识的传授，还要强调实践技能的训练。通过模拟实际情景，让护理人员有机会在安全的环境中尝试并掌握相应的技能。此外，还应该鼓励护理人员积极参与学术交流，与行业内的专家和同行进行深度的交流和学习，不断提升自己的专业知识和技术水平。

三、急诊科压力性损伤护理

急诊是急危重症患者通往医院的第一道关口，就诊患者发病急、病情变化快，在活动受限、长期卧床、营养代谢失调等因素影响下，极易发生压力性损伤。而护士的工作重点是抢救患者、维持生命体征稳定，压力性损伤往往容易被忽视。此外，急诊中存在的沟通、交接与转运、医疗器械使用等因素，都可能导致压力性损伤的预防措施无法得到有效执行，使急诊患者压力性损伤风险增加。

（一）急诊科压力性损伤因素

1. 患者因素　伴随着我国人口老龄化的不断加剧，我们发现急诊科患者的年龄趋势也在上升。老年患者往往存在多种并发症，病情变化莫测，有时会突然变得极度危重。由于病情的快速变化，评估和预防措施可能无法及时跟上，从而导致压力性损伤的发生。此外，急诊患者常伴有意识障碍、肢体活动受限、长期卧床、排泄控制困难等压力性损伤高危因素。同时，病情危重导致组织灌注不足，营养摄入不足等问题也会降低皮肤组织对压力的耐受性，进一步提高了压力性损伤的风险。

2. 护理因素　在近年来急诊医疗服务需求持续增长，急诊科人力资源相对短缺，面临着急诊拥挤、危重患者比例增加等问题。急诊科有限的床位和医护人员的工作压力不断增加，在人力资源不足时，更可能导致医疗护理上的失误或疏忽，进而导致不良事件的增加。

3. 急诊滞留时间延长　随着人们倾向于到大医院就医的观念日益加深，使三级甲等医院的患者数量不断攀升，病房处于饱和状态，导致了急诊患者滞留的现象。因此，患者病情稳定后的日常护理工作也逐渐成为急诊科工作的主要任务。

4. 急诊流程复杂　急诊科的复杂流程也是导致压力性损伤发生率增加的重要原因。患者入院后需要接受初步病情评估和处理，经过必要的检查和抢救措施后，再进一步转入手术室、重症监护室或病房。在这个过程中，涉及许多医护人员之间的交接，以及密集的转运、会诊和检查等环节。在沟通和转运过程中可能出现的沟通不畅，都会导致信息的丢失，从而难以保证压力性损伤评估和预防措施的有效执行。

5. 运输工具对活动的限制　在救护车上或急诊科等候期间，患者通常被放置在平车、担架等狭窄的运输工具上，这导致他们难以翻身和活动肢体，局部组织长时间受压，从而增加了压力性损伤的风险。

6. 医疗器械因素　医疗器械是急诊抢救和治疗重要的辅助工具。然而，如果医疗器械长时间使用或者选择不当，都可能导致压力性损伤的发生。例如，无创呼吸机面罩、吸氧鼻导管、鼻胃管、血压计袖带、心电监测仪、血氧饱和度指夹、约束具、留置导尿管等设备的过度使用或不恰当使用，都可能对皮肤造成损伤。

（二）急诊患者压力性损伤预防

1. 建立预防压力性损伤管理小组　急诊科室应组建一个专门的管理小组，由护士长、压损专科护士及护理骨干共同组成。每个急诊班都应有一个管理小组成员，由这名护士进行评估，其他护理人员负责观察和干预工作，护士长则对工作质量进行监督。这样的组织结构能够有效确保每个患者的护理需求都得到满足，同时也有利于提升护理质量。

2. 综合评估　应在患者入院 2 小时内对其进行全面评估，包括生命体征、营养状况、皮肤情况、心理状态及自理能力等。根据这些评估结果，确定患者是否存在压力性损伤等高危因素及风险等级，并根据风险等级采取相应的护理措施。

3. 局部减压　选择合适的减压装置，如气垫床、气圈、海绵垫、软枕等支撑工具，可以有效缓解局部压力。为患者建立翻身卡，床旁放置闹钟定时，病情允许情况下，至少每2小时翻身一次，并观察受压部位皮肤情况。如果30分钟内仍无法恢复正常皮肤颜色，应适当缩短翻身时间。对于病情不允许的患者，可以按时给予受压部位按摩，以促进血液循环。

4. 潮湿管理　及时更换潮湿的床单和衣物，保持床单平整、清洁、无褶皱，可以有效减少对患者皮肤的摩擦力。对于大小便失禁的患者，应及时清洗被污染的皮肤，并使用皮肤保护剂保护局部皮肤，以防止进一步的皮肤损伤。

5. 改善机体营养状况　结合患者的病情，增加营养的摄入，特别是蛋白质，可以增强机体的抵抗力和组织修复力。对于无法经口进食的患者，应遵医嘱尽早给予肠外营养支持。

6. 严格交接班　规范交接班流程，确保信息的准确传递。同时，每个班次的压力性损伤小组护士需要对患者进行评分，结合评分结果调整护理方案，以便提供最合适的护理措施。

7. 心理护理　主动与患者及其家属沟通交流，解答他们的疑问和顾虑，可以提高患者对疾病的理解，增强其战胜疾病的信心，并增加其对预防压力性损伤措施的依从性。

四、手术室患者压力性损伤护理

术中压力性损伤又称体位性压力性损伤，由于患者需要长时间保持某一体位而造成局部组织血液循环不畅，营养不足，组织缺氧而引发皮肤损伤，在临床中一般发生于术后1～3天。手术相关性压力性损伤的预防涉及术前、术中和术后全过程。

（一）手术室患者压力性损伤因素

在手术室发生的压力性损伤除与体位有关外，还与手术时间、皮肤潮湿和低体温、疾病因素、麻醉药物作用、术中出血等因素有关。

1. 手术体位　手术体位安置不当可使局部组织长时间受压，导致血液循环受阻而发生压力性损伤。常用体位包括仰卧位、侧卧位、俯卧位等，是由于俯卧位时身体主要受力点是两肩峰前侧面、两侧肋骨、髂前上棘、膝盖等部位，侧卧位时是肩部、髋部、膝关节内外侧，仰卧位时是肩胛部、尾骶部、足跟、外踝等，这些受力点面积小，承受压力大，脂肪肌肉包裹较少，易发生压力性损伤。而且，在进行体位摆放时，容易拉、拽患者形成剪切力，也容易导致床单不平整，从而发生术中压力性损伤。

2. 潮湿和低温　有些手术整个手术过程都需要使用无菌生理盐水不断冲洗手术创面，以保持术野清晰，无菌布单极易被水、血液浸湿，致使皮肤更易受到压迫和摩擦。同时皮肤潮湿使身体粘贴于床垫上，增加了剪切力，也增加了受压部位形成压力性损伤的机会。而大量冲洗液的吸收及冲洗过程能量的丢失可导致体温降低，低温时间过长，血管收缩和免疫功能受抑制，易诱发压力性损伤。

3. 手术时间　手术持续时间是组织损伤的重要指标，多数专家认为手术时间超过4小时，每延长30分钟，压力性损伤的发生概率增加33%。

4. 麻醉因素　全身麻醉会让患者暂时性完全失去知觉，此时血管对缺血的敏感性降低，会促使内皮细胞发生改变，进而导致压力性损伤发生。

5. 疾病因素 有很多疾病可引起皮肤水肿,如心、肺、肾功能不良,低蛋白血症均可引起皮肤水肿,水肿的皮肤更易受到压力、摩擦和剪切力的伤害而形成压力性损伤。

6. 术中出血 出血量大于或等于80ml/h时,会导致血管血液循环缓慢,组织灌注不足,渗透压下降,促使皮肤组织缺血或坏死,从而导致皮肤的颜色、形态、弹性等发生改变。

(二)手术室患者压力性损伤预防

1. 术前评估 在进行任何手术之前,术前评估是至关重要的一步,特别是在预防压力性损伤方面。对择期手术的患者进行术前访视,这不仅可以评估患者的整体健康状况,而且能了解他们潜在的压力性损伤风险。使用专门的压力性损伤危险因素评估量表,如Waterlow评分表,可以对患者的情况进行详细、全面且客观的评估。Waterlow评分表对手术患者特别适用,它的效度和信度都很高,因此被广泛使用。它可以对患者的皮肤情况进行详细评估,并给出一个反映其压力性损伤风险的评分。这个评分可以帮助医疗团队预判患者在术中发生压力性损伤的可能性,并据此有针对性地制订预防措施。术前评估还包括对手术部位、手术体位和预计手术时间的评估。根据这些因素,医疗团队可以更准确地评估患者发生压力性损伤的风险,并据此决定最佳预防措施。这些预防措施可能包括使用特殊的床垫、坐垫或枕头来减轻对特定部位的压力,定期改变患者的体位以防止持续压迫,以及定期检查皮肤以便及时发现和处理任何早期压力性损伤。最后,当患者进入手术室后,应根据术前评估的结果实施这些预防措施。这是一个持续的过程,需要在整个手术过程中进行密切监控和定期评估,以确保这些措施的有效性,并在需要时做出调整。

2. 术中护理 ①手术体位:是在术前由手术医师、麻醉医师、手术室巡回护士共同确认和执行的,根据生理学和解剖学知识,选择正确的体位设备和用品,充分显露手术野,确保患者安全与舒适,保证手术顺利完成。为预防术中压力性损伤的发生,双人摆放体位移动患者时需提起床单,以免拉、拽患者形成剪切力。骨隆突处给予美皮康保护。另外,手术床单、体位约束带、垫枕等需要保持干燥、平整、柔软、无褶皱,尽可能消除各种压力性损伤危险因素,而体位约束带也需要加垫,注意松紧度,防止局部皮肤组织的损伤,降低压力性损伤的发生率。如果手术时间过长,手术台的角度在征得手术医师同意后可以适当调整,如轻微的左倾或右倾,外部因素采取合理措施,有效减少剪切、摩擦力。②手术室温度、湿度:巡回护士手术前30分钟,提前调节手术室温度。通常室内温度设置在21~25℃,高危患者(婴儿、新生儿、严重创伤、大面积烧伤患者等)手术前适当调高室温,设定个性化的室温,根据手术不同时段及时调节温度,室内湿度调至40%~60%。③体温保暖:在手术床上可以适当放置专用薄被。为患者的脚套上保温套,减少冷空气对患者身体所造成的刺激与影响。术中使用加温设备,可采用毯机加温设备。针对非手术区域,适当为患者遮盖身体,如外展肢体、肩颈部、截石位肢体等尽可能减少皮肤暴露。在腹腔镜手术下,腹部切口建立气腹期间,可以对二氧化碳温度适当加热处理,监测患者体温变化情况。④液体温度:针对需要输注的液体,手术中所需要使用的冲洗液等,均需要提前加热处理,预防液体过凉对患者身体产生刺激,导致患者寒战,因寒战会增加氧耗。低温(32℃时)导致胃肠蠕动减弱,如果体温低至26.7℃,则会出现胃黏膜糜烂、溃疡和出血性胰腺炎等。在手术完成后使用加热的生理盐水为患者擦拭伤口附近血迹。协助患者更换衣服,为患者盖上被子,避免体温流失。⑤保持无菌布单干燥:使用手术专用粘贴薄膜粘贴于手术野，不仅能够封闭切口区，还能遮挡切口下方较大范围，确保手术野四周无菌布单定位并保持干燥。⑥完善物品准备，熟练配合手术：器械护士认真做好手术物品的准备及手术器械的维护保养，有利于避免手术时间延迟的发生。加强手术室护士手术相关知识的培训，熟练掌握各设备及器械的应用，熟悉手术的每一步骤，不断提高手术配合质量，使医护配合默契，可提高工作效率，缩短手术及麻醉时间，从而降低术中压力性损伤的发生风险。⑦加强巡视与观察：巡回护士积极配合麻醉医师维持患者生命体征的稳定，尽量减少术中低血压、低血氧饱和度的持续时间等，有利于预防由于低循环灌注不足而引起的压力性损伤。

3. 术后护理　术后护理也是预防压力性损伤的关键一环，其中包括以下重要步骤。①术后皮肤检查与交接：手术结束后，护理团队需要在患者离开手术室之前进行重点皮肤检查。这一步对于及时发现和处理潜在的压力性损伤至关重要。检查皮肤的颜色、温度、完整性和有无压痕等变化，尤其是在体重承压集中的部位，如背部、臀部、膝盖和足跟等。患者回病房后，手术室护士需与病房护士进行详细交接，特别是分享术中可能影响患者皮肤健康的所有观察和措施。②安全搬运患者：在手术结束后将患者搬运回病房的过程中，应采取适当措施避免对患者皮肤造成额外的剪切力和摩擦力。使用过床板移动患者是一种常用方法，因为它可以减少直接拖拽患者的需要，从而减少对皮肤的摩擦和剪切。在搬运患者时，护理人员应特别小心，避免过度拉拽或移动患者，特别是在皮肤已经出现红肿、硬化或疼痛的部位。术后护理还应包括定期进行皮肤评估，以便及时发现新出现的压力性损伤，并对已经存在的损伤进行恰当的处理。同时，护理人员应教育患者和家属关于如何预防和护理压力性损伤，以及何时寻求医疗帮助。

五、儿科患者压力性损伤的护理

儿童压力性损伤是一个世界性医疗保健问题，其中医院获得性压力性损伤（hospital acquired pressure injury，HAPI）在患儿群体中时有发生，是指在住院期间获得的压力性损伤。美国国家压疮咨询委员会（NPUAP）报告指出，较其他儿科科室，在ICU接受治疗和护理的患儿发生HAPI的风险大，应当引起重视。我国等级医院评审更是将HAPI发生率作为评价护理质量的主要指标之一，要求零发生。然而，在世界范围内ICU患儿HAPI发生率达3.6%～44.4%，成为ICU患儿住院期间重要的安全问题。目前国内外对于儿童群体压力性损伤缺乏循证研究，本章节收集并整理了相关资料，希望能给予临床一线护理工作者提供帮助。

（一）儿科患者压力性损伤因素

儿童的皮肤相比成人的皮肤更为脆弱，因此对压力性损伤的风险也相应更高。以下是主要的风险因素。①生理特征：儿童的皮肤比成人的皮肤薄，毛发稀少，细胞间的附着力较弱，汗腺分泌较少。因此，儿童皮肤对于外界压力的承受能力较差，更容易发生压力性损伤。②外部因素：持续的压力、摩擦力和剪切力、潮湿环境、固定体位的时间过长，以及外部医疗器械的使用，都可能对儿童皮肤产生损害，增加压力性损伤的风险。③内在因素：主要包括再灌注损伤、营养不良、感染、贫血、低体重、皮肤成熟度低、环境温湿度的改变以及灌注和氧合状况的影响。比如，再灌注损伤可能导致组织缺氧，营养不良可能影响皮肤的修复能力，低体重可能使皮肤对压力的承受能力降低。④护理过程中的操作：在医疗护理过程中，如果操作不当，比如移动患儿时产生过大的摩擦力或剪切力，也可能增加儿科患者的压力性损伤风险。了解以上因素，有助于我们采取更有效的预防和护理措施，降低儿科患者的压力性损伤风险。

（二）儿科患者压力性损伤预防

1. 关注压力性损伤的常见发生部位　根据统计，儿童压力性损伤发生部位常见于枕部、耳部、颈部，其次是足跟和骶尾部。尤其是年龄较小的患儿，由于他们的头部重量在全身中占比较高，且枕部的脂肪组织较少，因此更易发生压力性损伤。但随着儿童年龄的增长和体重的增加，压力性损伤的部位可能逐渐向躯干和下肢转移。因此，医护人员在对儿科患者进行护理时，应特别注意这些部位的状况。

2. 评估工具选择　研究表明使用压力性损伤风险评估量表进行风险评估时，并给予相应的预防措施，可以降低皮肤压力性损伤的发生率，BradenQ 量表是目前国内外应用较多的儿童压力性损伤风险评估量表。BradenQ 量表包括 7 个条目，分别为移动度、活动度、感知觉、潮湿、摩擦与剪切、营养及组织与灌注，每个条目评分为 1～4 分，总分为 28 分。高危患儿 BradenQ ≤ 12 分；中危患儿 BradenQ13～15 分；低危患儿 BradenQ16～23 分；分值越低发生压力性损伤的危险度越高（表 4-1）。

表 4-1　儿童压力性损伤风险评估量表（BradenQ 量表）

项目	评分			
	1 分	2 分	3 分	4 分
移动性	完全受限	严重受限	轻度受限	无限制
	不能自主改变体位或移动肢体	偶尔改变体位或移动肢体，但不能独立翻身	能自主改变体位或移动肢体	能完全独立地改变体位（6 个月以下患儿均为 4 分）
活动度	限制卧床	限制坐椅	偶尔步行	经常行走
	绝对卧床	不能承受自身重量，步行能力严重受限或丧失。坐椅或坐轮椅时需要他人辅助	长时间卧床或坐椅，偶尔进行短距离步行	每日走出病房两次，病房内每 2 小时步行一次（年龄过小而不能步行的患儿均为 4 分）
感知觉	完全受限	非常受限	轻度受限	未受损害
	完全受限：因意识降低、镇静药或感觉受限等原因而对疼痛无反应	严重受限：半身以上的疼痛或不适感觉受损；对疼痛刺激有反应，表现出呻吟或烦躁	轻度受限：对口令有反应但表达不适的能力有限；一侧或双侧肢端存在感觉受损	无损伤：能对口令有反应，无感觉缺失，能表达疼痛与不适

续表

项目	评分			
	1分	2分	3分	4分
潮湿	持续潮湿	经常潮湿	偶尔潮湿	很少潮湿
	持续潮湿：皮肤持续受汗液、尿液、引流液浸渍。需要频繁检查皮肤情况	很潮湿：皮肤经常潮湿，需要每8小时更换床单	偶尔潮湿：皮肤偶尔潮湿，需每12小时更换床单	很少潮湿：皮肤保持干燥，常规更换尿垫或每24小时更换床单
摩擦与剪切	存在严重问题	存在问题	存在潜在问题	无明显问题
	存在强直、挛缩、瘙痒或躁动等问题，导致持续的滑动和摩擦	移动时需要他人协助，肢体移动时出现床面摩擦。卧床或坐椅时经常下滑，需要频繁辅助摆正体位	身体移动时稍需协助，偶尔产生床单、椅子、约束带的摩擦。卧床或坐椅时一般能保持良好体位。偶尔下滑	改变体位时身体可完全抬离床面；卧床或坐椅时可独立移动或抬起肢体。卧床或坐椅时体位固定良好
营养	极度贫乏	贫乏	正常	良好
	禁食和（或）持续流质饮食；静脉输液持续5天以上；白蛋白＜2.5mg/d；不能正常进餐	流质饮食、管饲或全肠外营养，热量和矿物质摄入不能满足年龄需要；白蛋白＜3mg/d；进食一半的规定食量	管饲或全肠外营养，热量和矿物质摄入能满足年龄需要；进食超过规定食量的一半	正常饮食，热量和矿物质摄入能满足年龄需要
组织灌注和氧合	极度不足	不足	正常	良好
	低血压（平均动脉＜50mmHg，新生儿＜40mmHg）；无法耐受体位改变	血压正常；氧饱和度＜95%；血红蛋白＜10mg/dl；毛细血管再充盈＞2秒；血清pH＜7.40	血压正常；氧饱和度可＜95%；血红蛋白＞10mg/dl；毛细血管再充盈＞2秒；血清pH正常	血压正常；氧饱和度＞95%；血红蛋白正常；毛细血管再充盈＜2秒

3. 皮肤护理 ①定时翻身：对于不同风险级别和病情的儿科患者，需要安排不同频率的翻身。对于高风险的患者，应该每1～2小时翻身一次；中风险的患者，每2～4小时翻身一次；低风险的患者，每4小时翻身一次。在翻身或更换卧位时，可以选择仰卧→曲线型仰卧→左30°侧卧位→右30°侧卧的方式来减轻皮肤的压力。②减压护理：使用压力再分配装置，如多功能气垫床、凝胶垫、楔形垫、软枕等，可以预防压力性损伤的发生，通过减少或重新分配压力来发挥作用，降低摩擦力或剪切力。需要注意的是，使用泡沫敷料并不能代替翻身和更换卧位，而且在护理过程中要避免拖、拉、拽的动作，小心抬起患儿，以减少摩擦力和剪切力，防止患儿下滑。③皮肤保护：保持患儿床单和衣服平整、干燥，

防止潮湿和浸渍。应及时更换尿裤、衣服和被褥，根据患儿的情况个性化安排清洁皮肤的频率，以避免过度清洁导致皮肤损伤。我们推荐使用 pH 在 4.0 ～ 7.0（微酸性至中性）的清洁剂。对于 2 个月以上的儿童，在清洁皮肤或洗澡后涂抹保湿霜。每 4 ～ 6 小时用灭菌注射用水或 0.9% 氯化钠溶液清洗皮肤破损处，清洁后自然晾干。对于营养不良、低体重的较小患儿，床下放置凝胶 / 啫喱垫，保护骨突部位。在贴上或取下胶布、敷料时，要小心谨慎，避免撕脱伤。④营养支持：营养不良是导致压力性损伤的主要因素之一，因此需要加强对患儿的营养支持，补充微量元素，以满足患儿的体质需求，增强免疫力。在所有营养支持方式中，通常选择肠内营养支持，并关注营养的均衡性，根据患儿的病情阶段和具体情况制订营养支持方案。根据患儿的病情，可以为他们提供不同的食物，如流食、半流食或软食等。

六、呼吸衰竭患者压力性损伤护理

根据起病的急缓和病程，呼吸衰竭分为急性呼吸衰竭、慢性呼吸衰竭和慢性呼吸衰竭急性发作。而呼吸衰竭患者除了首先积极治疗原发病，去除诱发因素外，还应保持呼吸道通畅和有效通气量，纠正低氧血症。目前临床常用鼻导管或面罩吸氧、有创或无创机械通气和俯卧位通气等措施改善呼吸衰竭患者氧合状况。以上治疗手段容易引起耳郭、口鼻、枕后、骨隆突处等部位发生压力性损伤。同时，肺通气及换气功能障碍，导致局部皮肤组织缺血、缺氧，增加了压力性损伤的发生风险。

（一）呼吸衰竭患者压力性损伤因素

1. **年龄** 据统计，呼吸衰竭患者以老年人为多，老年人因年龄增长，其皮肤的生理功能相对减弱。皮肤松弛、干燥、皮下脂肪萎缩、弹性降低是老年人的常见现象。这样的皮肤状态使得老年人的皮肤抵抗力较差，对外来刺激反应性增强。此外，老年人普遍存在营养吸收不良和血液循环不畅的问题，这将使皮肤细胞的营养供应不足，进一步降低皮肤的健康状况和防护能力。因此，呼吸衰竭的老年患者更易发生压力性损伤。在这种情况下，护理人员应重视对老年呼吸衰竭患者的皮肤护理，积极预防压力性损伤的发生。

2. **氧合情况** 氧合指标可直接反映机体供氧情况，患者 PaO_2 较低，反映机体氧合功能受损，供氧情况较差，可进一步导致局部皮肤及组织供氧受损，容易诱发压力性损伤。同时，呼吸功能受损严重的患者，恢复较慢，呼吸机使用时间相对较长，也不利于压力性损伤的预防。

3. **腹泻、潮湿** 腹泻和潮湿互为因果关系，大便失禁或腹泻患者，粪便中的水分、消化酶、细菌长时间浸渍皮肤，破坏了皮肤的正常屏障，使皮肤正常防护与组织耐受能力降低，压力性损伤发生后易引起细菌侵入，导致压力性损伤和失禁性皮炎同时出现。另外，护士在对粪便时的清洗、反复擦拭患者身体的过程中，增加了摩擦力对皮肤的作用，进而增加了压力性损伤的易感性。由于感染、体温升高、出汗使患者皮肤处于潮湿状态，削弱了皮肤角质层的屏障作用，使细菌入侵和繁殖，继发压力性损伤感染。

4. **营养不良** 呼吸衰竭患者由于严重的呼吸困难，呼吸功耗显著增加，导致整体能量代谢率提升。在这种缺乏足够营养补充的情况下，可能会导致身体能量储备的消耗，使皮下脂肪减少，肌肉出现萎缩现象。骨隆突处缺少脂肪和肌肉的保护，皮肤更容易受到压迫和摩擦，这无疑增加了压力性损伤的发生风险。同时，营养不良会影响患者的免疫功能，降低皮肤的修复能力，故一旦形成压力性损伤，愈合过程将更为困难。因此，呼吸衰竭患者的营养管理至关重要，需要提供充足且均衡的营养来满足患者的基本生理需要，同时支持皮肤健康，从而防止压力性损伤的发生。

5. **体位因素**　病情通常使呼吸衰竭患者需要长时间卧床休息，有的甚至需要保持被动或强迫体位。例如，因呼吸困难，患者可能需要采取半卧位或俯卧位以帮助呼吸。而机械通气的患者，为防止气管插管的意外脱落或减少吸痰困难，通常需要保持半卧位。在这些体位下，局部皮肤和软组织可能长时间承受压力，特别是骨隆突处（如肩胛骨、骶尾骨、后颅骨、肘部、足跟等）更易出现压力过大的情况。这种持续的压力可引起皮肤及其下方组织的血液循环障碍，导致组织缺氧，细胞死亡，进而发生压力性损伤。这也说明了定期改变患者体位的重要性，不仅可以缓解局部皮肤受压，还可以改善全身血液循环，减少压力性损伤的发生风险。

6. **治疗因素**　①鼻导管吸氧时，如果鼻导管系带过紧或导管材质过硬，鼻尖部和耳郭根部皮肤长时间受压容易发生压力性损伤。②无创机械通气时，为了减少面罩与皮肤之间的漏气，需要增加头带的压力或合并面罩与鼻面部皮肤接触不良，可能导致压力与剪切力进一步增加。国内学者也指出当受压部位表皮压力 > 60mmHg 时压迫易导致鼻梁及鼻翼两侧皮肤损伤。③有创机械通气时，患者因气管导管或气管切开套管固定系带过紧、牵拉，以及呼吸机管路的重力影响，容易造成鼻沿、面部、耳郭、口唇、颈部皮肤的受压甚至破溃。④俯卧位通气时，身体受力点发生改变，导致前额、下颌、肩部和膝部等多个部位均有可能发生压力性损伤。⑤药物治疗，使用糖皮质激素、两种及两种以上的抗生素联合应用的患者压力性损伤发生率较高。

（二）呼吸衰竭患者压力性损伤预防

1. **体位及翻身护理**　对于长时间卧床的呼吸衰竭患者，体位的变化和定时翻身是防止压力性损伤的重要步骤。建议每隔 2 小时为患者更换一次体位，以减轻某一部位的压力，促进血液循环，提高局部组织的氧合，防止出现压力性损伤。在进行翻身操作时，可采用 30° 侧卧位翻身法，这种方法可以有效减少骶尾部、肩部和耳部等易受压部位的压力。同时，为了避免因体位变动导致的意外，应采取顺时针变换体位的原则，从左侧卧位开始，到右侧卧位，再到平卧位，最后再到左侧卧位，周而复始，使体位变动的过程符合人体的生理规律，降低患者感到不适的可能性。在帮助患者移动体位时，应特别注意所有的动作都应缓慢、轻柔，避免快速、剧烈的动作，尤其是拖、拉、拽等可能伤害皮肤的动作。可以使用移位板、翻身板等辅助设备进行体位调整，这样不仅可以减轻护理人员的劳动强度，更重要的是，可以使皮肤免受过度的摩擦力和剪切力，从而降低皮肤受伤的风险。此外，还应定期检查的床上用品，如床单、枕头等，保持清洁、干燥、无皱褶，为患者提供一个舒适、安全的护理环境。

2. **合理使用减压装置**　在呼吸衰竭患者的压力性损伤预防中，合理使用减压装置是一个重要的护理措施。对于长期卧床的患者，建议使用气垫床，其设计可以使患者的体重均匀地分布在床垫上，从而减轻特定部位的压力，防止压力过大导致皮肤和组织损伤。同时，还可以在骨突处贴康惠尔水胶体等减压敷料，这种敷料具有良好的减压效果，能有效缓解患者骨突处的压力。在此基础上，还可以借鉴国内一些学者的研究成果，采用动态减压法进行护理。动态减压法是指每 2 ～ 4 小时暂时撤离患者的鼻或口鼻罩 5 ～ 10 分钟，以缓解其鼻面部皮肤受压的压力。这种方法尤其适合于需要长时间佩戴呼吸机的呼吸衰竭患者。在撤离鼻罩或口鼻罩的过程中，应保证患者的氧气供应不受影响，并根据患者的身体状况，适时调整撤离的时间和频率，以尽可能减少患者的不适感和身体负担。通过以上措施的实施，可以有效降低呼吸衰竭患者发生压力性损伤的风险。

3. 重视特殊部位的保护　在预防呼吸衰竭患者压力性损伤过程中，需要特别重视一些特殊部位的保护，例如面部、眼睑等。在患者采取俯卧位时，这些部位极易出现水肿现象，而水肿已被证实是导致压力性损伤的高危因素之一。为此，需要采取一些特别的护理措施。首先，适当抬高患者床头，角度为 15° ～ 20°，利用重力的作用降低头部和面部的压力，从而减少水肿的发生。同时，每隔 1 小时转换患者的面部方向，以避免长时间单侧压力导致的面部压力性损伤。其次，对于男性患者的生殖器和女性患者的乳房，也需要给予特别的关注。在患者取俯卧位时，这些部位往往会承担较大的压力。因此，护理人员在这些部位可垫上软枕以减轻压力。具体而言，可以在患者的胸前（避开胸部）、腹部、膝关节上方和下方分别垫软枕，以达到分散压力、防止压力性损伤的目的。通过上述一系列护理措施，可以有效预防呼吸衰竭患者的压力性损伤，保障患者的生命安全，提高他们的生活质量。

4. 规范化护理操作　根据患者面部轮廓选择面罩的型号，保证患者佩戴面罩时的舒适度，避免让患者感受到压迫感，并及时调整呼吸机头带的松紧程度，必要时可以局部减压，在调整结束后连接呼吸机。按照循序渐进的原则调整通气参数，提高无创呼吸机使用效果，达到患者和无创呼吸机协调统一的效果，防止患者在使用无创呼吸机过程中出现不适感，减少面罩对面部的摩擦，整体提升患者舒适度和局部皮肤的保护。

5. 其他预防护理　在护理呼吸衰竭患者以防止压力性损伤时，必须注意创建一个良好的康复环境。这意味着必须维持适宜的环境温度和湿度，以优化患者的舒适度和恢复潜力。体温的管理也是防止压力性损伤的重要一环。当患者体温过高时，可能出现大量出汗的情况。汗液的湿度和潮湿可能加速皮肤破裂，并增加感染的风险，进而导致压力性损伤。因此，当患者体温开始下降，汗液开始分泌时，护理人员需要及时清理汗液，保持患者皮肤的干燥。保持患者皮肤干燥不仅可以降低压力性损伤的风险，还可以提高患者的舒适度。皮肤的湿度过高可能导致皮肤瘙痒、不适，甚至导致皮肤感染。因此，定期清理汗液并保持皮肤干燥是防止压力性损伤的有效策略之一。总之，预防压力性损伤的关键在于全面、细致的护理，这包括改变患者的体位，使用压力分散设备，特别关注某些易受压力影响的部位，以及维护一个适宜的康复环境。通过这些策略，可以有效减少呼吸衰竭患者的压力性损伤风险。

6. 无缝交接班　交接班是一个关键的护理环节，它关系到护理的连续性和完整性。在交接班时，应对患者机体组织受压状况进行密切观察，及时判断和识别患者是否有压力性损伤的迹象。在交接班的过程中，护理人员需要详细记录患者的病情和机体情况。这包括但不限于患者的身体状况，特别是任何潜在压力性损伤的迹象，如局部皮肤红斑、水肿、硬结或疼痛感等。记录也应涵盖患者的总体病情，包括任何相关的疾病史，最近的护理和治疗，以及患者的营养状态，因为这些都可能影响患者对压力性损伤的易感性。另外，护理人员在交接班时需要彼此充分沟通，分享关于患者病情的重要信息，以确保患者得到最完整、最连贯的护理。在信息传递中，既要详细，又要准确，确保无任何遗漏和误导。这样的无缝交接班可以确保接班护理人员了解患者的最新病情和护理需求，以及任何可能的压力性损伤的迹象，从而为患者提供连续性和高质量的护理。

7. 心理护理 对呼吸衰竭患者的心理护理是一个至关重要的环节。患者在面临生命威胁的疾病时，可能会出现各种心理压力和情绪困扰，如焦虑、恐惧、抑郁、无助感等。护理人员应实施个性化的心理护理，为患者提供情绪支持和安慰。在进行任何操作的前后，护理人员应与患者及其家属充分沟通。清楚、具体地解释治疗护理的过程、方法和目的，有助于消除患者及其家属的紧张、焦虑情绪。明确的信息能让患者对治疗过程有更深入的理解，使他们充分信任并配合医务人员的工作。在患者未进行镇静治疗期间，护理人员应多与患者进行交流。这不仅包括关于病情和护理的话题，也包括关于日常生活的闲聊，以帮助患者转移注意力，缓解心理压力。鼓励患者保持积极的态度，增强战胜疾病的信心。同时，积极干预和引导患者的情绪，帮助他们应对可能的负面情绪。为了给患者提供更全面的心理支持，护理人员可以鼓励患者家属进行陪伴和探视，以让患者充分感受到亲情的陪伴和关爱。家属的参与也有助于提高患者的心理适应能力和抗压能力，有利于他们更好地应对疾病的挑战。

第二节 设备相关压力性损伤护理要点

设备相关压力性损伤（device-related pressure injury，DRPI）可以表现为皮肤完整或开放性溃疡，可能伴有疼痛，损伤程度可以按NPUAP2016年更新的压力性损伤分期系统进行分期。其特点为在诊疗或治疗时造成，可发生在任何与医疗器械相接触的皮肤及黏膜，尤其是脂肪组织薄弱的部位，形状通常与器械的样式或形状相符合。

一、设备相关压力性损伤的高危人群

设备相关压力性损伤是一种常见的护理问题，主要发生在长时间使用医疗设备的患者身上。根据研究和临床实践，以下几类人群的DRPI发生风险较高。

1. 新生儿和儿科患者 新生儿和儿童的皮肤较成年人更娇嫩，抵抗力弱，对于压力和摩擦的耐受性较差，这使得他们在使用医疗设备（如口罩、导管、导尿管等）时更容易发生压力性损伤。特别是重症儿科患者，由于需要长时间卧床，并且使用的医疗设备更多，DRPI的发生风险更高。

2. 创伤后脊柱固定患者 创伤后脊柱固定患者，由于脊柱的移动受到限制，长时间的卧床和固定使得某些皮肤区域持续承受压力，增加了DRPI的发生风险。此外，固定器材的压力和摩擦也可能导致皮肤损伤。

3. 重症监护患者 对于在重症监护室中的患者，由于其疾病状态的严重和复杂，常常需要使用各种医疗设备进行治疗和监测。长时间的卧床和设备使用，尤其是呼吸机、监测仪等设备的使用，都会增加DRPI的风险。

针对高风险人群，医疗工作者需要提高警惕，采取有效的预防和护理措施，以降低DRPI 的发生率。

二、引起 DRPI 的常见医疗器械

在临床实践中，许多医疗器械都可能成为引发 DRPI 的原因。以下是几种常见可能导致 DRPI 的医疗器械。

1. 治疗相关器械及其固定装置　包括面罩、吸氧管、气管插管或气管切开及其固定装置等。这些器械直接接触皮肤并且在治疗过程中可能对皮肤产生持续压力，从而导致皮肤损伤。

2. 骨科外固定相关装置　如颈托、石膏、支具等。这些设备往往在固定骨骼或软组织结构时对周围的皮肤造成压力，长时间未得到缓解，可能导致 DRPI。

3. 管路及其固定装置　如鼻胃管、导尿管、引流管及其固定装置等。这些器械会对皮肤或黏膜持续产生压力和摩擦，如果护理不当，易引发压力性损伤。

4. 监护设备及其附属物　如心电监护导线、血压袖带、经皮血氧饱和度监测探头等。这些设备在进行连续监测时，其紧贴皮肤的部分可能引发压力性损伤。

5. 其他　一些如梯度压力袜、约束带等设备，尽管在一些特殊情况下具有必要的医疗功能，但长时间或不适当的使用也可能导致皮肤损伤。

三、DRPI 相关因素

在理解 DRPI 的发生时，我们需要考虑许多相关因素，这些因素可以归纳为医疗器械自身因素、患者因素和护理相关因素。

1. 医疗器械自身因素　器械自身的类型、材质、型号等特性，以及与局部组织长时间压迫、改变皮肤微环境的情况，是 DRPI 发生的主要原因。与传统压力性损伤的好发部位有所不同，DRPI 的常见好发部位包括头部（尤其是耳郭）、面部、颈部、足后跟、内外踝或足部等。

2. 患者因素　感知觉受损（如瘫痪或神经病变）或无法有效传达由医疗装置引起的不适的患者被认为具有更大的 DRPI 风险。此外，器械固定可能引起局部皮肤温度上升、湿度增加，增加 DRPI 的发生风险。同时，营养失调可能导致身体皮下脂肪减少、肌肉萎缩，这会增加患者在使用医疗器械进行治疗时，局部皮肤与器械接触更容易发生血液循环障碍，从而导致 DRPI 的风险增加。

3. 护理相关因素　护理人员在使用医疗器械的过程中如果缺乏相关知识，例如器械固定不当、未按时移除医疗设备，或在出现皮肤损伤时未进行评估记录和交接班，都是患者发生 DRPI 的重要原因。此外，医护人员之间对患者病情沟通的不足，也可能增加 DRPI 的发生风险。

因此，通过对这些相关因素的了解和把握，可以更好地对 DRPI 进行预防和管理，降低患者的受损风险。

四、DRPI 的预防

1. 选择合适的医疗器械　预防 DRPI 的首要步骤是选择最适合的医疗器械。器械的选择不仅要基于其功能和目的,也需要考虑患者的身体状况和器械的舒适度。一旦选定了器械,就要确保其正确合适的佩戴,以便降低皮肤受压程度。器械应在保证不移动的同时,足够安全,不会对患者的皮肤造成过大压力。

2. 定期评估皮肤和器械　除了选择合适的器械外,医护人员还需要定期检查与器械接触部位的皮肤状况。在每天的交接班时,应检查医疗器械下方及周围的皮肤,以及器械本身是否出现移动或松动等情况。一旦发现皮肤有任何异常变化,如红肿、疼痛或破损,就应立即调整医疗器械,或者更换合适的设备,以防止 DRPI 的发生。同时,如果发现皮肤有变化,还应增加监测频次,密切观察患者的皮肤状况。

3. 医疗器械的重置与停用　只要临床治疗允许,就应移除可能产生压力和摩擦力的医疗器械,或者交替使用不同类型的医疗器械,重新调整患者和器械的位置,使压力重新分布并降低剪切力。规范管路固定,用高举平台法固定管路,在防止管路脱落的同时,也避免管路直接接触皮肤而产生的压力。患者进行体位改变时要将管路梳理妥当,防止管路扭曲、打折的同时,也避免皮肤处于受压状态。必要时正确选择使用预防性敷料。

4. 使用预防性敷料　每种敷料的结构和特点均不相同,可以根据患者的情况结合医疗器械的特点选择合适的敷料进行预防。选择敷料时应考虑以下因素:①符合医疗器械所在解剖部位的需求,选择较服帖的敷料;②选择吸收性较好,且能保持局部皮肤微环境稳定的敷料;③选择可反复打开以便皮肤检查的敷料;④选择容易粘贴和去除的敷料;⑤选择不影响器械使用功能的敷料;⑥敷料不宜过厚,不能增加器械下方的压力(如泡沫敷料、水胶体敷料、半透膜敷料)。若敷料损坏、松动或饱和,则予以更换。

5. 加强 DRPI 相关知识培训　DRPI 的预防不仅要求医护人员具备相应的技术能力,更需要他们具有足够的知识储备。培训内容应涵盖如何进行全面的皮肤评估,包括识别DRPI 的早期迹象,如皮肤颜色变化、疼痛、硬化或肿胀等。此外,也应强调如何正确选择和使用各种医疗器械,以及如何调整和维护这些设备以最大限度地减少对皮肤的压力。理论学习与实践操作相结合的培训方式更有助于医护人员理解和掌握这些知识。实践操作训练可以让他们直观地看到 DRPI 的发生和发展过程,从而更好地理解预防措施的重要性。

6. 健康宣教　健康教育在预防 DRPI 中扮演着重要角色。患者及其家属对于 DRPI 的识别和预防知识的理解,能够有效降低 DRPI 的发生率。首先,为了使患者及其家属能够充分理解 DRPI 的危害性和预防的重要性,护理人员应详细解释 DRPI 的定义,以及导致DRPI 的常见原因。然后,针对患者的具体情况,说明可能会影响到的特定部位,以及如何识别 DRPI 的早期迹象。其次,护理人员应讲解如何进行 DRPI 的预防。这包括正确使用和调整医疗器械,定期更换患者体位以减少局部压力,以及保持皮肤清洁和干燥。另外,护理人员可以利用多种教育手段和方法进行健康教育,例如使用口头说明、文字资料、图解和视频等。这些教育方法可以帮助患者和家属更清晰、更具体地理解 DRPI 的相关知识。最后,护理人员应鼓励患者和家属在看到可能是 DRPI 的迹象时,及时向医疗团队报告,以便尽早进行干预和处理。

五、常见器械相关压力性损伤的预防措施

（一）呼吸装置相关压力性损伤的预防

（1）优先使用全脸面罩进行无创通气。针对呼吸装置相关压力性损伤的预防，应首先优先选择使用全脸面罩进行无创通气，因其能有效分散对皮肤的压力，减轻局部压力负荷。在使用过程中，应注意调节固定带的紧度，避免过紧的固定带给皮肤带来的过大压力。同时，要保持皮肤的完整性，至少每天在交接班时检查装置周围及装置下方的皮肤，以便及时发现并处理可能的压力性损伤。在为患者留置氧气管的过程中，可以根据具体情况在其鼻背部、面颊、耳、枕部先用预防性敷料进行保护，创建出一层防护，减少器械对皮肤的直接压迫。最后，在使用固定装置时，应尽量避免装置直接与皮肤接触，这样有助于降低局部皮肤压力性损伤的风险。如条件允许，固定装置和皮肤之间可放置软垫或敷料，以进一步实现减压的目的。

（2）妥善固定呼吸机管路，减少对连接管路的牵拉，从而减少连接装置与皮肤界面间的摩擦力和剪切力。具体方法包括定时调整经鼻/口气管插管管路的固定位置。例如，气管插管可以固定在嘴唇或口腔的不同位置，将压力重新分布在多个地方。然而，在进行这种调整时，必须注意气管插管的深度不应随管路位置的改变而发生变化。此外，定时给气囊放气也是一个重要的预防措施。每隔4～6小时放气3～5分钟，有利于恢复气管黏膜的血液供应，从而防止由于气囊压迫引起的气管黏膜损伤。在气管切开的情况下，管路固定带的松紧度也需要注意。固定带不应过紧，应保证固定带与皮肤之间能够容纳一根手指。对于气管切开的患者，医护人员需要按时观察切口皮肤的状况，保持切口周围的纱布清洁干燥，并定时更换，以防止因不洁或湿润的环境增加DRPI的发生风险。

（二）骨科外固定装置相关压力性损伤的预防

（1）在使用骨科外固定装置的过程中，预防DRPI的关键策略之一是在外固定装置与皮肤之间使用保护性衬垫或预防性敷料。特别是在骨突起处，应避免让器械直接接触皮肤。保护性衬垫的选择可以多样化，包括毛巾、棉垫，甚至是自制的衬垫等。使用这种衬垫的主要目的是减少皮肤和固定装置之间的摩擦和压力，从而降低压力性损伤的风险。当皮肤和外固定装置直接接触时，压力可能会集中在一个小的区域，引发皮肤破损。而如果在皮肤和装置之间放置一个衬垫，那么这种压力就能在一个更大的面积上分散，从而减少皮肤损伤。在进行骨科外固定治疗时，每次更换固定装置，检查皮肤，或者在患者报告不适时，都应检查皮肤的情况。如果发现任何可能的问题，如红肿、疼痛、破损或感染等，都应立即寻求医疗专业人士的帮助，并根据需要进行处理。

（2）在使用骨科外固定装置的预防策略中，定期重新配置器械设施或短时间内移除减压设备是十分重要的。具体来说，每隔至少2小时，就需要重新安置一次器械设施，或者短时间内移除减压设备，以给受压部位提供一个缓解压力的机会。每天数次的重新安置器械设施或移除减压设备的目的是允许受压皮肤得到恢复，尤其对于持续受到压力和摩擦的皮肤区域。这是因为，皮肤对持续压力的反应是逐渐形成压力性损伤，特别是在局部皮肤血流被阻断的情况下。而暂时解除这些压力，则有助于恢复皮肤的正常血流，从而防止皮肤坏死或形成压力性损伤。在重新安置器械设施或移除减压设备过程中，也需要注意评估

皮肤的状况，观察是否有红肿、疼痛、破损或其他的表明可能存在皮肤损伤迹象。一旦发现这些症状，应及时寻求医疗专业人员的帮助，采取相应的处理措施，以防止损伤的进一步发展。

（3）对于使用骨科外固定装置的患者，控制装置的移动范围也是防止压力性损伤的重要策略之一。特别是当外固定装置在患者体表的活动范围能较容易地上下移动 1cm 时，这样的设置被认为是理想的。这样做的目的是确保外固定装置在为骨折提供稳定支撑的同时，不会对患者的皮肤和软组织造成过度压力。在外固定装置的位置和固定强度的控制上，需要在保证其正常功能和避免对周围组织造成不必要压力之间找到平衡。这一移动范围的标准并非固定不变的，需要根据患者的具体情况进行调整。在一些情况下，可能需要增加或减少移动范围。这通常需要医疗专业人员的判断和调整，以确保骨科外固定装置的正确使用和患者的舒适度。同时，在每次检查和调整外固定装置时，都需要对患者的皮肤进行全面评估，查看是否有压力性损伤的迹象，如红肿、疼痛或溃疡。一旦发现这些迹象，应立即采取适当的干预措施，如调整装置的位置和紧度，或者增加保护性衬垫，以减轻皮肤压力，防止压力性损伤的发展。

（4）在进行颈椎固定时，应正确评估脊髓损伤患者的运动限制需求，并采取适当的措施，并非所有创伤患者都需要对脊柱运动进行限制，若需要使用，则不推荐使用硬质颈托。颈托按照材质可分为柔性颈托、半刚性颈托、刚性颈托。如果不可避免地在患者身下放置医疗器械，可以选用气垫或分区充气床垫，定时翻身，每 1～2 小时翻身一次，24 小时不间断，以重新分配来自器械的压力（常见压力性损伤位置有枕部、下颌、肩部、胸部、背部）。

（5）在使用骨科外固定装置（如颈托）时，一种预防压力性损伤有效的方式是对其内侧垫进行定期更换和清洗。如果颈托内侧垫可拆卸，这一措施尤为重要。颈托内侧垫在使用过程中会因为接触到患者的皮肤，吸收其发汗或其他分泌物而变得湿润。这种湿润的环境不仅对皮肤有潜在的损害，还可能加重压力性损伤。因此，对颈托内侧垫进行定期更换和清洗，是预防颈部 DRPI 的有效方法。这样可以保持垫子的清洁，减少湿润环境对皮肤的潜在损害，从而降低 DRPI 的发生风险。此外，更换和清洗的频率应根据患者的具体情况和需要来确定，包括其出汗的多少，以及颈托的使用环境等。需要医护人员根据患者的具体情况，采取灵活和个性化的管理策略。在整个处理过程中，应提醒患者及其家属注意配合，并注意在更换或清洗内侧垫的过程中，避免对患者造成不必要的疼痛或不适，保持患者的舒适和安全。同时，还应注意监测患者的皮肤状态，及时发现并处理可能出现的问题。

（三）各种管路及固定装置相关压力性损伤的预防

（1）在管理各种引流管和固定装置时，考虑采用高举平台法来妥善固定管路。高举平台法是通过将引流管高于皮肤表面固定，从而减少其直接与皮肤接触的面积，进而减小对皮肤的压力，降低压力性损伤的发生风险。

（2）患者每天需要对固定装置周围的皮肤进行至少一次的观察，并根据情况适时更换导管的固定位置。频繁的观察可以及时发现潜在的问题，如红斑、瘀点、肿胀等，早期介入有助于防止进一步带来的压力性损伤。

（3）在固定导管或其他装置时，确保固定装置在皮肤上的平整，没有褶皱。固定装置上的褶皱会在皮肤上产生剪切力，导致皮肤损伤。在贴附固定装置时，应该平滑展开，避免形成任何皱褶或气泡。

（4）在患者进行日常活动时，考虑将导管适当地固定在衣服上，可以有效减少管路与皮肤之间的摩擦力。过大的摩擦力可能刺激皮肤，加重压力性损伤。因此，通过降低摩擦力，可以进一步防止皮肤受到损害。

以上这些预防措施是在实践中经验总结出来的，旨在保护患者的皮肤，避免或降低由于各种医疗器械对皮肤造成的压力性损伤。

（四）心电监护设备附属物相关压力性损伤的预防

1. 血压袖带　针对不需要持续监测血压的患者，应推行随测随用的策略，能够减少皮肤和袖带之间的持续压力。对于需要持续监测血压的患者，应该定时更换袖带的安置部位，例如可以通过在两侧上臂之间交替测量来实现。在那些无法更换监测部位但仍需持续监测的情况下，可以考虑在袖带下方垫上保护性衬垫，以避免袖带直接与皮肤接触，减轻对皮肤的压迫。

2. 经皮血氧饱和度监测探头　建议定时更换探头的安置位置，以防止皮肤在持续压力下发生损伤。一般情况下，建议每4小时更换一次探头的位置。

3. 心电监护导线及电极贴　为了避免因为电极贴对同一皮肤区域持续施压而导致的压力性损伤，应每日更换电极贴，并尽量避开前一次所贴的位置。同时，在使用电极贴时也需要注意防止黏胶损伤。在使用心电导线时，需要保证其妥善连接，避免在患者翻身或活动时导线处于患者身体下方从而增加皮肤压力。

以上措施的实施，都需要严密的皮肤观察与细致的操作，旨在减轻医疗器械对皮肤的压迫，降低患者发生器械相关压力性损伤的风险。

（五）梯度压力袜相关压力性损伤的预防

1. 穿戴前的尺寸选择　使用梯度压力袜的第一步是选择合适的尺码。考虑到压力袜直接与皮肤接触，并且对肢体施加一定的压力，因此，选择适合的尺码至关重要，以保证效果并防止过紧的压力袜造成局部皮肤压迫。

2. 穿戴的指导　在穿戴压力袜时，应由经过专业培训的医务人员进行指导。他们了解正确的穿戴方法，能够有效教授患者如何正确、平整地穿戴压力袜，以保证压力分布均匀，避免引发压力性损伤。

3. 压力袜的穿戴　穿戴压力袜时，需要确保压力袜穿戴平整，不能有褶皱。任何褶皱都可能成为压迫点，增加皮肤受损的风险。

4. 定时观察和解除压力　一旦穿上压力袜，就要定时观察末梢血液循环和皮肤状况，特别是在骨突出部位，这些部位更容易发生压力性损伤。推荐的观察频率是至少每天完全去除一次压力袜，以让皮肤有时间恢复。

以上措施都需要紧密的配合和执行，以确保最大限度地防止梯度压力袜引发的压力性损伤。每个环节都需要精确的操作，让患者在获得压力袜治疗效果的同时，能够最大限度地保护皮肤健康。

（六）约束带相关压力性损伤预防

1. 约束带与皮肤接触问题　在使用约束带的过程中，尽量避免约束带直接与皮肤接触。

直接接触常会引发摩擦，进而导致皮肤受损。为了预防这种状况的发生，可以在皮肤与约束带之间放置棉垫。这种方式可以减少直接接触，从而降低皮肤受损的风险。

2. 约束带松紧问题　约束带的松紧度是另一个需要关注的关键因素。如果约束带过紧，会对皮肤造成过大的压力，进而引发压力性损伤。因此，应确保约束带松紧适度，最好的参考标准是能容纳 1 指。这样的松紧度既可以保证约束带的功能，又不会对皮肤造成过大的压力。

3. 对约束部位皮肤的观察　使用约束带后，应每隔 1 小时观察一次约束部位的皮肤情况。这样的定期观察可以及时发现并处理可能出现的压力性损伤。观察时，要注意皮肤是否有红肿、破损等现象，一旦发现这类情况，应及时调整约束带的位置或松紧度，或者考虑使用其他方法进行约束。

以上三个方面的措施，可以有效预防和减轻约束带使用过程中可能出现的压力性损伤，但同时也需要医护人员的精细操作和患者的配合，以达到最好的预防效果。

第三节　案例分享

案例一

患者张 × ×，女，68 岁。胸闷、乏力，为求进一步治疗，于 2022 年 5 月 10 日收入心内科，诊断为冠状动脉粥样硬化。患者既往高血压 20 余年，脑梗死 1 余年，无糖尿病病史，院外长期服用降压药物。患者自脑梗死后不思饮食、二便正常。体格检查：T 36.℃，P 82 次/分，R 20 次/分，BP 145/90mmHg，神志清楚，慢性病容，身体消瘦，营养状态差，患者左侧肢体活动障碍，等级为 4 级。异常检验结果：血红蛋白 99g/L，红细胞总数 2.6×10^{12}/L。生活部分自理，存在跌倒风险。医嘱给予一级护理，低脂肪饮食，静脉给予溶栓治疗。5 月 13 日 8:00 床旁交接班时发现其左髋部有一个 2cm × 1cm 大小的完整水疱。据了解发现自患者入院后每日护士交接班时，未进行皮肤交接。

（一）压力性损伤分期诊断依据

2 期压力性损伤：部分皮层缺失伴随真皮层暴露。创面床有活性、呈粉色或红色、湿润，也可表现为完整的或破损的浆液性水疱。脂肪及深部组织未暴露。无肉芽组织、腐肉、焦痂。

（二）原因分析

（1）责任护士对压力性损伤风险防范意识不强，交接班制度落实不到位。未能及时、有效地对患者的皮肤状况进行评估，漏掉了压力性损伤的早期预警信号。此外，在护士交接班过程中，也没有重点关注和交接患者的皮肤状况，从而错过了患者压力性损伤早期的识别和防治。

（2）患者的躯体活动障碍是造成压力性损伤的重要因素。由于脑梗死后左侧肢体活动障碍，使得患者长时间保持同一姿势，导致局部皮肤持续受压，从而引发压力性损伤。

（3）患者的自理能力缺陷也是压力性损伤发生的一个原因。患者依赖他人进行日常生活活动，可能无法及时调整自己的体位，从而减轻皮肤承受的压力。

（4）营养摄入不足对压力性损伤的发生具有重要影响。患者营养状况不佳，可能导致皮肤和软组织的修复能力下降，从而增加了压力性损伤的发生风险。

（5）患者及照护者对预防压力性损伤相关知识缺乏。他们可能并不清楚如何通过调整体位、增加营养摄入等方式来预防压力性损伤的发生，也可能对压力性损伤的严重性和预防的重要性认识不足。

（6）患者的焦虑情绪也可能对压力性损伤的发生起到一定的促进作用。长期焦虑状态可能会导致患者的皮肤抵抗力下降，从而增加了压力性损伤的发生风险。

（三）护理措施

（1）首要的护理措施是对水疱的处理。在消毒后，可以采用 1ml 的注射器在多个部位进行穿刺，抽出疱内的液体，再用无菌棉签清除疱内的残余液体。这种处理方式的目的是清洁水疱，减少病菌的滋生和感染的风险。为了减少对皮肤的摩擦，可以选择使用水胶体敷料覆盖在水疱上，防止皮肤破裂。透明敷料不仅方便观察伤口情况，还可以为伤口提供一个低氧、湿润、密闭的环境，帮助水疱内的渗液快速吸收，防止分泌物浸湿周围皮肤，保护皮肤的完整性。当水疱内的液体完全吸收后，可以将敷料撕掉。

（2）给予患者建立翻身卡是另一项重要的护理措施。医护人员应按照翻身卡的规定时间协助患者进行体位的调整，每 2 小时至少进行一次翻身。同时，还应确保患者的床单干净、整洁、无褶皱，以减少对皮肤的摩擦和压迫。

（3）为了满足患者身体对营养的需求，应当给予高蛋白、高纤维、高维生素食物，同时，护理人员应与医师沟通，根据患者的身体状况，适当给予白蛋白、脂肪乳、氨基酸等药物静脉输入，以提高患者的营养状况。同时，还应定期对患者的生化指标进行监测，以便及时调整护理措施。

（4）为了提高护理人员对压力性损伤的防范意识，可以定期进行相关的知识培训，强化护理人员对压力性损伤的认识，提升其防范能力。

（5）通过告知患者及其家属关于压力性损伤的危害及定期翻身的重要性，可以使他们充分认识到预防压力性损伤的必要性，并通过培训教授他们如何避免摩擦力和剪切力，提高他们的护理能力。

（6）与家属的沟通和患者的心理疏导也是护理措施的一部分。医护人员可以向患者和家属详细解释脑梗死和冠状动脉粥样硬化的相关知识，帮助他们全面了解疾病情况。在日常护理中，应当给予患者足够的关心和尊重，鼓励他们积极表达自己的感受和需求，从而改善他们的心理状态，提高生活质量。

案例二

患者周××，男性，76 岁。因在家持续大吼大叫伴恶心、呕吐 2 小时，急诊入院，经急诊科医师一系列检查后，请消化科会诊，诊断为急性胰腺炎，收入消化科继续治疗。家属主诉既往有阿尔茨海默病病史，家属否认高血压、糖尿病、冠心病病史，家属否认药物、食物、花粉等过敏史。入院时查体：T 36.2℃，P 80 次/分，R 19 次/分，BP 140/80mmHg，身高 158cm，体重 45kg，患者痴呆貌，失语，不能对答，对疼痛刺激表现为呻吟、哭叫。四肢屈曲性挛缩，失用性萎缩明显，不能自主翻身和移动，坐轮椅和床上有下滑现象。长期卧床，无活动能力，生活不能自理，重度依赖，由保姆陪伴照护；坠床评分 3 分，Braden 评分 9 分，为高度危险。长期半流质饮食，营养状况欠佳；家属主诉心理状况尚可，无抑郁自杀倾向；家属主诉大便每日 3～4 次，糊状，偶尔有腹泻，尿液不停溢出，使用成人一次性纸尿裤外接，每 5～6 小时更换一次纸尿裤。患者为离休人员，无经济负担，丧偶，育有一女，女儿体健，对其关心，每日来院探望，治疗依从性较好。自院外带入骶尾部 2cm×4cm×1cm 破溃，伤口基底部：黄色组织 50%，红色组织 50%；渗出液：大量黄色黏稠液体；气味：无异味；伤口边缘：不规则；周围皮肤：红肿，皮温稍增高；疼痛评分 3 分（Wong-Baker 面部表情疼痛量表）。

（一）压力性损伤分期诊断依据

3 期压力性损伤：皮肤全层缺损，溃疡面可呈现皮下脂肪组织和肉芽组织，伤口边缘有卷边（上皮内卷）现象，可能存在腐肉和（或）焦痂。深度按解剖位置而异：皮下脂肪较多的部位可能会呈现较深的创面，在无皮下脂肪组织的部位（包括鼻梁、耳郭、枕部和踝部）则会呈现为表浅的创面。可能出现潜行和窦道，但不暴露筋膜、肌肉、肌腱、韧带、软骨和骨。如果腐肉或坏死组织掩盖了组织缺损的部位，即出现不明确分期的压力性损伤。

（二）原因分析

1. 语言沟通障碍　患者周×× 因阿尔茨海默病病史出现痴呆，失语，不能对答，这对医护人员的护理构成了一定的难度。他不能清晰地表达自己的痛苦和需求，这可能会导致护理人员无法及时发现和处理他身体上的问题，如压力性损伤。

2. 生活自理能力　患者的四肢屈曲性挛缩，失用性萎缩明显，不能自主翻身和移动，这导致他的生活不能自理，严重依赖保姆。缺乏自主翻身和活动的能力，使得身体的某些部位长期承受压力，容易发生压力性损伤。

3. 躯体活动障碍　患者坐轮椅和床上有下滑现象，这使得他的身体经常处于一种不适的状态，加大了身体某些部位的压力，从而增加了发生压力性损伤的风险。

4. 皮肤潮湿　患者的尿液不停溢出，需要使用成人一次性纸尿裤外接，每 5～6 小时更换一次纸尿裤。皮肤长期处于湿润状态，不仅容易引发皮肤病，也会增加皮肤对压力的敏感性，从而增加压力性损伤的风险。

5. 营养摄入不足　患者长期半流质饮食，营养状况欠佳。营养不良可能会使皮肤的恢复能力下降，使得身体对压力的抵抗力减弱，从而容易发生压力性损伤。

6. 照顾者缺乏预防压力性损伤相关知识　患者的保姆可能缺乏对压力性损伤预防的相关知识，不能及时调整患者的体位，或者给予适当的皮肤护理，这也可能是患者发生压力性损伤的一个重要原因。

（三）护理措施

（1）首先，应对患者的创面进行清洗，以去除积存的分泌物，并对此进行留取以便后续培养分析。通过实验室检测，确认结果为金黄色葡萄球菌感染。对于这种情况，一般需要使用针对该菌种的抗生素治疗。

（2）针对患者伤口处存在的大量黄色渗液，护理策略是采用德福银敷料覆盖在伤口基底部分，然后使用透明薄型敷料进行外贴保护。根据渗出液的量，确定合适的换药频率。

（3）在此基础上，可以建立一张翻身卡并挂上高危标识。这样可以帮助照顾者更好地掌握患者的翻身频率和时间。同时，可以利用气垫床和体位垫来缓解患者的压力，骨突部位则使用美皮康敷料进行保护。在此期间，需要协助照顾者每小时为患者翻身一次。

（4）对于营养方面，可采用经鼻留置三腔营养管进行肠内营养供给，以改善患者的营养状况。

（5）为了保持患者皮肤清洁干燥，给予留置导尿管，避免尿液在皮肤表面长时间滞留，加重皮肤的湿度和刺激。

（6）定期进行被动肢体运动，并全程运动患者的关节，旨在维持关节的活动度，同时也能有效预防下肢深静脉血栓的发生。

（7）针对伤口的变化情况，应适时调整治疗计划，以便实现更好的治疗效果。

（8）针对照顾者，应教导他们变换患者体位的正确方法；操作时，应抬起患者身体，避免拖、拉、拽等可能导致患者痛苦的动作。同时，需要指导患者家属正确使用体位垫，每日清洁皮肤，保持清洁干爽，对骨突受压部位尽量避免局部按摩。

案例三

患者闫××，女性，83岁。2周前受凉，反复咳嗽、咳痰、在社区医院治疗，1天前上述症状加重伴发热，门诊诊断为肺部感染，为进一步治疗于2023年1月25日收入呼吸科治疗，患者由平车推入。体格检查：T39℃，P95次/分，R22次/分，BP140/80mmHg，身高168cm，体重45kg，神志清楚，患者1年前因外伤伤及胸椎椎体及脊髓，造成 T_9 以下截瘫，运动感觉均丧失，大小便失禁，生活不能自理。被动体位，患者在家以卧床或坐轮椅为主。营养评估：4分，低营养风险；Braden评分8分，为高度危险。患者否认糖尿病、冠心病、高血压病史，否认药物、食物、花粉等过敏史。自院外带入骶尾部6.5cm×3cm破溃，左髋部3.5cm×2.5cm破溃，两处破溃伤口均表面红润，无腐肉，伤口边缘不规则，周围皮肤颜色正常，皮温不高。左足踝外侧3cm×5cm溃疡，100%黑色痂面覆盖，下面有波动感，周围色素沉着，大量黄色渗液，恶臭味。疼痛评分4分。血标本异常值：白细胞 $28.25 \times 10^9/L$，C反应蛋白8.8，白蛋白33g/L，血红蛋白 $100 \times 10^{12}/L$。

（一）压力性损伤分期诊断依据

（1）2期压力性损伤：部分皮层缺失伴随真皮层暴露。创面床有活性、呈粉色或红色、湿润，也可表现为完整或破损的浆液性水疱。脂肪及深部组织未暴露。无肉芽组织、腐肉、焦痂。

（2）4期压力性损伤：全层皮肤和组织损失，可见或可直接触及筋膜、肌肉、肌腱、韧带、软骨或骨，创面床可见腐肉和（或）焦痂，常会出现创面边缘内卷、窦道和（或）潜行腔隙。不同解剖位置的组织损伤的深度存在差异。

（3）不可分期压力性损伤：全层皮肤和组织缺失，由于被腐肉和（或）焦痂掩盖，不能确认组织缺失的程度。只有去除足够的腐肉和（或）焦痂，才能判断损伤是3期还是4期。缺血肢端或足跟的稳定型焦痂（表现为干燥，紧密黏附，完整无红斑和波动感）不应去除。

（二）原因分析

1. **老年人**　患者已经83岁，老年人由于身体功能退化，免疫力下降，对疾病的抵抗力较差，身体恢复力也较弱。

2. **肺部感染导致体温升高**　患者因受凉并反复咳嗽、咳痰，最后被诊断为肺部感染，病情加重并伴发热。肺部感染和发热使身体在战斗感染时消耗大量能量，也对体温的调节机制造成了干扰，这两者都可能影响到皮肤的健康和整体健康状况。

3. T$_9$ 以下截瘫，运动感觉均丧失，被动体位，长期卧床和坐轮椅　患者因为 1 年前的外伤，导致了胸椎椎体及脊髓损伤，从而引发 T$_9$ 以下截瘫。这种情况导致她无法活动，长时间卧床或坐在轮椅上，加大了皮肤对压力的承受，极大增加了压力性损伤的风险。

4. 大小便失禁　大小便失禁意味着患者的皮肤长时间处于湿润状态，这对皮肤健康非常不利，会导致皮肤屏障功能下降，增加感染的风险。

5. 轻度营养不良　患者的营养评估为 4 分，表明存在低营养风险。营养状况不佳会使皮肤的修复能力下降，对感染的抵抗力也会减弱。

6. 照顾者缺乏预防压力性损伤相关知识　照护者如果不熟悉预防压力性损伤的知识，很可能在照护过程中忽视了预防压力性损伤的措施，比如定时翻身、保持皮肤干燥等，这会直接增加压力性损伤的发生风险。

以上因素，共同构成了患者目前健康问题的原因。

（三）护理措施

（1）骶尾部、左髋部 2 期压力性损伤：生理盐水清洗伤口后用清创胶 + 德湿银 + 渗液吸收贴外敷，根据渗液情况换药。

（2）左足踝外侧 3cm×5cm 溃疡，此处无法判定组织缺失程度，判定为不可分期。

详细换药经过：在与家属沟通签字同意后，选择自溶性清创方式清创。2023 年 1 月 25 日给予溶痂，先用生理盐水清洗创面，碘伏消毒后用刀片在痂皮上进行"井"字划痕，再涂抹清创胶在痂皮上，覆盖康惠尔透明贴，保持湿性环境及更好的自溶性清创。4 天后黑色痂部分溶解并软化，以不出血和不引起疼痛为原则使用无菌剪刀，小心去除 60% 的痂皮。处理过程中动作轻柔。2 月 2 日全部去除黑色痂皮，留取渗液标本，细菌培养结果为阴沟肠杆菌。再次评估伤口：4cm×6cm 溃疡 100% 黄色伴有 1cm 窦道，有大量黄色脓性渗液，无味，创缘红肿，全部深达肌肉层。重新定义为 4 期压力性损伤。处理方法：用生理盐水清洗创面，清除坏死组织，干纱布蘸干，纱布填充引流 + 无边泡沫敷料 + 普通绷带包扎固定。每日换药 1 次，同时给予头孢哌酮治疗。2 月 4 日第 3 次评估伤口：4cm×5.5cm 溃疡 100% 黄色伴有 1cm 窦道，有大量黄色脓性渗液，无味，创缘红肿，周围皮肤浸润，处理方法：用生理盐水清洗后清创 + 藻酸盐银离子 + 无边泡沫敷料覆盖 + 普通绷带包扎固定，隔天换药。2 月 6 日第 4 次评估伤口：3.5cm×5cm 溃疡 25% 红色 +75% 黄色伴 0.5cm 窦道，有中量黄色脓性渗液，无味，创缘增厚，周围皮肤浸渍。处理方法：用生理盐水清洗后干纱布蘸干，藻酸盐银离子 + 无边泡沫敷料覆盖，隔天换药。2 月 11 日第 6 次评估伤口：3cm×5cm 溃疡 50% 红色 +50% 黄色无窦道，有中量血清样渗液，无味，创缘增厚，周围皮肤正常。处理方法：更换换药方法，用生理盐水清洗后干纱布蘸干，无边泡沫敷料覆盖 + 普通绷带包扎固定。每周换药 2 次。3 月 1 日第 11 次换药评估伤口：3cm×4cm 溃疡 100% 红色有中量血清样渗液，无味，创缘正常，周围正常。处理方法：用生理盐水清洗后干纱布蘸干，无边泡沫敷料覆盖，隔天换药。患者伤口床准备好，拟定于 4 月 4 日行左大腿取皮，左足外踝植皮术。

（3）体温高：抗生素静脉输入，对症处理。

（4）建立翻身卡，悬挂高危标识，给予使用气垫床、体位垫，骨突处给予美皮康敷料保护，协助照顾者给予患者每小时翻身一次。

（5）保持患者床单整洁无褶皱，皮肤清洁干燥，给予留置导尿管。

（6）教会患者家属正确变换体位的方法；应抬起患者身体，避免拖、拉、拽等动作。指导患者家属正确使用体位垫。指导患者家属排便后及时清洗肛周皮肤并保持清洁干燥，皮肤可涂抹氧化锌软膏以防止肛周皮肤受损，对骨突受压部位避免局部按摩。

（7）嘱家属给予高蛋白、高维生素饮食，少食多餐。蛋白以优质蛋白为主，如鸡肉、鱼肉、牛肉、鸡蛋等。

案例四

患者赵××，女，82岁。患者主诉右髋部疼痛，活动受限4天，为求进一步治疗于2018年6月6日急诊入院，6月7日经骨科医师会诊后，收入骨内科病区，诊断为骨质疏松。患者平车推入，既往高血压20年，否认糖尿病、冠心病病史，否认药物、食物、花粉等过敏史，护理查体：T36.2℃，P85次/分，R19次/分，BP160/80mmHg，身高160cm，体重55kg，神志清楚。大小便：留置导尿管、便秘（3～5天解褐色成形便1次）。双上肢肌力正常，双下肢能做抗阻力动作，但未达到正常（肌力4级）。会阴部、肛周及双侧腹股沟大面积淹红伴散在破溃。左足跟部带入1cm×5cm完整褐红色压力性损伤。左臀部带入7cm×10cm 85%痂面，痂面触之有波动感，15%粉红色组织，少量黄色渗出液，无异味；伤口边缘不规则；周围皮肤红肿，皮温稍高；疼痛评分4分。坠床风险4分，脱管风险2分，Braden评分11分，静脉血阳性结果：白蛋白29.5g/L（35～50g/L），D-二聚体850μg/L（0～500g/L）。

（一）压力性损伤分期诊断依据

1. 不可分期压力性损伤　全层皮肤和组织缺失，由于被腐肉和（或）焦痂掩盖，不能确认组织缺失的程度。只有去除足够的腐肉和（或）焦痂，才能判断是3期还是4期损伤。缺血肢端或足跟的稳定型焦痂（表现为干燥，紧密黏附，完整无红斑和波动感）不应去除。

2. 深部组织压力性损伤期　完整或破损的局部皮肤出现持续的指压不变白的深红色、栗色或紫色，或表皮分离呈黑色创面床或充血水疱。疼痛和温度变化通常先于颜色改变出现。深色皮肤的颜色表现可能不同。这种损伤是由于强烈和（或）长期压力和剪切力作用于骨骼和肌肉交界面所导。该期创面可迅速发展，暴露组织缺失的实际程度，也可能溶解而不出现组织缺失。如果可见坏死组织、皮下组织、肉芽组织、筋膜、肌肉或其他深层结构，说明这是全皮层的压力性损伤（不可分期、3期或4期）。该分期不可用于描述血管、创伤、神经性创面或皮肤病。

3.4期压力性损伤　全层皮肤和组织损失，可见或可直接触及筋膜、肌肉、肌腱、韧带、软骨或骨，创面床可见腐肉和（或）焦痂，常出现创面边缘内卷、窦道和（或）潜行腔隙。不同解剖位置的组织损伤的深度存在差异。

4. 失禁性皮炎（incontinence-associated dermatitis，IAD）　是指皮肤暴露于尿液或粪便后导致的皮肤炎症反应，表现为皮肤发红，伴有或不伴有水疱、渗液、糜烂及皮肤的二重感染。失禁性皮炎也是压力性损伤的危险因素之一。

（二）原因分析

该患者 82 岁，骨质疏松，存在一系列的健康问题和生活上的困难。可以根据患者的病历和护理查体结果，对其出现压力性损伤的原因进行详细分析。

1. 皮肤潮湿　患者会阴部、肛周及双侧腹股沟大面积淹红伴散在破溃。持续的皮肤湿润环境可能导致皮肤屏障功能降低，易引发皮肤损伤。在这种情况下，即使是微小的压力，也可能导致皮肤损伤。

2. 便秘　患者存在便秘问题，导致患者舒适度降低，进而影响其对床位的调整，进一步增加压力性损伤的风险。

3. 生活不能自理　患者需要留置导尿管，说明存在一定程度的行动不便。双下肢肌力未达到正常，说明在进行体位调整时可能面临困难。长时间保持同一体位增加了压力性损伤的风险。

4. 疼痛　患者右髋部疼痛，使患者在床上的活动受限，长期保持同一姿势，增加了体位受压的风险，进而导致压力性损伤的风险增加。

5. 营养摄入不足　患者的静脉血白蛋白水平低于正常值，暗示其可能存在营养摄入不足的问题。营养不良会影响皮肤和组织的健康，降低其对压力的承受能力，从而增加压力性损伤的风险。

6. 照顾者缺乏预防压力性损伤相关知识　有效的预防和管理压力性损伤需要照顾者具备相应的知识和技能。照护者如果不能及时和有效地帮助患者改变体位，或者不能正确处理皮肤的清洁和保湿，都可能增加患者的压力性损伤风险。

在总结以上原因的同时，也必须承认，压力性损伤的产生是多因素、复杂的过程，可能涉及患者的年龄、整体健康状况、环境等诸多因素。针对该患者的情况，还需深入了解并评估其他可能存在的危险因素，以便提供更全面、有效的预防和管理措施。

（三）护理措施

（1）患者会阴部、肛周及双侧腹股沟大面积淹红伴散在破溃，处置方法：①温水冲洗，棉布蘸干，棉布保护双侧腹股沟；②保持会阴部清洁干燥。

（2）患者左足跟部 1cm×1.5cm 深部组织压力性损伤，处置方法：①左足垫高；②贴敷泡沫敷料保护。

（3）左臀部不可分期压力性损伤，处理方法：①遵医嘱每日给予换药，生理盐水清洗，晾干后用碘伏消毒，泡沫敷料减压保护；②协助每 1～2 小时翻身一次；③保持床单清洁；④协助患者进食，保证充足的营养。2018 年 6 月 12 日评估患者，左臀部压力性损伤较前无改变。给予更换处理方案：选择自溶性清创方式清创，先用生理盐水清洗创面，然后用碘伏消毒，再用刀片在痂皮上进行"井"字切开，再涂抹 20% 高渗盐水凝胶在痂皮上＋银离子敷料＋泡沫敷料保护处理。保持湿性环境及更好的自溶性清创。6 月 15 日协助医师给予床旁清创，清创后可见 6cm×9cm×3cm 组织缺损，内部可见筋膜、组织，无骨骼外露，周围有鲜红色血性渗出，重新定义为 4 期压力性损伤。处理方法：生理盐水冲洗＋生长因子外喷＋康复新液湿纱布填塞＋无菌纱布覆盖保护，每日换药。2018 年 7 月 15 日～2018 年 9 月 29 日持续换药方案，患者伤口愈合。

（4）遵医嘱给予增加骨代谢药物治疗及镇痛干预治疗。

（5）建立翻身卡，使用气垫床；床尾悬挂警示标识。

（6）给予高蛋白、高维生素、高纤维食物，多饮水，每日饮水量在 2000ml 以上。

（7）给家属讲解变换体位的方法，按时协助患者翻身，每 2 小时翻身一次。

（8）保持患者床单整洁，无褶皱，并保持皮肤清洁干燥。

案例五

患者孙××，男性，56 岁。肺结核 1 年，1 个月前受凉后出现发热，自测体温 38℃，自行在家服用退热药后体温降至正常，但其后仍每日夜间发热，口服退热药后体温降至正常，5 天前上述症状加重，出现寒战、测体温 40℃，伴呼吸困难，为进一步治疗，于 2020 年 8 月 17 日 11：00 收入我院结核 ICU，诊断为肺结核，重症肺炎。患者既往结核病病史 1 年，院外长期服用抗结核药物。否认药物、食物、花粉等过敏史，否认高血压、冠心病，糖尿病病史。入院查体：T39.5℃，P110 次/分，R25 次/分，BP132/90mmHg，身高 180cm，体重 130kg，氧饱和度 80%，口唇发绀。血标本阳性结果：白蛋白 21g/L，血红蛋白 86g/L，白细胞 11.9×10^9/L，红细胞 2.7×10^{12}/L，CPR 89.47mg/L。医生查体：患者呼吸乏力，痰液黏稠不易咳出，血氧饱和度低，上呼吸道出现水肿，出现呼吸衰竭症状，经家属同意后，科主任及主管医师在患者镇静状态下为患者经口气管插管，采用胶布固定法 + 绷带固定法，固定气管插管。现留置股静脉置管、胃管、导尿管。Braden 评分 9 分，脱管 11 分，坠床 4 分。8 月 18 日早交接班时发现患者牙垫下方左下唇内侧有 1cm×2cm 溃疡，后颈部气管套管固定带下方有 3cm×0.5cm 压之不变白的红斑。

（一）压力性损伤分期诊断依据

1. 1 期压力性损伤　局部皮肤完好，出现压之不变白的红斑，深色皮肤表现可能不同；指压变白红斑或感觉、皮温、硬度的改变可能比观察到皮肤改变更先出现。此期的颜色改变不包括紫色或栗色变化，因为这些颜色变化提示可能存在深部组织损伤。

2. 医疗器械相关压力性损伤　是指由医疗器械导致的压力性损伤，损伤部位的形状通常与医疗器械形状一致。可表现为完整皮肤损伤或开放性溃疡，可能伴有疼痛。损伤是由于强烈和（或）长期存在的压力或压力联合剪切力导致。软组织对压力和剪切力的耐受性可能会受到微环境、营养、血流灌注、合并症、并发症及软组织情况的影响。在 ICU 内有近 1/3 的皮肤压力性损伤因使用医疗器械而导致，与传统的压力性损伤常发生于骨突处不同，医疗器械相关压力性损伤多发生在脂肪组织较少的部位，如头、面、颈部。

3. 黏膜压力性损伤　由于使用医疗器械导致相应部位黏膜出现的压力性损伤称为黏膜压力性损伤。黏膜压力性损伤是由于黏膜组织对氧气管、气切管、导尿管等医疗器械压力耐受性差，从而在相应部位出现黏膜糜烂、溃疡、穿孔、瘘等压力性损伤，大部分损伤为非瘢痕性愈合。由于黏膜组织解剖结构特点，这一类损伤无法进行分期。

（二）原因分析

在此案例中，患者因病情加重而被收入 ICU。其病情包括持续高热、氧饱和度低、呼吸困难等。患者使用了多种医疗器械，包括气管插管、股静脉置管、胃管和导尿管。在治疗过程中发现患者唇部和颈部的压力性损伤。原因分析如下。

1. 压力、剪切力与摩擦力　由于患者长期卧床，颈部与床铺、气管插管固定带的摩擦及压力导致了压力性损伤。另外，气管插管对口唇内侧的持续压力也引起了黏膜压力性损伤。

2. 高热 患者持续高热，导致血液循环加快，进一步加重了皮肤对压力的敏感性，加速了压力性损伤的发生。

3. 营养摄入不足 根据检验结果，患者的白蛋白和血红蛋白水平较低，提示患者存在营养摄入不足的情况。营养不良可能使皮肤抵抗压力的能力下降，从而增加压力性损伤的风险。

4. 责任护士对压力性损伤风险防范意识不强，交接班制度落实不到位 在对患者的护理过程中，责任护士对于压力性损伤的防范意识不足，没有及时发现和处理患者的皮肤问题，这可能加重了患者的压力性损伤。同时，护士交接班制度的不完善也可能导致患者的皮肤问题被忽视。

（三）护理措施

（1）严密观察体温变化，发现问题及时报告医师。

（2）导管末端及牙垫包裹纱布，并按时给予更换位置，每天 2 次。

（3）早晚为患者进行口腔护理。

（4）气管插管上的系带松紧适宜，能以伸进 1 指为宜。

（5）在呼吸管路与气管插管连接处放一个气球，以达到支撑作用，预防压力性损伤。

（6）在固定带与皮肤之间给予美皮康保护。

（7）给予鼻饲肠内营养（高蛋白、高热量、高维生素流质饮食）。

（8）及时与医师沟通患者的病情及营养状态，必要时给予脂肪乳、氨基酸、电解质等营养药物静脉输入。

（9）定期对医护人员开展压力性损伤相关知识培训，增强防范意识。

第 5 章

造口的概述

第一节 造口护理的发展

一、肠造口治疗发展史

造口是指出于治疗疾病的目的，在患者腹壁上做开口，并将一段肠管拉出腹壁开口外，翻转缝于腹壁，从而形成利于排泄物排出的肠造口。造口不但可以解决患者的排泄问题，更重要的是可挽救患者生命。

现代造口术已有 200 余年的历史。有关造口记载的历史始于 18 世纪，当时的造口多是在战伤、外伤或嵌顿疝肠管坏死后自然愈合形成的。1793 年，法国的 Duret 医师为一个出生仅 4 天的先天性肛门闭锁婴儿做了结肠造口术，患者带着人工肛门成功生存 45 年，因此他也被誉为"结肠造口之父"。1797 年，瑞士的 Pierre Fine 为一例乙状结肠癌伴完全性肠梗阻患者实施了横结肠造口术。

19 世纪，对造口的研究仍处于探索阶段。1839 年，法国的 Jean Zulenma Amussat 对29 例结肠造口病例进行了文献回顾，经过分析，得出患者死亡的原因可能为腹膜炎，并提出了在左腰部腹膜外行降结肠造口术，他因此被誉为"腰部结肠造口之父"。1855 年，德国 Karl Thiersch 实施了失功能性横结肠造口术。1881 年，Schitsinger 和 Madelung 发明了单腔造口术，将近端结肠做人工肛门，远端结肠缝合后再放回腹腔。1883 年，Vincent Czermy 实施了首例联合直肠癌切除术，并做结肠造口。1887 年，英国 Allingham 在结肠袢式造口中主张在肠腔切开前先将结肠浆膜层与腹膜及皮肤进行缝合，并使用玻璃棒。

到了 20 世纪，肠切除及吻合技术有了长足发展。1908 年，英国 William Ernest Miles 将腹部和会阴部两组独立的手术一起完成，用于治疗直肠癌，并做永久性乙状结肠末端造口，使"腹会阴联合切除＋乙状结肠造口"成为直肠癌手术的标准术式，被称为直肠癌手术治疗史上的里程碑。1923 年，法国 Hartmann 提出治疗乙状结肠癌的 Hartmann 术，将乙状结肠和直肠交界肿瘤进行切除，直肠远端的残端进行缝合，近端做降结肠造口。1952 年，英国 Bryan Brooke 提出将回肠外翻并立即行黏膜皮肤缝合，建立回肠单腔造口，设计了节制性回肠造口，避免了许多术后并发症。造口治疗虽经不断发展，但结肠造口术的术式变化不大，乙状结肠和降结肠末端造口仍被用来治疗结肠癌、直肠癌、严重的憩室炎、大便失禁和广泛的肛周炎等。随着吻合器的广泛应用，临时性回肠造口比例增多。为了提高患者的生活质量，外科医师设计了各种储袋，1978 年，Parks 使用了回肠储袋与肛管吻合，成为目前广泛使用的手术方式。可控性结肠造口、造口栓和皮下装置等造口用品的应用发展，改变了造口患者的生活，在一定程度上提高了患者的生活质量。发展至今，相关专业人士通常将造口根据患者的需要和造口目的及部位等进行分型。

二、肠造口护理发展史

肠造口术是外科最常见的手术之一，虽然挽救、延续了患者的生命，但同时也改变了患者的外在形象和排泄途径，给患者的身心和社会功能造成了极大的影响。造口术后患者的康复问题越来越突出，因此造口的护理管理也引起越来越多医护人员的重视。

18 世纪，Daguesceau 医生首次提出使用"人工肛袋"（小皮囊），他为一个农夫做了左腹股沟部的结肠造口术，该农夫自制了一个小皮囊收集粪便，成功找到了收集粪便的装置。1917 年，英国 Lockhert Murrery 对他做的 50 例结肠造口手术进行了总结，最早提出了"造口护理"的概念。外科医师着重造口手术，很少关注护理，而护士又缺乏相关知识，护理不当，因此在现代造口术的早期，患者因造口而带来了很多痛苦。1954 年，美国克利夫兰医学中心的肛肠外科主任 Rupert B Turnbull Jr 为 Norma Gill 实施了全结肠切除及回肠造口术，之后，Norma Gill 的家人中先后出现了多名造口患者，在她与疾病抗争和护理自己与家人的过程中，深深感受到造口给患者带来的痛苦，她发誓要用自己的力量帮助造口患者。1958 年，Norma Gill 被邀请到美国克利夫兰基金会医院肛肠外科帮助患者做术后康复工作，每天跟随医生巡视病房，并接受 Turnbull 医生的培训，在他们的共同努力下，Norma Gill 成为克利夫兰第一位"造口治疗师"，为造口护理做出了重要贡献，这也是现代肠造口治疗护理的起源。1961 年，Turnbull 首次提出造口治疗和护理是一门新的学科——肠造口治疗学，并培养 Norma Gill 成为首位专业造口治疗师（enterostomal therapist，ET），负责指导造口患者如何进行护理，这也是肠造口康复治疗护理的开端，并在克利夫兰成立了第一所造口治疗学校，培养了数百名专业造口治疗师。1962 年，Turnbull 成立了美国肠造口治疗师组织，他先后改造了许多手术术式，意识到对于造口患者不仅仅是外科手术的需要，更需要掌握术后护理、饮食、造口材料的选择和安装等护理知识，开拓了现代造口护理的先河，被誉为"肠造口治疗之父"。

1978 年，Norma Gill 等成立了世界造口治疗师协会（WCET），在意大利米兰举行了两天的首次大会，由来自 15 个国家的 30 位肠造口治疗师和 20 家造口产品厂家代表参加了此次大会。其宗旨在于培训更专业的造口护理人员，为全世界的造口患者提供更好的服务。1983 年，日本造口康复治疗学会成立。1992 年，"造口治疗师"改为"伤口造口失禁护理师（wound ostomy continence nurses，WOC nurse）"。

三、中国肠造口护理发展

我国造口护理发展比较晚，1984 年，由甘肃省人民医院尹伯约等编写的国内最早关于肠造口的专著《人工肛门》，引起了人们对肠造口的关注。1988 年，喻德洪教授访问了美国克利夫兰基金医院及肠造口治疗师学校，回国后立即在第二军医大学长海医院举办了首届"肠造口培训班"，邀请了国内外知名外科专家和克利夫兰造口学校校长进行授课，并培训了国内各大医院的主治医师和护士，使造口康复治疗进入了新篇章。同年，在第二军医大学长海医院还成立了上海造口联谊会，现在每年举行一次，且有不同的主题。1993 年，Norma Gill 到中国传授肠造口护理经验及最新理念，并用奖学金资助上海两名护士赴澳大利亚肠造口治疗师学校进行学习，填补了我国肠造口治疗师的空白。1998 年，喻德洪教授在第二军医大学长海医院创办了造口博物馆和造口图书室，收藏了来自世界各地的肠造口器材、书籍、杂志、文章和照片。2000 年，广州 3 名护士和上海 1 名护士获得 Norma Gill 基金资助到中国香港接受 3 个月造口专业培训，还有护士被派到韩国、马来西亚等地接受伤口造口失禁护理培训。Norma Gill 基金倡导"结对工程"，首先在广州进行，将一个发达国家或地区与一个发展中国家结成对子，由前者帮助后者发展造口治疗护理。2001 年，中国第一所造口治疗师学校在广州中山大学成立。这是我国造口发展史上的里程碑，随后全国多地相继成立了 12 所造口治疗师学校，培养了逾千名造口治疗师。2001 年 7 月，中华护理学会召开"造口治疗专科进展"研讨会，一致认为造口护理属于专科护理的范畴。2003 年 11 月，中华护理学会在北京成立了造口、伤口、失禁护理专业学术委员会，负责造口、伤口、大小便失禁等护理，提供专业咨询服务和针对性的护理。专业委员会每年举办一次学术年会，造口康复治疗作为一门独立完整的学科在我国蓬勃发展，《中国造口护理指导意见》为规范专科工作起到了引导作用，《中华护理学会专科护士培训教材——伤口造口失禁专科护理》为全国各层级伤口造口失禁专科护士规范化培训的同质化及科学化提供了依据。

四、造口治疗师的职责

我国造口治疗师经医院推荐，学校择优录取，护士职业资格是必要条件，此外，大专以上学历、从事胃肠普通外科、泌尿外科 5 年以上工作经验、英语基础较好者优先。造口治疗师学校要求全脱产学习模式，课程包括造口护理、伤口护理、失禁护理、专业发展 4 个方面。临床实习由具有多年工作经验的国际伤口造口治疗师带教，并进行造口用品的选择、应用、造口袋更换等技术方法学习。学员还有机会参加义诊和联谊活动，加强学员与造口患者之间的交流，了解患者的心理状况，帮助处理各种并发症及其他问题。造口治疗师课程是典型的培养造口护理人员的专科课程，通过考核的学员方能获得造口治疗师学校颁发的全球教育技术协会（World Conference on Education Technology，WCET）认可的证书。

造口治疗师不仅仅是一个教育者、管理者、研究者，同时还是辅导者和联络者。主要负责造口、伤口、失禁的护理工作。

（1）造口治疗师是临床实践者，包括造口手术前定位、术前探访及心理护理。手术前，造口治疗师会对患者进行全面评估，包括患者的病情、既往史、生活习惯、家庭结构、患者及其家属对疾病的了解程度、家庭成员对工作及生活的态度、家庭活动及功能、文化程度、健康意识、患者及其家属对于造口健康教育的需求程度等。制订护理计划，针对患者及其家属的需求制订护理计划和目标，采取措施积极预防术后并发症，尽快恢复健康，回归社会，加强交流沟通，树立患者康复的信心。与患者沟通手术方法、造口手术的重要性、术后可能发生的情况及应对措施，减轻患者的顾虑和恐惧。术后负责造口患者的主要护理工作、评估及观察，并采取措施预防术后并发症的发生。术后与患者进行交流沟通，指导患者及其家属如何更换造口袋、如何观察造口部位的异常情况、如何护理造口周围皮肤等，以此提高患者的自我护理能力。

（2）造口治疗师是指导者，指导患者及其家属如何护理造口，对饮食、运动、沐浴、穿着、工作、性生活、外出、复查等方面也会进行详细指导。对于出院的患者，造口治疗师还需要进行家居探访，做好出院后的延续护理，以便更好地了解患者对造口的护理能力，及时解决出现的问题。同时，也会指导护理工作者，将造口护理专科知识融入常规护理，提高造口护理质量。传授专业知识，定期举办知识讲堂和继续教育学习班，培养护理人员，使其具备更加专业的知识，更好地服务造口患者。护理会诊，协助解决患者疑难复杂问题，主要包括准确评估患者造口情况、造口并发症及护理、伤口感染、肠瘘等，针对问题提出解决措施。同时，对于会诊的患者还应进行随访，及时解决患者出现的各种问题，提升护理质量。

（3）造口治疗师作为管理者，主要管理患者的造口护理记录，以及造口用品的使用等。造口治疗师与患者、家属、外科医师、护士、造口协会、造口用品商等都保持联系，相互沟通协作，为造口患者提供更专业的服务和咨询。

（4）造口治疗师不仅要具备专业知识，还应具备科研能力，在临床护理工作中重视总结工作经验，积极参与和开展相关护理研究，以科学研究的方式进一步深入挖掘获得新的知识，从而更好地应用到造口护理工作中。

培养造口师及专科护士，促进护理学科精细化和专业化发展，是我国临床护理的主流方向和发展趋势，临床护理专科化的发展程度是衡量护理专业化水平的重要标志。目前，随着造口伤口失禁护理的不断发展，各地医院也相继成立了相关专科护理门诊。虽然我国造口师及专科护士的发展还有很多不足，造口师及专科护士在门诊就诊没有相应的法律法规保障、造口护理也没有相对统一的标准规范，但随着造口师及专科护士工作流程的不断规范，造口治疗师学校教学质量的提升，我国护理队伍学历层次也在提高，专科护士的专业素养也必将持续提升。造口护理工作范围也将从原来的临床护理实践逐渐向专科护理研究、专科护理教育、延伸护理服务、护理技术和护理用品革新等方向更多元化地发展。相信在以后的发展中，造口师及专科护士会越来越多地发挥作用，提高专科护理服务水平，改善患者生活质量。

第二节　造口相关解剖及生理

造口可分为肠造口和泌尿系统造口，造口主要涉及的解剖部位是消化系统和泌尿系统。消化系统是所有消化器官的总称，由消化道和消化腺两大部分组成。消化系统具有消化食物、吸收营养的作用。其功能是将摄入的食物进行摄取、转运，消化食物，吸收营养，排泄废物。消化道是一条起自口腔延续咽、食管、胃、小肠、大肠到肛门的很长的肌性管道，其中经过的器官包括口腔、咽、食管、胃、小肠（十二指肠、空肠、回肠）及大肠（盲肠、结肠、直肠）等。各部形态各异，功能不同。临床上常把口腔到十二指肠的这一段消化道称为上消化道，空肠以下的消化道称为下消化道。食物在消化管内被分解成结构简单、可被吸收的小分子物质的过程称为消化。这种小分子物质透过消化管黏膜上皮细胞进入血液和淋巴液的过程就是吸收。对于未被吸收的残渣部分，则通过大肠排出体外。消化包括机械性消化和化学性消化，两者同时进行，共同完成消化过程。泌尿系统由肾脏、输尿管、膀胱及尿道组成，其主要功能是排出机体新陈代谢过程中产生的废物和多余的水。

腹壁和肠管是肠造口主要涉及的解剖部位，营养物质的消化、吸收和排泄，对维持人体正常生活及健康状态起着重要作用。

一、腹壁的解剖及生理

腹壁具有保护内脏、维持腹压、固定脏器位置、参与呼吸及躯干运动等重要作用。腹部是躯干的一部分，其上壁为膈，下壁为盆膈，向下通盆腔。腹壁在两侧以腋后线为界，分为腹前外侧壁及腹后壁，后壁为腰、骶椎及两侧的软组织，两侧壁及前壁则由三层阔肌及浅、深方的软组织构成。腹前外侧壁平坦且富有伸展性，大部分腹部手术及包括造口术在内，都选择从腹前外侧壁实施，应熟悉其解剖结构，合理地选取切口的位置，脐向左、右髂前上棘的连线，再由左、右髂前上棘向耻骨连线划成的菱形区域为最佳的造口位置区域。腹前外侧壁由浅至深包含皮肤、浅筋膜、肌层、腹横筋膜、腹膜下筋膜、壁腹膜、腹前外侧深层血管及神经。

（一）腹前外侧壁表面解剖

腹直肌鞘包裹腹直肌，腹直肌鞘后层达到下缘呈一凹向下方的弓状游离缘，称为弓状线（半环线），此线以下的腹直肌后面直接与腹横筋膜相贴。腹直肌鞘分为前、后两叶。前叶由腱膜形成，后叶在不同平面由不同组织形成。脐位于腹前正中线上，腹白线位于腹前壁正中线的皮下，由腹前外侧壁3层扁肌的腱膜在腹前正中线交织而成，由两侧的腹内外斜肌和腹横肌腱膜交织而成。腹前壁与大腿相互移行处的浅沟为腹股沟，其深面为腹股沟韧带，腹股沟管是腹股沟韧带内侧半上方由肌与筋膜间形成的腹壁组织中的一个斜行裂隙，与腹股沟韧带平行。

（二）腹前外侧壁的层次

1. 皮肤　皮肤属于体被系统，起源于胚胎的外胚层和中胚层，是人体最大的器官，从形态上，皮肤由表皮层和真皮层构成，借皮下组织与深层组织相连。皮肤覆盖身体的全部，与外界环境接触，能阻挡异物和病原体的侵入，防止体液丢失，对人体具有重要的屏障保护作用。皮肤对维持体内环境稳定十分重要，具有屏障、吸收、感觉、分泌和排泄、体温调节、代谢、免疫等多种功能。皮肤内有丰富的神经末梢，具有痛、温、触、压等感知功能。腹前外侧壁的皮肤薄且富有弹性，易与皮下组织分离，除腹股沟区皮肤外均移动性、延展性较大，适应腹部内压增大时的腹部膨胀，便于手术后直接缝合和提供皮肤与皮瓣。造口处周围皮肤应平整、健康，无凹陷、瘢痕、骨性突起等，否则易引起皮肤问题。

2. 浅筋膜层　由疏松结缔组织和脂肪组织构成。脐以上浅筋膜有一层，主要含脂肪组织，脐以下浅筋膜分为两层，浅层为含大量脂肪组织的 Camper 筋膜、深层为含弹性纤维的膜性层即 S-carpa 筋膜。浅筋膜内含丰富的浅血管、淋巴管和皮神经。浅筋膜层含大量脂肪，造口应在脐下方脂肪最高处。

3. 肌层　腹前外侧壁的肌层主要由腹直肌、腹外斜肌、腹内斜肌和腹横肌组成。腹直肌位于腹前壁正中线两侧，为上宽下窄的带形腹肌，向上止于胸骨的剑突及第5～7肋间，下起耻骨至耻骨嵴间；其前层和后层有腹直肌鞘包裹，腱划与腹直肌鞘前层紧密结合，与后层无愈合，弓状线以下腹直肌后面与腹横筋膜相贴。腹外斜肌位于胸下部和腹部的外侧皮内，起于自第 5 ～ 12 肋骨外侧及下缘，肌纤维是从外上方斜向内下方向走行，在髂前上棘与脐连线附近移行为腱膜，腱膜斜行至腹股沟区在耻骨结节外上方形成一个三角形裂隙，即腹股沟浅环（皮下环），其中髂前上棘至耻骨结节间的腱膜卷曲增厚，形成腹股沟韧带，腹外斜肌腱膜经过腹直肌前面，参与腹直肌鞘前层的构成，在腹正中线上与对侧腱膜汇合成白线。腹内斜肌位于腹外斜肌的深面，起于腹股沟韧带外侧、髂嵴和胸腰筋膜，其肌纤维向上呈放射状，移行为腱膜，分为前后两层，参与组成腹直肌鞘前后层的构成，最后止于白线。腹横肌位于腹内斜肌深面，起于第 7 ～ 12 肋软骨的后面、胸腰筋膜、髂嵴和腹股沟韧带的外侧 1/3，肌纤维呈自后向前横向走行，在腹直肌外线处移行为腱膜，参与腹直肌后鞘的组成，止于白线。腹前外侧肌群的作用是拮抗背部肌群，可使脊柱前屈和侧屈，保护腹腔脏器及维持腹压。腹直肌肥厚且腱划紧密，可预防腹直肌收缩时较大幅度地移位，故造口多处于腹直肌处，可预防造口旁疝、造口脱垂等并发症。

4. **腹横筋膜**　为深筋膜的最内层，于腹横肌的深面，是腹内筋膜衬覆于腹前外侧壁内面的部分，上方连膈下筋膜，后方连髂筋膜及盆筋膜，并在腹股沟韧带中点上 1.5cm 处形成呈漏斗状的裂孔，即内环。腹横筋膜在腹股沟区最发达，腹横筋膜与腹横肌结合疏松，但与腹直肌鞘后层紧密相连，腹横筋膜某一部位存在切口或裂孔是疝发生的重要原因之一。

5. **腹膜下筋膜**　是位于腹横膜与腹壁膜之间的疏松结缔组织，在腹下部特别是腹股沟区脂肪组织较多。

6. **壁腹膜**　即腹膜壁层，为腹前外侧壁的最内层，向上移行于膈下腹膜，向下移行于盆腔腹膜。在腹股沟韧带上方，脐外侧裂的内、外侧，分别为腹股沟内、外侧窝，是腹前壁的薄弱部位，腹腔内容物可由此突出形成腹股沟疝。壁腹膜有躯体神经分布，反应敏锐，疼痛定位准确。

7. **深层血管**　腹前外侧壁深层的动脉有穿行于腹内斜肌和腹横肌之间的下 5 对肋间后动脉、肋下动脉及 4 对腰动脉。腹上部还有腹壁上动脉，系胸廓内动脉的终支之一，位于腹直肌及腹直肌鞘后层之间。腹下部有腹壁下动脉及旋髂深动脉，两者在邻近腹股沟韧带处起自髂外动脉。腹壁下动脉行于腹横筋膜与壁腹膜之间，经深环的内侧斜向上内穿腹横筋膜，上行于腹直肌与腹直肌鞘后层之间，在脐附近与腹壁上动脉相吻合，并与肋间后动脉的终末支在腹直肌的外侧缘相吻合。腹壁下动脉的体表投影为腹股沟韧带中、内 1/3 交界处与脐的连线。做腹腔穿刺时宜在此线的外上方，可避免损伤此动脉。腹壁下动脉、腹直肌外侧缘和腹股沟韧带内侧半所围成的三角区域，称为腹股沟三角，腹股沟直疝即由此三角区突出，腹股沟斜疝则从腹壁下动脉外侧的深环进入腹股沟管。腹壁的深静脉与同名动脉伴行。

8. **神经**　第 7 ～ 12 胸神经前支斜向前下，行于腹内斜肌与腹横肌之间，至腹直肌外侧缘处进入腹直肌鞘，髂腹下神经起自第 12 胸神经及第 1 腰神经前支，在腹内斜肌与腹横肌之间，穿过腹内斜肌向内下方达腹外斜肌腱膜的深面。髂腹股沟神经在髂腹下神经下方相距约 1 横指并与其平行，经腹股沟管，位于精索的外侧，出浅环后分布于阴囊前部的皮肤。腹股沟疝手术时，注意勿损伤神经。生殖股神经在腹股沟韧带上方分为股支和生殖支。

二、肠的解剖及生理

（一）小肠的解剖及生理

1. 小肠的解剖　小肠始于十二指肠，止于回盲瓣，是食物消化吸收的主要器官，上接幽门与胃相通，下续盲肠，止于回盲部。小肠全长 5 ~ 7m，按位置和形态可分为十二指肠、空肠和回肠 3 部分。小肠管壁由黏膜、黏膜下层、肌层和浆膜构成。黏膜向肠腔内隆起形成多个环形皱襞，黏膜表面有大量小的突起，称为小肠绒毛；绒毛表面覆有肠上皮，肠上皮由柱状细胞、杯状细胞和内分泌细胞构成；绒毛根部的上皮下陷至固有层，形成管状的肠腺，其顶端开口于绒毛根部之间，分泌大量肠液，绒毛和肠腺与小肠的消化吸收功能密切相关。黏膜底部为黏膜肌，将黏膜与黏膜下层分隔，黏膜下层由疏松的结缔组织组成，其内含有血管、淋巴管和神经丛。肌层包括内层环肌和外层纵肌两层，两层之间有肌肉神经丛。浆层是空回肠的外膜，包被小肠，并与小肠系膜相连。

十二指肠界于胃与空肠之间，大部分均位于腹膜后方，全长约 25cm，呈 C 形包绕胰头，可分为上部、降部、水平部和升部，是小肠中长度最短、管径最大、位置最深且最坚固的部分。十二指肠最开始的 10cm 左右表面光滑，其余部分都有皱褶、小突起（绒毛）和更小的突起（微绒毛），它们显著地增加了十二指肠表面面积，有利于营养物质的吸收。十二指肠同时接受胃液、胰液、胆汁，其消化功能十分重要。起自十二指肠悬韧带的小肠为空肠，空肠之后为回肠，两者之间没有明显的解剖学分界。空肠与回肠均由肠系膜连于腹后壁，合称为系膜小肠，其活动度大，在腹腔内迂曲盘旋形成肠样，一般将系膜小肠的近侧 2/5 称为空肠，远侧 3/5 称为回肠。两者在形态上的比较：空肠较短，管径较粗，黏膜表面积远大于回肠，肠系膜内脂肪少，血管弓大而疏，分级少，颜色较红；回肠管径较厚，脂肪含量越来越多，血管较薄，血管较少，颜色较浅。空肠和回肠由黏膜层、肌层、黏膜下层和外膜 4 层结构构成，黏膜层形成很多环状裂，裂上有大量小肠绒毛，因而极大地增加了小肠的吸收面积。回盲瓣是位于回肠及大肠之间的单向活瓣，与回盲瓣括约肌一起控制食糜由小肠向大肠的排空。

2. 小肠的生理功能　小肠是食物消化吸收最重要的场所，食物经过小肠内的胰液、胆汁和小肠的化学性消化及小肠运动的机械性消化后，基本完成了消化过程，同时营养物质被小肠黏膜吸收。

小肠中的胰液是胰腺分泌的无色碱性液体，胰腺的外分泌腺的腺泡细胞产生各种胰酶，导管壁细胞产生水和二氧化碳，两者共同组成胰液，成人每日分泌约 2L 胰液，胰液的成分主要包括碳酸氢盐、蛋白酶原、胰淀粉酶、胰脂肪酶、其他酶类（如多肽、酶类、核糖核酸）、胰蛋白酶抑制因子等。碳酸氢盐可以中和胃酸，保护肠黏膜，提供消化酶活动的适宜环境；蛋白酶原包含胰蛋白酶原和糜蛋白酶原，共同作用时将蛋白质分解为氨基酸；胰淀粉酶将淀粉分解成麦芽糖、葡萄糖后被吸收；胰脂肪酶将三酰甘油分解为甘油、单酰甘油、脂肪酸后被人体吸收。

胆汁是由肝细胞分泌的液体，不含消化酶，是持续分泌、间歇排放的，含胆盐、胆固醇、胆色素。胆盐的作用是乳化脂肪，增加酶作用面积，与脂肪形成水溶性复合物，促进脂溶性维生素吸收，促进胆汁的自身分泌（肠 - 肝循环）。正常情况胆汁和胆盐按一定比例存在，当胆固醇成分增多，比例增加时易产生胆石症。

小肠液由十二指肠腺和肠腺产生，成人每日分泌 1 ～ 3L，大量消化液可以稀释消化产物，使其渗透压降低，有利于吸收。小肠液的成分是水、黏蛋白、无机盐、多种消化酶，其中最重要的肠激酶由小肠腺分泌，其他酶随上皮细胞脱落进入小肠液。小肠液的作用是中和胃酸，保护十二指肠黏膜免遭侵蚀；稀释肠腔内容物，利于吸收；肠激活酶激活胰蛋白酶原；肠淀粉酶水解淀粉成麦芽糖；其他酶如蔗糖酶、麦芽糖酶、乳糖酶、肠肽酶、肠脂肪酶等各自发挥作用，利用消化的进行。

小肠的运动属于机械性消化，分节运动是小肠特有的运动形式，是以环形肌为主，有规律地收缩和舒张，促进食物与消化液充分混合，增加食物与肠壁的接触，挤压肠壁有助于血液和淋巴的回流，推进肠腔内容物下行。蠕动是小肠环肌与纵肌自十二指肠向大肠方向依次发生的推进性收缩与舒张运动，蠕动速度慢，蠕动波弱，传播距离近，常伴随分节运动。小肠的黏膜和绒毛的运动也有利于消化吸收，黏膜皱褶活动，小肠绒毛的伸缩运动可挤压血液和淋巴液前进，增加了小肠对食物的吸收。

（二）大肠的解剖及生理

1. 大肠的解剖　大肠为消化道的下段，其上口起自盲肠，下端接肛门，全长 1.5m，分为盲肠、阑尾、结肠、直肠和肛管 5 部分。大肠的管径较粗，肠壁较薄，在结肠和盲肠具有 3 个区别于小肠的特征性结构，即结肠带、结肠袋和肠脂垂。

（1）盲肠：是大肠的起始段，长 6 ～ 8cm，位于右髂窝内，与回肠交接处有回盲瓣，其下为盲端，有孔与阑尾相接，上接升结肠。盲肠主要由回结肠动脉供血。盲肠与阑尾的静脉与动脉伴行。

（2）阑尾：是细长弯曲的盲管，在腹部的右下方，位于盲管与回肠之间，从盲肠下端内侧壁向外延伸的一条细管状器官，因外形酷似蚯蚓，故又称为蚓突。阑尾长度因人而异，一般长 5 ～ 7cm，偶有长达 20cm 或短至 1cm 者。成人阑尾的管径多为 0.5 ～ 1.0cm，并随着年龄的增长而缩小，易被粪食阻塞，形成阻塞性阑尾炎。阑尾的体表投影点通常在右髂前上棘与脐连线的中、外 1/3 交点处，该点称为麦氏（McBurney）点。

（3）结肠：为盲肠与直肠之间的一段大肠，呈 M 形，围绕空回肠周围。结肠由升结肠、横结肠、降结肠和乙状结肠 4 部分组成。升结肠起于盲肠，长 12 ～ 20cm，上缘在肝下与横结肠相连，形成结肠肝曲；升结肠属于腹膜间位器官，其后方借疏松结缔组织与腹后壁相连，活动性小。横结肠是结肠中最长、最活动的部分，长 40 ～ 50cm，起自结肠肝曲，向下弧状弯曲左行至左季肋区，在脾脏面向下处，折成结肠左曲，与降结肠相续；横结肠为腹膜内位器官，后方借结肠系膜附着胰腺，前方被大网膜所覆盖；横结肠活动度较大，其中间部分可降至盆腔。降结肠上自结肠左曲与横结肠相接，下在髂嵴水平与乙状结肠相连，长 20 ～ 25cm；降结肠属于腹膜间位器官，内侧为左侧肠系膜窦和空肠袢，后方与腹后壁相连，外侧为左侧结肠旁沟，比升结肠位置更深。乙状结肠起自降结肠，沿左髂窝转入盆腔内，全长呈"乙"字形弯曲，至第 3 骶椎平面转为直肠；乙状结肠长约 40cm，活动度大，有时可发生肠扭转。

结肠的动脉包括发自肠系膜上动脉的回结肠动脉、右结肠动脉、中结肠动脉，发自肠系膜下动脉的左结肠动脉和乙状结肠动脉。肠系膜上、下动脉分出数个结肠支，在结肠边缘形成动脉弓，后在结肠内缘互相交通。静脉多与动脉伴行。右半结肠的淋巴大部分汇入肠系膜上淋巴结，左半结肠的淋巴大部分汇入肠系膜下淋巴结，肠系膜上、下淋巴结的输出管直接或经腹腔干根部的腹腔淋巴结汇入肠干。

（4）直肠：位于盆腔下部，全长 12 ～ 15cm。沿第 3 骶椎前方正中与乙状结肠相续，沿骶骨凹面下降，终止于肛门。直肠行程不是直线而是弯曲的。在矢状面上形成两个明显的弯曲：直肠骶曲和直肠会阴曲；在冠状面上有 3 个突向侧方的弯曲，但不恒定，一般中间较大的一个凸向左侧，上、下两个凸向右侧。直肠内有 3 条皱襞，其中两条在左，一条在右，高度不同，围绕直肠一周，支载粪块。临床进行直肠镜、乙状结肠镜检查时，应注意这些弯曲和皱襞，以免损伤肠壁。

（5）肛管：外科学肛管是指肛缘到肛管直肠环平面的部分，长约 4cm。解剖学肛管指齿状线至肛缘的部分，长约 2.5cm。通常各肛柱上端的连线称为肛直肠线，是直肠和肛管的分界线；将连接各肛柱下端与肛瓣边缘的锯齿状环形线称为齿状线。肛管直肠肌肉由内括约肌、外括约肌、提肛肌、尾骨肌组成。肛门内括约肌为不随意肌，受自主神经支配，平时处于收缩状态，排便时扩张呈圆形。肛门外括约肌包括深部、浅部、皮下部 3 部分，都是随意肌，深部有控制排便的作用，受第 1 ～ 4 骶神经的肛门神经及会阴神经支配。肛管直肠环由耻骨直肠肌、内括约肌与外括约肌的深部和浅部、直肠纵肌的一部分联合构成。

2. **大肠的生理功能**　大肠的主要功能是对食物残渣的水分、维生素、无机盐进行吸收，并将食物残渣自身形成粪便，是人体消化系统的重要组成部分。

（1）大肠液的生理功能及其分泌调节：大肠液富含黏液和碳酸氢盐，其作用是其分泌的黏液保护肠黏膜和润滑粪便，主要由食物残渣对肠壁机械刺激引起分泌，副交感神经使其分泌增加，交感神经使其分泌减少。目前尚未发现重要的体液调节。

（2）大肠内的细菌活动：大肠内有很多种细菌，大肠埃希菌、葡萄球菌、乳酸杆菌等，正常时，菌群之间相互制约，保持菌群间的平衡，不会成为致病菌。细菌产生的酶能分解食物残渣，产生乳酸、二氧化碳、沼气、吲哚、胺类及少量硫化氢等。细菌能利用肠内较简单的物质合成 B 族维生素和维生素 K。长期使用广谱抗生素，可引起上述维生素缺乏。此外，大肠内的细菌有产气作用。

（3）大肠运动和排便反射：大肠运动的形式有袋状往返运动、分节或多袋推进运动、蠕动。袋状往返运动是空腹时最常见的运动，由结肠环肌无规律的自发性收缩引起，使结肠袋中的内容物向相反方向做短距离的往返移动，使内容物与肠黏膜充分接触，促进水和电解质的吸收，使粪便变稠、变干燥。分节运动是结肠环肌有规律地收缩，将内容物推向远端相邻的结肠袋内，收缩结束后，缓慢地向远端推移粪便。多袋推进运动又称集团蠕动，始于横结肠，移行到降结肠或乙状结肠，见于进食后，最常发生在早餐后 1 小时内，由十二指肠 - 结肠反射引起。蠕动时，将肠内容物推进到远侧肠腔内，是结肠运动的主要形式。

大肠内容物到达降结肠时，形成半固体状的粪便，依靠大肠的蠕动，粪便经乙状结肠到达直肠，刺激直肠压力感受器，产生一些神经反射，到达初级排便中枢，和大脑皮质进行信号的传导，冲动传到盆神经及阴部神经，会引起降、乙状结肠和直肠收缩，肛门内括约肌和外括约肌舒张，产生排便，这就是排便反射。

（4）大肠的吸收：大肠主要吸收水分和无机盐，以及少量葡萄糖和一些药物，但不能吸收蛋白质和脂肪。

三、泌尿系统的解剖及生理

泌尿系统由肾脏、输尿管、膀胱及尿道组成，是人体代谢产物的重要排泄途径，其主要功能是排出机体新陈代谢过程中产生的废物和多余的水，以尿的形式排出，保持机体内环境的平衡和稳定。

（一）肾脏

肾脏为实质性器官，左、右各一，为成对的扁豆状器官，可分为上、下两端，前、后两面，内、外侧两缘。肾上端靠近脊柱，距正中线 3～4cm，下端倾向外下方，距正中线 5.5～7.5cm，左肾上端平第 11 胸椎体下缘，下端平第 2 腰椎体下缘，右肾因受肝脏的影响，位置稍低于左肾 1～2cm。左、右第 12 肋分别斜过左肾后面中部和右肾后面上部。肾的内侧缘有肾门、肾蒂、肾盂、肾窦。肾门是肾的内侧缘中部的凹陷，为肾动脉、肾静脉、肾盂、神经及淋巴管等结构出入部位；出入肾门所有的结构被结缔组织包绕成肾蒂，肾蒂内主要结构顺序从前向后为肾静脉、肾动脉、肾盂，从上到下为肾动脉、肾静脉、肾盂；肾窦是肾门向肾实质内凹陷而形成的腔隙，其内含肾小盏、肾大盏、肾盂等。肾外缘为凸面。肾动脉分为几级的分支，每支肾段动脉分布到一定区域的肾实质。

肾的被膜分为 3 层，由外向内依次为肾筋膜、脂肪囊和纤维囊。肾筋膜质较坚韧，分为前、后两层，两层筋膜从前、后方共同包绕肾和肾上腺。脂肪囊为脂肪结缔组织，位于纤维囊外周，紧密包裹肾脏的脂肪层，保护肾脏不受外伤。纤维囊为肾的固有膜，对肾脏有保护作用，其坚韧而致密，包裹于肾实质表面，与肾组织联结疏松，易于剥离，剥离困难即为病理现象。

肾脏内部结构可分为肾皮质和肾髓质。肾实质外层为皮质，内侧为髓质。肾皮质呈红褐色，由肾小球和肾小管所构成。髓质分为肾柱，15～20 个肾锥体，锥体底部向凸面，尖端向肾门，锥体主要组织为集合管，锥体尖端称肾乳头，肾锥体与 7～8 个肾小盏相连接。皮质吸收有害物质通过渗入锥体、乳头产生尿液进入肾小盏，汇集成 2～3 个肾大盏，进入集合系统肾盂。

（二）输尿管

输尿管是一对细长的位于腹膜外位的肌性管道，脊柱两侧，左、右各一。起于肾盂末端，下端止于膀胱。成人长 20～30cm，管径 0.5～1cm，最窄处管径 0.2～0.3cm，全程有 3 处狭窄，分别为肾盂输尿管移行处、输尿管跨过髂血管处、输尿管壁内部。输尿管的狭窄处常是结石的阻塞部位，尤其肾盂输尿管移行处的狭窄性病变，是导致肾盂积水的重要原因之一。

输尿管分为输尿管腹部、输尿管盆部和输尿管壁内部 3 部分。输尿管腹部起自肾盂下端至跨越髂血管处。通常在血管后方走行，达骨盆入口处。输尿管盆部从跨越髂血管处至膀胱底，两侧输尿管到达膀胱后壁处相距约 5cm，男、女输尿管脏部走行不同。输尿管壁内部位于膀胱壁内，长约 1.5cm，当膀胱充盈时，壁内部的管腔闭合，加上输尿管的蠕动，有阻止尿液反流至输尿管的作用。

输尿管神经由肾神经丛、精索丛及腹下丛支配。输尿管的传入神经十分丰富，是输尿管结石和留置单 J 管疼痛的主要原因。

（三）膀胱

膀胱是储存尿液的肌性囊状器官，其形状、大小、位置和壁的厚度随尿液充盈程度而异。通常正常成人的膀胱容量平均为 350 ～ 500ml。正常膀胱位于耻骨联合后面，空虚时全部位于小骨盆腔内，充盈时膀胱腹膜返折线可上移至耻骨联合上方。

空虚的膀胱呈三棱锥形，分为尖、体、底和颈 4 部分。膀胱尖朝向前上方，由此沿腹前壁至脐之间有一皱襞为脐正中韧带。膀胱的后面朝向后下方，呈三角形，称为膀胱底。膀胱尖与膀胱底之间为膀胱体。膀胱的最下部称膀胱颈，与男性的前列腺底和女性的盆膈相邻。

膀胱的内面由一层黏膜覆盖，当膀胱壁收缩时，黏膜聚集成皱襞称为膀胱襞。在膀胱底内面，左、右输尿管口和尿道口之间的三角形区域，称为膀胱三角。此处的膀胱黏膜与肌层紧密连接，缺少黏膜下层组织，无论膀胱扩张或收缩，始终保持平滑状态，是肿瘤、结核和炎症的好发部位。两输尿管之间的黏膜形成输尿管间襞，是临床上寻找输尿管口的标志。

（四）尿道

男性尿道长且弯曲，长 16 ～ 22cm，具有排精和排尿的功能，起自膀胱的尿道内口，止于阴茎头的尿道外口。分为前列腺部、膜部和海绵体部 3 部分。男性尿道有 3 个狭窄，即尿道内口、膜部、尿道外口；3 个膨大，即前列腺部、尿道球部、尿道舟状窝；两个弯曲，即耻骨下弯和耻骨前弯。临床上把尿道海绵体部称为前尿道，把尿道膜部和尿道前列腺部称为后尿道。

女性尿道平均长 3 ～ 5cm，较男性尿道短、宽而直。其走行向前下方，穿过尿道生殖膈，开口于阴道前庭的尿道外口。尿道内口周围由膀胱括约肌所环绕，尿道外口由尿道阴道括约肌所环绕。

第6章

造口手术与治疗

第一节　造口的分类

造口是因治疗需要而用外科手术的方式将人体空腔脏器在体表所做的开口。肠造口是常见的外科治疗手段，主要用于结直肠癌、炎性肠病、肠梗阻、肠扭转、肠套叠、食管癌、胃癌、肠穿孔、家族性腺瘤性息肉病、膀胱癌等疾病的治疗。肠造口是指出于治疗疾病的目的，在患者腹壁上所做的开口，并将一段肠管拉出腹壁开口外，翻转缝于腹壁，从而形成了利于排泄物排出的肠造口。

一、输入式造口和排放式造口

根据功能，造口大致分为输入式造口和排放式造口。

输入式造口用于食管梗阻或其他原因不能经口摄入营养物，从而进行营养支持。营养物质可通过造口直接进入胃肠道，多为临时性造口，如胃造口和空肠造口。胃造口是在腹壁上做一开口，造瘘管进入胃内，使胃与腹壁之间建立一个通向体外的通道，主要供给营养物质，必要时胃造口也可用于胃肠减压，适用于不能吞咽或吞咽困难、各种神经病变不能经口进食者、腹部手术后胃肠淤积、食管穿孔、食管气管瘘、严重的胆外瘘等疾病。空肠造口是空肠内与腹壁之间建立的一个通向体外的通道，在腹壁上形成造口，主要是为了肠道减压和供给营养物质，适用于胃排空障碍、胃出口不全梗阻、有反流误吸危险、食管狭窄而不能手术解除等疾病，可经空肠造口补充营养。

排放式造口用于排泄物的排出。大多数用于排泄粪便的肠造口都属于排放式造口，如结肠造口、回肠造口；用于尿流改道的泌尿造口也属于排放式造口。

二、暂时性造口和永久性造口

根据时效性，造口可分为暂时性造口和永久性造口。

暂时性造口用于暂时通过造口将肠内容物排出体外，其目的是保证炎症愈合或手术部位愈合；当疾病或瘢痕组织导致肠道堵塞时，暂时性造口是行肠道手术前的必需准备。回肠造口、结肠造口均有，可以还纳，回肠造口术是最常用的临时性造口方式，留置时间一般为 3 个月。

永久性造口常见于结直肠癌患者；由于对肠道不可逆性损伤，不可能恢复肠道正常功能的患者；肛门括约肌不能正常发挥作用，或切除肛门的患者。造口用于替代肠道做内容物的输出，如结肠造口、回肠造口、泌尿造口。

三、单腔造口、袢式造口和双腔造口

根据造口方式，分为单腔造口、袢式造口和双腔造口。

单腔造口是将肠道切成两段，一端提出到皮肤表面，在腹壁仅有一个开口。通常先切除病变的肠段，游离近端肠道，通过切口拉出腹壁，黏膜外翻并与腹壁缝合，通常远端肠管多移除或封闭于腹腔内。单腔造口大多是永久性造口，结肠单腔造口用来直肠癌或肛门部恶性肿瘤及无法修复的直肠肛门损伤，而回肠单腔造口常用于感染性肠炎、家族性息肉病和结直肠癌。

袢式造口是将一段肠管通过腹壁提出至皮肤表面，用支撑棒或支撑架支持防止缩回腹腔，支撑棒通常放置 10 ～ 14 天，纵向切开肠壁，黏膜外翻形成两个开口，分层缝合固定于腹壁。近端为功能袢，可有粪便排出，远端为非功能袢。

双腔造口是将肠管两个断端分别提出至皮肤表面，形成两个独立的肠造口。

四、消化系统造口和泌尿系统造口

根据造口部位分类，可分为消化系统造口和泌尿系统造口。

消化系统造口有胃造口、小肠造口、大肠造口。小肠造口有空肠造口、回肠造口。大肠造口有直肠造口、升结肠造口、横结肠造口、降结肠造口、乙状结肠造口。肠造口的基本作用是代替原来的肛门行使排便功能，从而维持消化道的正常生理功能。

泌尿系统造口是为解决泌尿系梗阻，或泌尿系统某一器官发生严重不可复性病变，不能用尿路成形方法恢复从尿道排尿，取新的途径将尿液排出体外而将尿路直接或间接开口于腹壁形成的开口。泌尿系统造口有输尿管皮肤造口、回肠膀胱造口、结肠膀胱造口等。

第二节　造口相关疾病

一、消化系统造口相关疾病

（一）结直肠癌

结直肠癌即大肠癌，是结直肠组织细胞发生恶变而形成的，结肠癌是指回盲部至乙状结肠、直肠交界处之间的癌，直肠癌是指乙状结肠、直肠交接处至齿状线之间的癌。发生率高，每年全球结直肠癌患者都超过百万，男性高于女性，其中直肠癌的发病人数高于结肠癌，各地区的发病率有显著差异，与生活习惯有关。

结直肠癌的病因可能与下列因素有关：①遗传因素；②饮食因素，高脂肪、高动物蛋白、低纤维食物与结直肠癌的发病密切相关；③疾病因素，慢性炎症与癌前病变。

最常见的结直肠癌是腺癌，其他还有鳞状细胞癌、淋巴癌等，可通过直接浸润、种植转移、淋巴转移和血行转移 4 种途径扩散。

结直肠癌患者早期可无症状，随着病程进展，可出现排便习惯和粪便性质改变。如便频、腹泻、便秘；大便带血及黏液，或大便呈黑色；排便时疼痛、排便不尽感、肛门下坠感；

肠腔逐渐狭窄，大便变形、变细；肿瘤转移还可出现全身症状，不明原因的贫血、体质减轻等。

结直肠癌以手术治疗为主，配合放疗、化疗、免疫治疗、中医治疗等。①手术治疗：对于早期而又能切除的Ⅲ期以内的结肠癌和没有手术禁忌的直肠癌，尽量行根治性手术，对于身体不能耐受手术或已有转移的患者，则不宜手术。常见的结肠癌手术有左或右半结肠切除术、横结肠切除术、乙状结肠癌根治术、姑息性切除。直肠癌分为低位直肠癌、中位直肠癌、高位直肠癌，手术方式根据病变部位、大小、细胞分化度等综合判断，常见的手术有腹会阴联合直肠癌根治切除术（Miles 手术）、经腹直肠癌切除、直肠低位前切除术（Dioxon 手术）、腹腔镜直肠癌切除术，另外还有经腹直肠癌切除、近端造口、远端封闭手术（Hartmann 手术）。②放、化疗：术前放疗可控制原发病灶，提高手术切除率，术后放疗可用于有淋巴转移或手术无法切除的残余病灶。高危Ⅱ期和Ⅲ期结直肠癌术后应行辅助化疗。

（二）炎性肠病

炎性肠病是一种特殊的慢性肠道炎症性疾病，主要包括克罗恩病和溃疡性结肠炎。近年来，其发病呈上升趋势。病因和发病机制尚未完全明确，目前认为是由环境、遗传、感染和免疫等多因素相互作用所致。肠道黏膜免疫系统在炎性肠病的发生、发展、转归过程中发挥着重要作用。

溃疡性结肠炎以大肠黏膜炎症和深层溃疡为特征，病变过程并非只局限于黏膜上皮细胞，同时可侵及固有层、黏膜肌层，克罗恩病以肠壁透壁性炎症、肉芽肿性炎症为特征。

炎性肠病起病大多缓慢，多表现为发作期与缓解期交替，临床表现与疾病类型、部位、并发症等有关。溃疡性结肠炎主要表现为腹泻、腹痛、里急后重、发热及多种肠外表现，如口腔黏膜溃疡、皮肤黏膜结节性红斑、关节炎等，腹泻和黏液脓血是溃疡性结肠炎最主要的症状。腹痛、腹泻、体重下降是克罗恩病的主要症状，还可伴有恶心、呕吐和肛门直肠周围改变，血便较少见。

目前炎性肠病采用综合治疗模式，可给予氨基酸水杨酸制剂、糖皮质激素、免疫抑制剂等药物治疗控制病情，在一定的条件下，外科手术治疗能有效控制和缓解症状。溃疡性结肠炎可经全结直肠切除术治疗，而克罗恩病手术治疗常常仅是对其并发症的处理，另外还有结肠次全切除术回肠造口术、大肠切除术加回肠储袋肛管吻合术等手术治疗方式。

（三）肠梗阻

肠梗阻是常见的急腹症之一，指由于各种原因造成肠内容物通过障碍，病情差别大，变化快，临床特征凶险。

按不同的病因可分为机械性肠梗阻、动力性肠梗阻、血运性肠梗阻。机械性肠梗阻临床上最常见，病因为肠外压迫，如嵌顿性外疝、肿物压迫等；肠壁病变；肠腔堵塞，如老年人易便秘等。动力性肠梗阻是由于肠壁肌肉运动功能失调所致，并无肠腔狭窄，可分为麻痹性肠梗阻、痉挛性肠梗阻，麻痹性肠梗阻主要由腹部手术、感染等造成，痉挛性肠梗阻少见，主要由铅中毒等造成。血运性肠梗阻的病因有动脉栓塞、静脉血栓形成等导致肠管血运障碍，出现肠功能障碍，出现肠麻痹，造成坏死。按有无血运障碍可分为单纯性肠梗阻和绞窄性肠梗阻。单纯性肠梗阻无血运障碍，绞窄性肠梗阻有血运障碍，主要原因是肠系膜血管受压，如肠扭转、肠套叠、嵌顿疝、内疝，肠腔内压力增加，发生血管病变。

发生肠梗阻后，梗阻近端肠腔扩张积液，肠蠕动亢进，引起反射性呕吐，使得肠壁静脉回流受阻，血液、液体积聚在肠壁，造成肠壁水肿，肠壁通透性增加，造成肠腔内液体渗出到腹腔，体液丢失，进而有效循环血容量减少，出现脱水，梗阻部位以上的肠管扩张与体液丢失、细菌的繁殖及毒素的吸收、肠管内压力升高影响肠黏膜的吸收作用，也使肠壁的血液循环发生障碍，引起肠壁坏死，一旦肠腔内细菌毒素进入腹腔和血液循环，就会导致感染中毒甚至休克。

肠梗阻的临床表现：①腹痛，肠梗阻的患者大多有腹痛，单纯性肠梗阻为阵发性绞痛，发作间歇期疼痛缓解，绞痛期间伴有肠鸣音亢进。绞窄性肠梗阻疼痛随着病情发展变重。②呕吐。③腹胀。④排气与排便停止。⑤全身症状。单纯性肠梗阻患者一般无明显的全身症状，但呕吐频繁和腹胀严重者必有脱水，血钾过低者有疲软、嗜睡、乏力和心律失常等症状。绞窄性肠梗阻患者的全身症状最显著，很快进入休克状态。伴有腹腔感染者，腹痛持续并扩散至全腹，同时有感染和毒血症表现。

机械性肠梗阻的早期常可听到肠鸣音亢进及气过水声。腹部可有压痛，压痛的范围取决于肠管水肿的范围，压痛、绞痛时伴有肠型或蠕动波。当发生绞窄性肠梗阻时，可伴有腹膜刺激征。对于特定的肠梗阻，如肠扭转、肠套叠、内疝等造成的肠梗阻，可触及位置固定、有压痛的包块。

肠梗阻的治疗取决于病理生理改变，肠腔扩张、积气积液造成的肠膨胀给予胃肠减压，呕吐等造成的体液丢失给予补液，出现感染和毒血症给予抗感染治疗，同时积极解除梗阻的原因，判断是否需要手术治疗。单纯性肠梗阻给予胃肠减压、补液、应用抗生素，口服肠道润滑剂，低压灌肠，治疗过程中密切观察病情，若24～48小时无缓解，怀疑绞窄性肠梗阻，给予手术治疗。对于初期即怀疑绞窄性肠梗阻，可进行短时间的保守治疗，若症状不缓解，给予手术治疗。手术治疗指征一般为肠道肿瘤、瘢痕性狭窄、先天畸形，绞窄性肠梗阻，非手术治疗无效。手术方式原则是快速、简单，去除病因，如果有肠管坏死，行肠切除吻合和肠造口术。

（四）肠扭转

肠扭转是肠管的某一肠段沿一个固定点旋转而引起的，顺时针旋转者居多。肠扭转后肠腔受压而变窄，引起梗阻、扭转与压迫影响肠管的血液供应，导致绞窄性肠梗阻。还有一种梗阻为闭袢式肠梗阻，多由饱餐后剧烈运动所致。

大多数肠梗阻发生在小肠，小肠扭转多见于青壮年，诱因是饱餐后即进行劳动或剧烈运动，表现为突然腹痛，疼痛放射至腰背部，姿势体位突然改变，患者是膝胸卧位或蜷曲侧卧位，腹膜炎时呕吐频繁、腹胀不显著，绞窄性坏死时易休克。乙状结肠扭转多见于老年人，常有便秘的习惯，除腹部绞痛外，有明显腹胀，而呕吐一般不明显，腹部X线片可见马蹄状双腔充气肠袢，钡灌肠可见钡液止于直肠上端，尖端呈鸟嘴形。

小肠扭转早期可先给予胃肠减压、手法复位等保守治疗，出现腹膜炎或保守治疗无效时应行手术治疗，将扭转的肠袢复位，同时观察血运，若肠袢坏死，切除坏死的肠袢，行小肠端端一期吻合。乙状结肠扭转后须禁食、胃肠减压，试用肠镜通过梗阻部位，并置肛管减压，缓解后应择期手术。

（五）肠套叠

肠套叠是指一段肠管套入与其相连的肠腔内，并导致肠内容物通过障碍，是小儿肠梗阻的常见病因，80% 发生于 2 岁以下儿童，多为回肠末端套入结肠。小儿肠蠕动活跃，在添加辅食的年龄，可因肠蠕动紊乱而发生肠套叠，成人肠套叠多发生在有病变的肠管。

肠套叠的三大典型症状是腹痛、血便、腹部肿块。空气或钡剂灌肠 X 线检查可见空气或钡剂在套叠处受阻，阻端钡剂呈杯口状或弹簧状阴影。

小儿肠套叠多为原发性，可应用空气或钡剂灌肠法复位，疑有肠坏死时禁止使用。灌肠法不能复位、疑有肠坏死、继发性肠套叠时行手术治疗。

（六）大肠穿孔

肠穿孔是指肠管病变穿透肠管壁导致肠内容物溢出至腹膜腔的过程，肠道内的细菌同样进入腹腔，引起腹胀、腹痛、腹膜炎等症状，发展迅速，严重者出现感染性休克甚至死亡。肠穿孔是由于肠坏死、外伤或某些疾病引起，如炎性肠病、大肠癌、肠伤寒、阿米巴肠痢疾等。

一旦发生肠穿孔，应积极治疗，纠正水、电解质失调，纠正休克，抗感染治疗，根据穿孔的部位和病因选择手术方式。可行穿孔修补术，切除病变的肠段，远端封闭，近端造口。

（七）家族性腺瘤性息肉病

家族性腺瘤性息肉病是一种常染色体显性遗传性疾病，表现为整个结直肠布满大小不一的腺瘤。本病好发于青年人，一般于 15 岁前后开始出现临床症状，初起时息肉数量不多，随着年龄增长而增多，30 岁左右最明显，可出现腹部不适、腹痛、大便带血或带黏液、大便次数增多等症状。

家族性腺瘤性息肉病如不积极治疗，多会在 40 岁以后发展为癌变，应积极手术治疗。

（八）直结肠肛门外伤

直结肠肛门外伤是较常见的腹内脏器损伤之一，可由战伤引起，或腹部或会阴部的钝性损伤或贯通伤引起，也可由手术损伤引起。如果创伤位于直肠或会阴，括约肌功能受损，邻近器官膀胱、尿道等同样会受损，并发症多。根据损伤的情况，可分为闭合性损伤和开放性损伤。

症状因损伤部位、轻重等而有所不同，常见的症状有疼痛、出血、感染，结直肠肠腔内细菌较多，肠管一旦损伤，极易感染，还会出现呕吐、肠鸣音减弱甚至消失。

出现直结肠肛门外伤时，应及时纠正休克，防止感染，早期手术，可防止腹膜炎等，减少并发症和死亡。根据伤情选择合理的治疗方案。结肠损伤时行结肠造口术、修补术、切除吻合术、损伤肠祥外置术等手术治疗。直肠肛管损伤时彻底去除异物及感染和坏死组织，及时缝合肛管直肠伤口，修补受损的肛门括约肌，尽早手术治疗，把握近端转流、远端冲洗、引流的治疗原则。

（九）先天性肛门闭锁

先天性肛门闭锁又称锁肛、无肛门症，是常见的先天性消化道畸形，婴儿出生后即肛门、肛管、直肠下端闭锁，外观看不到肛门。患儿出生后无粪便排出，很快出现呕吐、腹胀等胃肠道梗阻症状，病情逐渐加重。本病首选 X 线检查。

先天性肛门闭锁的治疗主要是外科手术治疗，手术前明确直肠末端与肛门皮肤间的距离，根据病情选择合适的手术方式。一般行会阴肛门成形术或骶会阴肛门成形术。

（十）食管癌

食管癌是常见的消化道肿瘤，男性多于女性，多发病于 40 岁以上，是指由食管鳞状上皮或腺上皮的异常增生所形成的病变，发病原因与生活环境、饮食习惯、遗传等因素有关。

典型的临床表现为进行性咽下困难。早期症状常不明显，但在吞咽粗硬食物时可能有不同程度的胸骨后不适感和咽下痛；中期典型症状为进行性吞咽困难，晚期症状多因压迫及并发症引起，并且可以发生转移。

食管癌的治疗分为手术治疗、放射治疗、化学治疗和综合治疗。手术是治疗食管癌的首选方法，全身情况良好，心肺功能较好，无明显转移征象者，应尽早实施手术治疗，原则上应切除食管大部分，对于晚期患者可行食管支架置入术、食管胃流转术、胃造口术等。放疗或化疗和手术综合治疗可增加手术切除率，提高远期生存率，对于不能手术的晚期患者可单纯行放疗或化疗延长其存活期。

（十一）胃癌

胃癌是源于胃黏膜上皮的恶性肿瘤，病因有多种，发病与地域环境及生活习惯有关，长期食用烧烤、腌制品等人群发病率高，幽门螺杆菌感染、胃疾病的改变亦能引起胃组织的癌变。此外，遗传和基因也是引起胃癌的重要因素。大多数胃癌是腺癌，另外还有腺鳞癌、鳞癌、类癌等，按发病部位可分为胃底贲门癌、胃体癌、胃窦癌等，不同部位的胃癌手术方式也不同。

早期胃癌无明显症状，少数患者出现恶心、呕吐等上消化道症状，随着病情的进展，出现上腹部不适、进食后饱胀等明显的上消化道症状，进而上腹部疼痛，食欲缺乏、乏力。肿瘤部位不同，表现也不同，晚期胃癌可出现贫血、消瘦等全身症状。胃癌的常见并发症是出血、梗阻、穿孔。

胃癌的治疗方式有手术治疗、放射治疗、化学治疗、免疫治疗、中医治疗等。手术方式主要有近端胃切除、全胃切除、远端胃切除联合根治性淋巴结清扫等，可在手术中行胃造口或空肠造口治疗。化疗和放疗可延缓肿瘤的发展，提高远期生存率，对于不能手术的晚期患者可单纯行放、化疗或免疫治疗等延长存活期。

二、泌尿系统造口相关疾病

（一）膀胱癌

膀胱癌是我国泌尿系统中最常见的肿瘤，多为移行上皮细胞癌，多发生在膀胱侧壁及后壁，其次为三角区和顶壁，肿瘤可呈多中心分布。男性发病率为女性的 3 ～ 4 倍，年龄以 50 ～ 70 岁居多。

膀胱肿瘤的病因尚不明确，目前认为明确的致病因素有以下几点：①吸烟；②环境和职业，长期接触芳香族类化合物，如染料、皮革、橡胶、油漆等；③体内色氨酸的代谢异常；④膀胱黏膜局部长期遭受炎症、结石等刺激；⑤寄生虫感染，如膀胱内的血吸虫病；⑥尿潴留、遗传等其他因素。

膀胱癌包括尿路上皮癌、鳞状细胞癌和腺细胞癌等上皮肿瘤，其次还有较少见的小细胞癌、癌肉瘤及转移癌等。其中膀胱尿路上皮癌最常见，占膀胱癌的90%以上。分化程度按肿瘤细胞大小、形态、染色、核改变、分裂象等分为3级。尿路上皮癌呈多中心生长，包括原位癌、乳头状癌、浸润性癌，浸润深度是肿瘤临床和病理分期的依据。

膀胱癌的临床表现：①血尿。反复发作的无痛性全程肉眼血尿是膀胱癌最常见的症状。血尿多为全程血尿，也可表现为初始或终末血尿，严重时可伴有血凝块。血尿出现时间及严重程度与肿瘤严重程度并不成正比。②膀胱刺激症状。肿瘤细胞浸润、组织溃疡、坏死及感染等均可使膀胱肌肉收缩而产生尿意；患者出现尿频、尿急、尿痛及持续性尿意感。③梗阻症状。如排尿困难、尿潴留、肾积水等。膀胱癌侵及输尿管口时，可引起肾盂及输尿管扩张积水，甚至继发感染，而引起不同程度的腰痛、发热等。如双侧输尿管口受累，可发生急性肾功能不全。④下腹部包块。多为膀胱顶部腺癌或其他部位恶性度高的膀胱癌。直肠（或阴道）指检或触及高低不平的硬块，用以了解肿瘤侵犯周围脏器的情况。⑤全身症状。如恶心、食欲缺乏、发热、消瘦、贫血、衰弱、恶病质等。⑥转移症状。膀胱癌以盆腔淋巴转移多见，可压迫静脉导致下肢水肿；肿瘤侵犯直肠可引起便血、直肠刺激症状等；转移到肝、肺、骨可引起各脏器相应的临床症状。

尿常规可明确尿液中红细胞情况，对于以镜下血尿为表现的膀胱肿瘤尤为重要。尿细胞学检查选取的新鲜尿液中易发现脱落的肿瘤细胞，反复多次检查可提高其阳性率，尿细胞学检查阳性意味着被覆尿路上皮的任何部位存在尿路上皮癌的可能。尿液肿瘤标志物可用于膀胱尿路上皮癌的早期诊断。影像学检查有超声检查、静脉尿路造影、CT检查、MRI检查。膀胱镜检查和活体组织病理学检查是膀胱尿路上皮癌最基本、最可靠的诊断方法。膀胱镜检查可明确肿瘤的数目、大小、位置、形态，周围膀胱黏膜有无异常改变。对肿瘤和可疑部位进行活体组织病理学检查可明确诊断。

对于非肌层浸润性膀胱癌的治疗首选经尿道膀胱肿瘤电切术（TURBt），TURBt术后易残留肿瘤而出现复发，术后辅助膀胱灌注化疗药物，可显著降低复发率。膀胱灌注治疗无效的非肌层浸润性膀胱尿路上皮癌（如肿瘤进展、肿瘤多次复发、T_{is}和T_1G_3肿瘤），建议行根治性膀胱切除术。肌层浸润性膀胱癌（T_2、T_3、T_4期）选择根治性膀胱切除术加盆腔淋巴结清扫术，术中可根据患者的情况选择尿流改道，目前常用的尿流改道术式有原位新膀胱术、回肠膀胱术、输尿管皮肤造口术及其他尿流改道方法。对年轻患者采用原位新膀胱尿流改道术，可提高术后生活质量，年老体弱者可行简单的输尿管皮肤造口术。对于不能耐受或不愿意接受根治性膀胱切除术的肌层浸润性膀胱肿瘤的患者，可考虑行膀胱部分切除术。术后可根据患者的病理分期辅助放、化疗及免疫治疗。

（二）泌尿系梗阻

泌尿系统任何一处均可发生梗阻，病变可位于泌尿系内或外，引起梗阻的病变可以很轻，但会造成严重后果，如肾功能损害。发病与梗阻可互为因果，如结石可以造成泌尿系梗阻，梗阻可以产生结石。女性产生泌尿系梗阻的原因多为妊娠或子宫肿瘤，男性多为前列腺疾病，儿童多为先天性疾病。

泌尿系梗阻按病因分类可分为机械性和动力性（神经源性）梗阻；按部位分为上、下尿路梗阻；还可分为先天性和后天性梗阻。上尿路梗阻、输尿管梗阻导致梗阻部位以上压力增高，梗阻以上尿路扩张，输尿管蠕动增强，管壁增厚，梗阻无法解除则失代偿，进而肾盂肾盏积水，严重者造成肾功能损害；下尿路梗阻主要是逼尿肌代偿性增生，成小梁改变，肌肉萎缩，输尿管口括约肌功能丧失，尿液逆流，导致输尿管肾盂积水，也会造成肾功能损害。输尿管梗阻后尿液的反流主要是肾盂淋巴反流、肾盂静脉反流、肾盂肾窦反流和肾盂肾小管反流。

各种原因所致的泌尿系梗阻都可引起肾积水，肾积水只表示肾盂、肾盏的扩张，不表示病因，没有梗阻也可扩张。辅助检查主要有 B 超、KUB 片、CT、静脉肾盂造影、内镜和尿流动力学检查等。

梗阻的治疗原则是尽快解除梗阻，去除病因，恢复肾功能。治疗方法包括对症治疗、肾造瘘术、肾切除术等。有研究表明，越早解除梗阻，肾功能恢复越好。

（三）尿潴留

尿潴留是指膀胱内充满尿液而不能正常排出，分为急性尿潴留和慢性尿潴留。急性尿潴留起病急骤，膀胱内突然充满尿液不能排出，患者十分痛苦，常需急诊处理；慢性尿潴留起病缓慢，病程较长，下腹部可触及充满尿液的膀胱，但患者不能排空膀胱，由于疾病的长期存在和适应痛苦反而不严重。

病因：①机械性梗阻，如尿道病变有炎症、异物、结石、肿瘤、损伤、狭窄及先天性尿道畸形等；膀胱颈梗阻性病变有膀胱颈挛缩、肿瘤、急性前列腺炎或脓肿、前列腺增生等。②动力性梗阻，常见原因为中枢和周围神经系统病变、神经性膀胱功能障碍。③药物，如阿托品、溴丙胺太林等松弛平滑肌。

临床表现：急性尿潴留表现为突然发病，膀胱内充满尿液不能排出，患者胀痛难忍，辗转不安，有时从尿道溢出部分尿液，但不能减轻下腹部疼痛。慢性尿潴留多表现为排尿不畅、尿频，常有尿不尽感，有时有尿失禁；上尿路扩张、肾积水，甚至出现尿毒症症状。B 超检查测残余尿可诊断尿潴留。

治疗：急性尿潴留的治疗原则是解除病因，恢复排尿。如病因不明或梗阻一时难以解除，应先做导尿或耻骨上膀胱造瘘引流膀胱尿液。如果梗阻病因无法解除，可永久引流尿液，定期更换造瘘管，应间歇缓慢放出尿液，每次 500 ～ 800ml，避免快速排空膀胱，因膀胱内压骤然降低而引起膀胱内大量出血。

慢性尿潴留若为机械性梗阻病变引起，有上尿路扩张肾积水、肾功能损害者，应先行膀胱尿液引流，待肾积水缓解、肾功能改善后，针对病因解除梗阻。如系动力性梗阻引起，多数患者需留置导尿管或自己导尿，定期更换；上尿路积水严重者，可做耻骨上膀胱造瘘术或肾造瘘等尿流改道术。

治疗原发病，解除梗阻。如前列腺增生症患者可行前列腺摘除术。对膀胱颈部梗阻者应行经尿道膀胱颈部电切术或膀胱颈成形术。对尿道狭窄者，可行尿道扩张术或经尿道镜窥视下冷刀内切开术。膀胱结石应去除结石。膀胱肿瘤应做相应处理。对神经源性膀胱和膀胱逼尿肌收缩无力者可先用药物治疗，若无效需行膀胱造瘘术。

（四）其他相关疾病

各种原因导致的脊椎损伤后，导致神经源性膀胱功能障碍、结核性挛缩膀胱、放射性膀胱炎、下尿路先天畸形或严重创伤。

第三节 造口手术治疗

一、胃造口术及治疗

胃造口是在腹壁上做一开口，造瘘管进入胃内，使胃与腹壁之间形成一个通向体外的通道。主要是供给营养物质，必要时胃造口也可用于胃肠减压。

1. **胃造口术的适应证** 不能吞咽或吞咽困难；各种神经病变不能经口腔进食者；长期输液，反复发生感染者；腹部手术后胃肠郁积；食管穿孔、食管气管瘘；严重的胆外瘘，需将胆汁引回胃肠道以助消化者。

2. **胃造口术的禁忌证** 内镜不能通过者；凝血机制障碍者；严重门静脉高压，胃壁静脉曲张，大量腹水，上消化道梗阻；严重的胃食管反流及胃肠瘘者；器官异变；胃大部切除后无法从上腹部经皮穿刺到胃造瘘。

3. **胃造口的手术方式** 传统的手术胃造口术、腹腔镜胃造口术、经皮内镜胃造口术、X 线下经皮穿刺胃造口术。

（一）传统手术

传统造口术通过剖腹手术切开腹壁建立胃腔与体外的通道。胃造口术方法很多，有暂时性和永久性胃造口术两类，常见的有荷包式胃造口术、隧道式胃造口术、管式胃造口术等。

1. **术前准备** 术前补液等改善营养不良状态，增强患者对手术的耐受力。完善各项检查，禁食 6 小时，禁饮 4 小时，手术前后预防性应用抗生素，术前备皮。

2. **手术步骤** 麻醉—切开—置管—缝合—固定。手术多在硬膜外麻醉或局部麻醉下进行，在左上腹或腹部正中做切口，多采用左上腹经腹直肌切口，选择胃前壁相对无血管区行荷包缝合，在荷包中心切开胃壁，吸出胃内容物，用丝线结扎黏膜出血点。在胃壁切口处插入造口导管至胃腔约 4cm 深。为使胃浆膜层内翻，从里层开始逐一收缩荷包缝线，并结扎。将造口导管尾部通过腹壁切口引出体外，在造口处缝合胃壁和腹膜，确认无误后固定导管，最后缝合腹壁皮肤（图 6-1）。

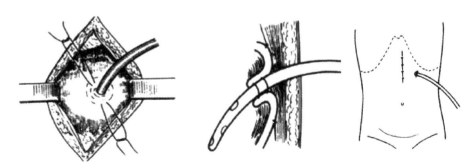

图 6-1 传统胃造口术步骤

3. **术后治疗**

（1）术后行胃肠减压，管饲时抬高床头，在管饲前后均用生理盐水冲洗管腔，防止污染及堵塞。

（2）密切观察术区有无渗漏、红肿、出血、缝线松脱等。保护导管，以免脱落。

（二）腹腔镜胃造口术

同手术胃造口术，需要麻醉，在左上腹或腹部正中做切口，注气，镜下置气囊管，固定导管，最后缝合腹壁皮肤。

（三）X 线下经皮穿刺胃造口术

为非手术方式造口术。患者仰卧，经口插入胃镜，将胃镜插入胃中并注气，使其充分扩张，X 线检查确认胃壁紧贴腹壁，用套管针经切口在内镜直视下垂直刺入充气的胃腔内，抽吸到有气体后，插入导丝，使用扩张管，置入导线，插入造口管，确认造口管位置准确无误后固定，完成造口术。

（四）经皮内镜下胃造口术

经皮内镜下胃造口术（percutaneous endoscopic gastrostomy，PEG）是在内镜引导下，经腹部皮肤穿刺放置胃造瘘管（图 6-2），应用于因各种原因无法经口进食患者的肠内营养支持，如神经系统疾病、吞咽困难、胃肠道功能紊乱及危重症患者等，是国内外广泛应用及推荐的肠内营养支持方式。与传统外科造口术相比，PEG 为微创性手术，有操作简便、创伤小、安全性高、并发症相对较少等优点，可缩短手术时间，且 PEG 麻醉简单，只需要局部麻醉，使手术风险大幅度下降。

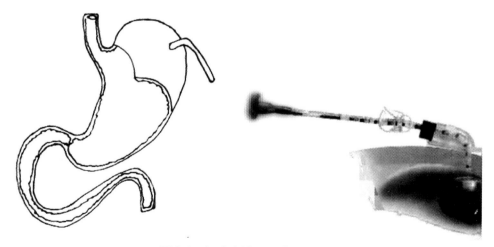

图 6-2　经皮内镜下胃造口术

1. 术前准备　同传统手术。

2. 手术步骤

（1）拉出法经皮内镜引导下胃造口术（Pull-PEG）：此法目前较为常用。

患者取仰卧位，经口插入胃镜，将胃镜插入胃中并注气，使其充分扩张，使胃前壁与腹壁紧密接触。术者在腹壁上定位，使用指压和透光试验，选择胃镜在前腹壁透光的最亮点为穿刺点，穿刺点一般位于左上腹肋缘下约 5cm 处，胃前壁中下端的胃角处。常规消毒铺巾，1% 利多卡因行穿刺点局部浸润麻醉。切开皮肤 0.5 ～ 1cm，用套管针经皮肤小切口在内镜直视下垂直刺入充气的胃腔内，退出针芯，置入导线。在胃镜下用活检钳夹住导线，随胃镜退出并将导丝带出口外；导丝于体外连接造瘘管，腹壁外牵引导丝将造瘘管拉入胃内，并从腹壁穿刺处拉出胃腔，拉造口管使内端固定片将胃壁与腹壁紧贴；再次进入胃镜，确认造口管位置准确无误后拔除胃镜，去除体外造口管末端并固定，完成造口术（图 6-3）。

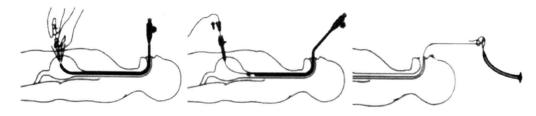

图 6-3 拉出法经皮内镜引导下胃造口术

（2）介入法经皮胃造口术（Intro-PEG）：该方法又可分为鼻胃镜和 CT 引导两种。上消化道狭窄不严重，估计鼻胃镜能通过者，选用鼻胃镜引导造口，即以鼻胃镜向胃腔充气膨胀，如前选择腹壁透亮点最显著处为置管进针点，于穿刺点皮肤 0.5cm 切口垂直插入穿刺针进入胃腔，保留套管导丝，拔出针芯，在导丝的引导下，旋转扩张器，使之钻入胃腔内，拔去扩张器内芯，留下外鞘。用气囊导管通过外鞘放入胃腔，注气或注水，使气囊胀大，拔去外鞘，确认导管位置准确无误后，将导管缝于皮肤上，固定，完成造口术。

3. 术后治疗

（1）术后记录胃造口管的管径及皮肤缘的长度刻度，便于后期护理及观察。确定造瘘管是否在胃内，观察首次置管后标记的导管外露刻度，观察是否有移位，可用 pH 试纸来确定，胃酸为酸性，肠腔为碱性，当 pH 试纸呈酸性，表示在胃内。如依然无法确定，可行X 线定位。

（2）保持造口管合适的松紧度，避免出现局部组织坏死、感染等并发症。

（3）导管的维护：手术 24 小时后每天消毒造口处，愈合后，改用生理盐水清洗，并保持干燥，观察造口周围皮肤有无红肿。每次管饲后加强皮肤护理。保持造瘘管通畅，避免堵塞，妥善固定导管，避免脱出或回缩，加强护理与观察。每周检查一次水囊式造瘘管容量、溶液澄清度等。预防包埋综合征，表现为患者上腹部疼痛不适，注入液体或营养液后出现管饲不畅，导管周边有分泌物流出，管道可旋转但向腹腔内推送困难。为避免包埋综合征的出现，需严格遵守操作规程、护理过程中避免过度牵拉 PEG 管，建议外固定装置与皮肤保持间距 0.5cm，以减少内垫片对胃黏膜的压力，换药时轻轻旋转造瘘管避免创面挤压过紧。

（4）术后禁食，24 小时后可行管饲，喂饲时可摇高床头或取半卧位，避免误吸或发生吸入性肺炎等并发症。管饲时若出现腹胀、腹痛等胃部不适症状，应立即停止喂养。管饲喂养前后用灭菌水或生理盐水冲洗管道，至少每 8 小时冲洗一次管道。加强口腔护理，保持口腔的清洁。

（5）喂养原则：饮食温度适宜，营养液滴入遵循的原则为先少后多，先稀后浓，循序渐进、先慢后快，速度均匀。

（6）并发症的预防及治疗

1）造瘘管漏

①预防措施：避免过度牵拉导管；定期调整内固定器；及时更换导管，选择合适的型号；预防便秘、咳嗽等使腹压升高的因素，控制胃内残余量。

②治疗：治疗外漏时可更换合适的导管型号，治疗内漏时必要时给予手术措施。

2）造口周围感染

①预防措施：定期消毒造口及周围皮肤；遵医嘱应用抗生素；密切观察，早发现，早治疗。

②治疗：根据患者情况应用抗生素治疗；一旦出现脓肿应进行引流。

3）误吸

①预防措施：管饲前评估患者的消化功能，进行排痰；泵入营养剂时给予患者坐位、半坐位、摇高床头等措施，输注结束后，维持体位30分钟，尽量不吸痰；定时检测胃残余量，大于150ml时应暂停管饲。

②治疗：一旦发生误吸要立即停止输注营养剂，取头低右侧卧位，鼓励患者咳嗽，抽吸气道及胃内容物。

4）吸入性肺炎

①预防措施：妥善固定造瘘管，标记导管位置；遵循喂养原则，泵入营养剂时给予患者坐位、半坐位、摇高床头等措施，输注结束后，维持此体位30分钟，定时检测胃残余量。

②治疗：发生吸入性肺炎，给予抗生素治疗，采取坐卧方式管饲。

5）感染：如发生腹腔感染、坏死性腹膜炎等，密切监测生命体征，发生坏死性腹膜炎时要紧急切开引流。

6）消化道症状：腹胀、恶心、腹痛、腹泻等。

①预防措施：遵循喂养原则，控制营养剂的量，温度适宜。

②治疗：适当减少营养剂的量，调整饮食配方，必要时使用胃动力药物治疗。

7）其他并发症：如造瘘管堵塞、滑脱等，妥善固定，脱管后立即重新置管。

（7）拔管指征：胃肠窦道形成后方可拔管，拔管时可借助内镜，先对造口管及周围皮肤消毒，向胃内轻推造口管，用圈套器夹持，将造口管外拉后剪断，然后内镜下将用圈套器夹持的造口管内端同内镜一起退出体外。拔除造瘘管后，不要过早进食。

二、空肠造口术及治疗

空肠造口术是空肠内与腹壁之间建立一个通向体外的通道，在腹壁上形成造口，主要是为了肠道减压和供给营养物质。

空肠造口术的适应证：十二指肠瘘，胃肠吻合口瘘，幽门梗阻，有反流误吸危险；食管狭窄而不能手术解除者，胃大部切除后残胃极小者，胃排空障碍者，重症胰腺炎术后短期内不能进食者，可经空肠造口补充营养。

空肠造口术的禁忌证：凝血功能障碍，胃镜不能通过，严重门静脉高压导致腹内静脉曲张等。

近年来空肠肠内营养多采用经鼻置入空肠营养管、经皮空肠造口置入营养管，从而供给营养物质，进行肠内营养支持，而经皮内镜下空肠造口术应用广泛，与传统的经鼻置入空肠营养管相比较，经皮内镜下空肠造口术（percutaneous endoscopic jejunostomy，PEJ）是在内镜引导下，经腹部皮肤穿刺放置空肠营养管（图 6-4），为微创手术，术程短，只需要局部麻醉，可在床旁造瘘，操作简单方便；效果好，可减少患者鼻咽不适、胃食管反流，甚至吸入性肺炎等并发症，患者易于接受，安全有效。

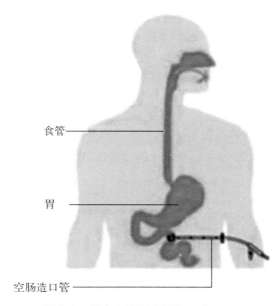

食管

胃

空肠造口管

图 6-4　经皮内镜下空肠造口术

1. **术前准备**　同经皮内镜下胃造口术（PEG）：给予术前补液以改善患者营养不良的状态，增强对手术的耐受力。完善各项检查，禁食 6 小时，禁饮 4 小时，手术前后预防性应用抗生素，术前备皮。

2. **手术步骤**　经皮内镜下空肠造口术（PEJ）是借助于经皮内镜下胃造口术（PEG）的间接法造口术，在完成 PEG 后，通过 PEG 管内置入一根空肠造瘘管，在胃镜引导下，利用圈套器或活检钳抓住空肠造口管，逐渐将其送入空肠上段，确认位置后，由腹壁引出并固定，完成造口术。

3. **术后治疗**

（1）术后记录空肠造口管与胃造口管接合的部位，记录腹腔外造口管的长度，便于后期护理和了解造口管有无滑脱。必要时可行 X 线定位。防止造口管扭曲，保持造口管合适的松紧度。

（2）导管的维护同 PEG 管。

（3）术后即可进行肠内管饲，管饲时略抬高床头，管饲前后保持造口管的清洁，防止感染的发生。喂养原则：饮食温度适宜，营养液滴入遵循的原则为先少后多，先稀后浓，循序渐进、先慢后快，速度均匀。

（4）输入营养液过程中定期检查血电解质，保证营养期间的水、电解质平衡。观察患者情况，管饲时若出现腹胀、腹痛等胃部不适症状，应立即停止喂养，并及时处理。

（5）并发症的预防及治疗同 PEG。

三、回肠造口术及治疗

回肠造口术是由于疾病治疗的需要，为达到排泄、转流肠内容物的目的，在手术过程中将末端回肠在腹部适当位置拉出并翻转，然后缝于腹壁，最后形成一个有开口、乳头部的肠黏膜，即为回肠造口。

回肠造口术的适应证：结肠损伤或穿孔，可做暂时性的造口，有利于结肠病变顺利恢复，减少结肠瘘的发生。溃疡性结肠炎、家族性结肠肠息肉病，大肠癌须做全结肠切除及永久性的造口。保护性回肠造口术能预防低位直肠癌保肛术后的吻合口漏，可减少吻合口漏的发生，有利于缓解直肠前切除综合征，也称为预防性造口。重危急性结肠梗阻患者，需要临时流转粪便用以暂时解除肠梗阻。

回肠造口术的禁忌证：相对于其他部位的肠造口术，具有操作简单、并发症发生率低、粪便流转彻底、造口关闭简单等优点。但回肠肠液内富含消化酶，造口排出的粪便对皮肤腐蚀性强，易引起消化吸收障碍及水、电解质紊乱，因此仍具有较高的并发症发生率。故除非有明确适应证，一般不采用，近端小肠有梗阻性病变者为禁忌证。

1. 术前准备　术前完善各项检查，明确病变部位、分布范围等，补液以改善水、电解质紊乱及营养不良等情况，增强对手术的耐受力。如有贫血，应输血纠正贫血；清洁肠道，术前应用抗生素及肠道抗菌药物。

2. 手术步骤

（1）回肠单腔造口术

1）麻醉和体位：可采用全身麻醉、腰麻或局部麻醉，手术时患者取仰卧位。

2）做右下腹圆形切口或腹直肌切口，切除相应的皮肤及皮下组织，将回肠末端距回盲瓣15～20cm处提至切口外，略高于腹壁2cm，保留肠管两端的血供，自肠壁附近至系膜根部，分离回肠系膜，结扎出血点，钳夹肠系膜分离处的回肠，切断肠管，包扎近端回肠，远端回肠全层连续缝合，予以封闭置入腹腔（图6-5）。

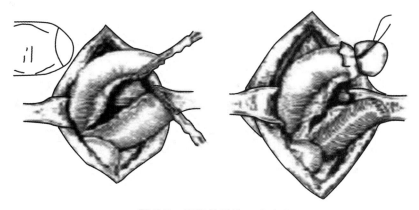

图6-5　回肠单腔造口术步骤

3）做右下腹小切口，一般以右下腹部相当于脐与髂前上棘连线中点的内侧为宜，切口大小应能容纳2横指而不紧。切除皮肤，纵向切开腹直肌前鞘、后鞘及腹膜，引出回肠近端于切口外 4 ～ 6cm，将回肠壁与腹膜缝合，将引出的肠壁黏膜外翻，套住回肠外壁，将外翻的黏膜边缘与切口皮肤缝合固定，逐层缝合腹壁切口（图 6-6）。

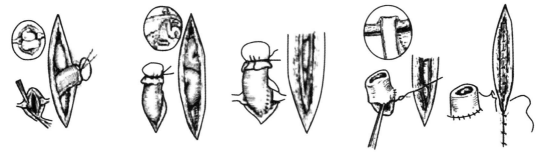

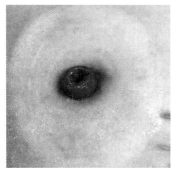

图 6-6　回肠单腔造口术

（2）回肠双腔造口术

1）麻醉和体位：可采用全身麻醉、腰麻或局部麻醉，手术时患者取仰卧位。

2）根据病变位置做左或右侧经腹直肌切口，切除约占 1.5 个回肠直径的皮肤及局部组织，做腹直肌切口，将肠段提出腹壁置于切口外，将外置肠段的肠系膜与切口腹膜缝合固定，切掉不要的肠袢，形成两个断端，缝合皮肤与回肠全层，固定于腹膜和腹直肌前鞘后及皮肤，即回肠连续性完全中断，肠管近端和远端分别在腹壁外各自开口，形成双腔造口（图 6-7）。

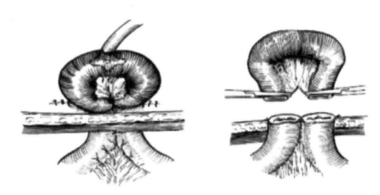

图 6-7　回肠双腔造口术

（3）回肠袢式造口术：经腹直肌切口，一般为能容 2 横指通过的切口，将要外置的肠段提出腹壁置于切口外，在靠近肠壁的肠系膜处选择无血管区做一裂隙，以玻璃棒或硬橡胶管等穿过裂隙，将肠袢搁置在腹壁上，缝合肠壁和腹膜，在肠系膜对侧横行切开部分肠腔，将肠壁与皮肤间断缝合。回肠连续性没有完全中断，肠管近端和远端在腹壁外同一开口（图 6-8）。

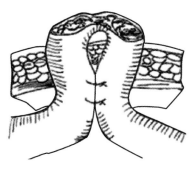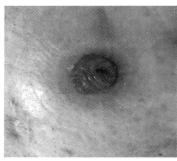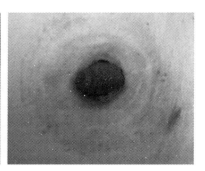

图 6-8　回肠袢式造口术

3. 术后治疗

（1）观察造口黏膜情况：观察造口黏膜的颜色、形状、大小、高度、水肿情况等，正常造口颜色呈鲜红或粉红色，湿润平滑，造口一般呈圆形、椭圆形，水肿是术后正常现象，一般 1 个月后会逐渐消退。

（2）观察造口排气情况：观察造口袋鼓起，造口有气体排出是手术后观察肠道功能恢复的主要指征。术后 48 ～ 72 小时开始排泄，排泄物最初为黏稠绿色有光泽，多呈液体或半固体状，肠蠕动恢复后，每天 500 ～ 1800ml，可排出大量肠液，容易导致水、电解质紊乱，注意补液，维持水、电解质平衡。

（3）观察造口周围皮肤：肠液内富含消化酶，造口排出的粪便比较稀薄，对皮肤腐蚀性强，容易导致皮肤炎性变化，造成糜烂、红肿、破溃等。要注意造口周围皮肤的保护，根据排便情况、皮肤情况更换敷料。擦拭时动作轻柔，用温水清洗，不要用消毒水清洁造口及周围皮肤，早期可用保护膜保护。

（4）注意腹壁造口松紧度，一般以能通过 2 横指为合适，以免造口脱出或狭窄。术后 2 周起每日或隔日用手指扩张人工肛门 1 次，以防狭窄。

（5）术后 6 小时即可管饲注入少量水分，24 小时后可滴注流质饮食，调节好饮食的质量、浓度、温度及滴注速度等，以免发生腹泻或肠痉挛。进食时掌握好少食多餐的原则，注意饮食卫生，多吃新鲜蔬菜和水果等富含丰富维生素的食物，注意水分的摄入，少吃容易产生异味的食物。

（6）造口袋的选择：选择具有安全性、隐蔽性良好，保护皮肤、不会引起皮肤过敏，去除异味、不漏气味，容易使用及更换等特点的造口袋。回肠造口排泄物为稀便和糊状便，含水分较多，宜使用无碳片的一件式或两件式开口袋。造口底盘开口裁剪适宜，防止粪便外漏。

（7）并发症的预防及治疗

1）造口缺血坏死：是最严重的并发症，血液循环受损导致肠黏膜组织死亡。

①预防措施：a. 对患者的造口血供进行严密的观察，出现黏膜暗红或暗紫，甚至变黑，失去光泽，极可能发生了缺血坏死，一定要尽早处理。可使用透光试验法观察。b. 术中规范操作，充分游离肠管，止血彻底，保护肠管血供，避免造口过小压迫肠管影响血供或肠管及系膜扭转。c. 裁剪底盘开口孔径不宜过小，尤其造口水肿时。造口袋要选用透明袋。d. 避免穿过紧的衣物，避免造口受压，观察缝线松紧度，过紧时拆除 1 ～ 2 针。e. 加强营养，纠正贫血等。

②治疗：每日检查造口情况，黏膜暗红或暗紫时，应将围绕造口的纺纱拆除，解除所有压迫的物品。部分坏死可在造口周围撒上造口粉，等待坏死组织脱落，更换造口底盘，完全坏死应尽早手术重建造口。

2）造口出血：常发生在术后 48 ～ 72 小时，原因多为护理时动作不当，手术时止血不足，肠系膜小动脉未结扎或扎线脱落，患者凝血功能障碍，裁剪不当造成创伤，黏膜摩擦，肿瘤复发，肠管内毛细血管破裂，门静脉高压等。

①预防措施：a. 注意严密观察造口情况，观察排泄物，观察造口袋中有无收集到血性液体；b. 造口护理时动作轻柔，造口底盘裁剪适宜，选择大小合适的造口袋，更换造口袋动作轻柔；c. 预防黏膜水肿；d. 监测患者凝血功能；e. 避免物理化学刺激造口。

②治疗：a. 观察出血量、颜色等，做好记录。b. 去除造口袋，寻找出血点，评估出血程度，出血少，用棉球或纱布稍加压迫即可止血，或用造口护肤粉按压。出血多者可用 1% 肾上腺素溶液浸湿的纱布压迫，或用云南白药外敷后纱布压迫止血，用硝酸银烧灼止血。出血更多时需缝扎止血，拆开 1 ～ 2 针黏膜皮肤缝线，找寻出血点加以钳扎，彻底止血。如果是大量或反复出血，要查明原因对症处理，如果是术中止血不足，需再次手术。如果是疾病原因，尽早对症处理。c. 检查患者凝血功能。d. 改善造口护理流程，动作轻柔。

3）造口狭窄：造口狭窄是指造口紧缩或缩窄，是常见的并发症，浅度狭窄外观皮肤开口细小，难以看见黏膜，深度狭窄造口皮肤开口正常，指诊时肠管周围组织紧缩、手指难于进入，俗称"箍指"，容易造成排空不畅。造口狭窄的病因大多是造口周边愈合不良，引起瘢痕组织挛缩，手术时腹壁内肌肉层及皮肤开口过小，使用肠钳，造口周围或造口边缘有肿瘤，其他并发症所致肉芽组织增生，不是一期愈合而形成瘢痕组织收缩，从而引起造口狭窄。

①预防措施：a. 术前造口定位；b. 手术时选择的肠段血供正常，造口皮肤切口大小适宜，以能通过 2 横指为宜；c. 术后密切观察，定时随访，可行预防性造口扩张；d. 进食易消化的食物，避免食用刺激性食物。

②治疗：患者无不适或不影响排便的情况下，可采用非手术治疗。进行饮食指导，多进食富含纤维素的食物，进食易消化的食物。轻度狭窄，可用手指或扩张器扩张造口，注意不可再损伤造口。扩肛治疗一般术后 2 ～ 3 天开始，开始时可用小指，慢慢好转后改用示指。示指上戴手套，涂润滑剂，轻轻插入造口 2 ～ 3cm，停留 5 ～ 10 分钟。注意手指插入后不宜旋转，避免损伤造口黏膜，每天 1 ～ 2 次扩张，需要长期进行（图 6-9）。重度狭窄者手指不能通

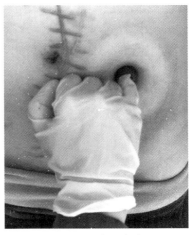

图 6-9　扩肛治疗

过时行手术治疗。造口回缩者选用凸面底盘。泌尿造口狭窄者可能需要放入导尿管引流保证尿液的顺利排空，如狭窄造成尿潴留、感染、尿液逆流的，应行 B 超检查肾脏是否肿大。

4）造口水肿（图 6-10）：造口水肿是肠造口术后最常见的并发症，常发生在术后早期，直肠造口黏膜的肿胀和绷紧、发亮，红色或粉红色，轻度肿胀颜色无改变，皱褶部分消失，重度肿胀体积明显增大，呈粉红色，褶皱完全消失。原因多为手术初期淋巴血液循环不畅、腹壁开口过小、底盘开口过小、肠道闭塞等压迫造口肠管周围，使血液、淋巴液回流受阻造成造口水肿；腹壁没有按层次缝合，支撑棒压力过大，手术牵拉、剥离、创伤导致充血、水肿；低蛋白血症，局部肿瘤。回肠造口水肿会出现肠液分泌过多。

①预防措施：评估造口水肿发生的时间、程度、血供、排气和排泄情况。纠正低蛋白血症，治疗原发病，观察各项血液检查指标。底盘剪裁孔径比造口根部稍大，腹带使用时不可过紧，更换造口袋时常规检查支撑棒的情况。

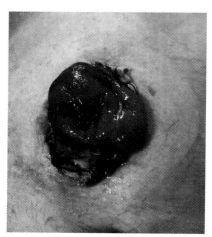

图 6-10　造口水肿

②治疗：轻度水肿可自然恢复，不需要特殊处理，水肿可于 6～8 周后自然消退。补充血清蛋白。重度水肿需严密观察症状，避免造口黏膜损伤和缺血。解除局部压迫。可使用 3% 高渗盐水湿敷，使用剪裁口较大的两件式造口袋。若探查腹壁开口过小，可间断拆除周围缝线减压。

5）造口皮肤黏膜分离（图 6-11）：肠造口处肠黏膜与腹壁皮肤的缝合处分离，常发生于造口术后早期。造口黏膜部分坏死，缝线脱落、缝合不恰当，缝得太少，对缝线敏感或吸收不良，腹压过高，缝线张力过大，缝合处感染，营养不良，糖尿病，长期使用类固醇药物。以上均是发生造口皮肤黏膜分离的常见原因。可分为完全分离、部分分离，浅层分离、深层分离。

①预防措施：手术操作规范，缝合牢固，造口皮肤皮下组织切除适当，减少局部感染的发生，防止腹压增加、张力过高的情况。评估营养状况，纠正低蛋白血症，做好术前定位，常规使用腹带，观察黏膜皮肤愈合情况，底盘 2 天更换一次，渗液多者每日换药，愈合后扩肛，预防造口狭窄。

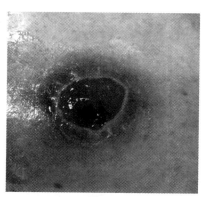

图 6-11　造口皮肤黏膜分离

②治疗：伤口清洗与清创。使用生理盐水彻底冲洗伤口，用镊子对坏死组织进行刮擦，再次用生理盐水棉球擦洗伤口，使用无菌纱布擦干，测量分离深度，浅层分离可用造口粉喷洒局部，或使用亲水性敷料，深层分离去除坏死组织后，可用藻酸盐敷料填充伤口，合并感染时使用抗菌敷料。上述步骤完成后，再围绕造口根部涂抹防漏膏/条、防漏贴环或水胶体敷料隔离。每天观察造口的颜色、血供及伤口是否渗漏，根据渗漏的情况更换敷料及造口袋，换药时重新评估伤口，一般 1～2 天更换一次，至伤口好转后 3～4 天更换。

6）造口回缩、凹陷（图 6-12）：发生造口回缩、凹陷时，常表现为造口回缩于皮肤表面以下，造口处的黏膜仅部分可见。主要原因是继发于其他并发症，如肠游离不充分，产生牵拉力，造口周边缝线处过早脱落、造口处肠管过短使张力增加、造口周围愈合不良、术后伤口形成瘢痕、袢状造口处支架过早除去、体重急剧增加等。

①预防措施：a. 手术预防。肠管长度足够、腹壁切口大小适宜、预防性使用支撑棒。b. 护理预防。术前定位、观察黏膜高度、预防性使用凸面底盘 + 腰带、勿过早拆除支撑棒、加强营养合理饮食、适当运动避免体重急剧增加。

②治疗：通过锻炼、调节饮食来控制体重，程度较轻者可使用防漏膏进行填补，皮肤有损伤者，可用皮肤保护粉或无痛保护膜，问题严重者尽早行手术治疗，重建造口。

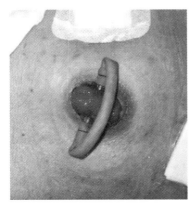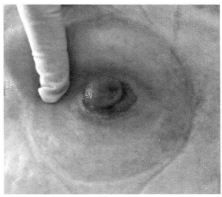

图 6-12 造口回缩、凹陷

7）粪水性皮炎（图 6-13）：又称刺激性皮炎，造口周围粪水、尿液经常接触皮肤，长时间会导致皮肤红斑、溃疡、渗液等，患者可有疼痛、烧灼感。常见的病因：回肠造口排泄物具有强腐蚀性，排泄物渗漏到周围皮肤上，刺激皮肤，造口外露黏膜高度不合适，造口回缩凹陷，造口周围皮肤不平整，造口位置不理想、底盘剪裁不当。

①预防措施：尽早进普通饮食，增加粗纤维食物的摄入，促使粪便成形，造口袋内排泄物达 1/3 ～ 1/2 时及时排空；术前准确造口定位；使用防漏膏或防漏条填充造口周围间隙；安置造口袋，粘贴造口底盘时将周围皮肤尽可能拉平，底盘裁剪合适，比造口宽 2 ～ 3mm，避免太大或太小，裁剪过大粪水容易渗漏，过小会压迫造口；粘贴造口袋后，轻轻按压造口底盘周围，增加底盘黏性；加强造口袋更换技术指导，应用造口粉、防漏膏或防漏条保护造口周围皮肤。

②治疗：发生粪水性皮炎后，清洁造口周围的皮肤，在造口周围使用造口粉、水胶体保护破溃皮肤,涂抹防漏膏，裁剪造口底盘，粘贴造口袋，严密观察皮肤情况。

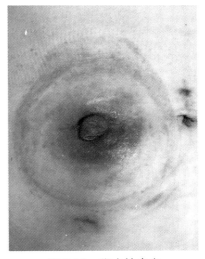

图 6-13 粪水性皮炎

四、结肠造口术及治疗

结肠造口根据部位可分为升结肠造口、横结肠造口、降结肠造口和乙状结肠造口，造口位置多选在横结肠或乙状结肠。

（一）横结肠造口术

横结肠由于处于结肠的中段，易于提出腹壁外，手术中多为袢式造口术，应用于横结肠脾曲至远端的结直肠或盆腔病变引起的梗阻或穿孔，而进行的临时性粪便改道方式，减压及流转粪便效果好，但穿孔远端肠腔的粪便仍可继续污染腹腔。

横结肠造口术的适应证：左半结肠或者直肠肿瘤引起的梗阻，先天性畸形，炎症性疾病需行改道手术减轻污染，左半结肠或直肠由各种原因引起的缺血而导致的肠坏死，结肠穿孔、瘘、结肠梗阻等，预防性造口或吻合口漏的治疗性造口，肠扭转，肛周疾病等。

横结肠造口术的禁忌证：近端结肠梗阻、乙状结肠扭转者。

1. 术前准备　同回肠造口术。

2. 手术步骤

（1）麻醉和体位：可采用全身麻醉或硬膜外麻醉，手术时患者取仰卧位。

（2）腹壁切口位置可取左或右上腹直肌、上腹中线，切开皮下组织，切开腹直肌和腹膜进腹，辨认游离横结肠，一般选择游离度较好的右半横结肠作外置肠管，游离部分大网膜，显露横结肠，将其提出腹壁外，确定外置肠袢适宜高度后，若腹壁切口过大，可间断缝合缩小，再将腹膜与外置肠袢浆肌层或系膜浆膜层缝合固定，注意系膜浆膜层的缝合要表浅，避开血管，缝合时不能穿透肠壁全层，避免结肠收缩时将肠壁撕裂。在外置肠袢下放置一根小玻璃棒或塑料棒作为支架支撑外置肠袢，在支撑棒两头接上橡皮管，形成一个小的闭环。开放造口，横行切开横结肠前壁接近1/3周，使肠壁外翻，如果胀气不明显，可暂不切开肠壁，术后2～3天后用电刀再纵行或横行切开，排出肠内容物。造口周围用油纱布覆盖，外加干纱布垫包扎（图6-14）。

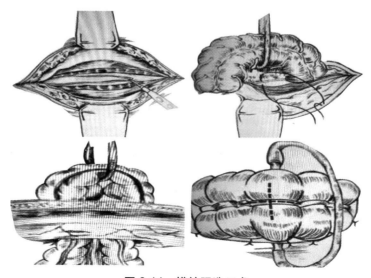

图 6-14　横结肠造口术

3. 术后治疗

（1）观察造口黏膜的颜色、形状、大小、高度、水肿情况等，正常造口颜色呈鲜红或粉红色，湿润平滑，如果颜色暗红或暗紫表示造口可能缺血，及时处理。横结肠袢式造口因为边缘动脉弓完整，极少会出现缺血坏死情况。水肿是术后正常现象，一般 1 个月后会逐渐消退，如果水肿严重，可以用高渗盐水或硫酸镁湿敷。观察造口黏膜与皮肤缝合处的缝线是否松脱，有无因缝线导致出血或分离，一旦分离，要及时处理。

（2）观察造口排泄情况。观察造口袋鼓起情况，造口有气体排出是手术后观察肠道功能恢复的主要指征，排出气体后，再排出稀便，多呈液体或半固体状，最后是成形的粪便。

（3）观察支架管是否松脱或压迫黏膜和皮肤，一般于术后 2 周内拔除。

（4）观察造口周围皮肤。要注意对造口周围皮肤的保护，注意观察有无粪水性皮炎或过敏性皮炎，横结肠袢式造口因为右半结肠对肠内容物内的水分吸收不充分，导致造口排出物内水量较多，粪水性皮炎发生率高。根据排便情况、皮肤情况更换敷料，擦拭时动作轻柔，用温水清洗，不用消毒水清洁造口及周围皮肤，有皮炎时可用生理盐水清洗干净，早期可用皮肤保护膜保护。

（5）根据造口情况正确选用造口产品及附件产品，定期更换造口袋，及时排放造口袋中的粪便。

（6）均衡饮食，少食产气食物，避免进食太快、太多，适量饮水。

（7）预防并发症。横结肠袢式造口的并发症包括造口水肿、造口周围皮肤炎症、造口皮肤黏膜分离、造口肠管内陷等，早期护理干预，可以有效预防及纠正这些并发症。

（二）乙状结肠袢式造口术及治疗

将乙状结肠肠段拉出腹壁，适当剥离系膜和脂肪垂，游离肠管，在皮肤外开口，形成近端和远端两个管腔，即为乙状结肠袢式造口。手术相对简单，风险小，是解决急性梗阻的重要手段。

乙状结肠袢式造口术的适应证：直肠、肛门严重损伤时，做暂时性的造口转流粪便，以预防伤口感染，利于创面愈合；急性直肠梗阻或狭窄时，行造口术以先期减压、解除梗阻、控制病情发展；直肠晚期恶性肿瘤不能切除时；直肠、肛门反复发作炎症和复杂性瘘管时，行造口术粪便转流。

乙状结肠袢式造口术的禁忌证：近端结肠有梗阻性病变者。

1. 术前准备　术前完善各项检查，明确病变部位、分布范围等，补液以改善水、电解质紊乱及营养不良等情况，增强对手术的耐受力。如有贫血，应输血纠正贫血，清洁肠道，放置胃管，术前应用抗生素及肠道抗菌药物。

2. 手术步骤

（1）麻醉和体位：可采用全身麻醉、腰麻或硬膜外麻醉，手术时患者取仰卧位。

（2）位置：左下腹。髂前上棘与脐连线同左腹直肌外缘交点的外上处。切开腹膜，进腹后适当分离游离乙状结肠系膜，将乙状结肠段无张力地提出腹外，注意保护肠段血供，在肠系膜无血管区切开一小孔放置支撑棒，在支撑棒两端连接乳胶管，对端套接，使预造口的乙状结肠肠段搁置于腹壁外。逐层关闭切口。在外置肠段的结肠带上纵行切开肠壁全层，或向外翻转肠壁切缘后将黏膜与皮肤间断缝合，外贴造口袋。

3. 术后治疗

（1）术前肠梗阻的患者，术后禁食、水，持续胃肠减压，尽早拔除胃管。

（2）补充水与电解质，维持酸碱平衡，营养支持。

（3）使用抗生素治疗预防感染。

（4）并发症的预防及治疗。

（5）造口的观察同横结肠造口术。

（三）乙状结肠单腔造口术及治疗

单腔造口是将肠管离断后的近端提出腹壁外，黏膜外翻固定于腹壁之后形成的，开口仅有 1 个。单腔造口多为永久性造口。

乙状结肠单腔造口术的适应证：直肠恶性肿瘤行腹会阴联合切除根治术，即拟行 Miles 手术，或行 Hartmann 手术，做永久性人工肛门；晚期直肠癌姑息切除患者；直肠病变需暂时性肠道转流；合并肠梗阻、术前无法进行肠道准备的急诊手术患者。

乙状结肠单腔造口术的禁忌证：直肠晚期恶性肿瘤不能切除者，乙状结肠或近端结肠有梗阻性病变者，肠粘连、腹腔结核、肿瘤、感染严重者。

1. 术前准备　同乙状结肠袢式造口术。

2. 手术步骤

（1）麻醉和体位：可采用全身麻醉、腰麻或硬膜外麻醉，手术时患者取仰卧位。

（2）可于脐与左侧髂前上棘连线的内 1/3 处，也可于脐水平下 3 ～ 5cm、腹中线左侧 3cm 的腹直肌内做合适的切口，适当游离降结肠以保证在无张力条件下进行结肠造口，选择乙状结肠造瘘处，一般取乙状结肠移动度较大的部位，自肠壁侧至系膜根部分离乙状结肠系膜，注意勿损伤肠系膜血管，将乙状结肠提出腹壁外造口时，应让系膜面向内、向下以避免肠管扭曲。近端肠管用肠钳夹持、固定，放置于造口下方，封闭远端肠管，切开腹壁后，将乙状结肠提出皮肤外 3cm 左右，用手指探查切口与肠壁间隙，以能容 1 横指为宜，将腹腔内的近端乙状结肠系膜与侧腹壁的腹膜间断缝合固定，腹直肌前鞘与肌浆层间断缝合，逐层缝合腹壁切口。

3. 术后治疗　同乙状结肠袢式造口术。

五、泌尿造口术及治疗

尿流改道可分为临时性和永久性两类。因尿道梗阻，在耻骨上膀胱做造瘘术，使尿液引流到体外，用以暂时性或永久性尿流改道，为耻骨上膀胱造瘘术。暂时性膀胱造瘘术可缓解急性尿潴留，适用于梗阻性膀胱排空障碍所致的尿潴留，如前列腺增生症、尿道狭窄、尿道结石等，且导尿管不能插入者，阴茎和尿道损伤，泌尿道手术后确保尿路的愈合，如尿道整形、吻合手术和膀胱手术后，化脓性前列腺炎、尿道炎、尿道周围脓肿等。永久性膀胱造瘘术是为消除长期存在的尿路梗阻对上尿路的不利影响，长期下尿路改道，适用于神经源性膀胱功能障碍，不能长期留置导尿管，或下尿路梗阻伴尿潴留，因年老体弱及重要脏器有严重疾病不能耐受手术者。常见的手术方法有耻骨上穿刺膀胱造瘘术、开放性耻骨上膀胱造瘘术。

肾造瘘术也是为解除泌尿系梗阻的尿流改道的治疗方法，临时性肾造瘘术适用于梗阻性肾病暂时不能耐受解决尿路梗阻手术；肾或输尿管疾患手术后，作为暂时性尿流转向，有利于创面愈合；某些肾铸形结石进行经皮肾造口碎石和 ESWL 联合治疗时。永久性肾造瘘术适用于输尿管和膀胱广泛性病变，如炎症、狭窄、肿瘤无法手术根治需要永久性引流尿液。

泌尿造口为永久性尿流改道。泌尿系统某一器官发生严重不可复性病变，不能用尿路成形方法恢复从尿道排尿时，可将尿路直接或间接开口于腹壁，取新的途径将尿液排出体外，称为永久性泌尿系造口或尿流改道。其理想的目标是保存肾功能，能够使患者接近正常的生活，防止术后并发症的发生。尿流改道的方式有以下几种：输尿管皮肤造口、回肠膀胱、结肠膀胱、原位新膀胱、可控的印第安纳膀胱。输尿管皮肤造口、回肠膀胱、结肠膀胱统称为非可控的尿流改道。从非可控尿流改道到可控尿流改道，再到原位新膀胱，手术要求越来越严格，患者的生活质量越来越高。

以下重点介绍回肠膀胱造口术和输尿管皮肤造口术。

（一）回肠膀胱造口术

回肠膀胱术，又称 Bricker 手术，自 1950 年 Bricker 报道以来，至今仍成为成人永久性尿流改道的最常用方式，是取一段带系膜的游离回肠，将其近端与两侧输尿管吻合，远端行腹壁皮肤造口，尿液经此造口排出体外。是一种非可控尿流改道术，患者需行腹壁造口，终身佩戴集尿器。其优点是回肠膀胱较短，尿液引流通畅，术后回肠膀胱对尿液中的代谢产物和电解质的吸收较少，极少发生电解质紊乱；输尿管反流的发生率较低；手术操作简单、安全。

适应证：膀胱肿瘤行膀胱全切术后、巨大膀胱阴道瘘、膀胱外翻、神经源性膀胱引起的膀胱输尿管反流伴有反复尿路感染和肾功能严重受损者、膀胱挛缩、无法修复的下尿路先天畸形或严重创伤等。

禁忌证：泌尿系感染未能控制者，肠粘连，腹腔结核、炎症、肿瘤，回肠已经被广泛切除，回肠曾受到广泛射线照射。

1. 术前准备 术前完善各项检查，明确病变部位、分布的范围等，补液以改善水、电解质紊乱及营养不良等情况，增强对手术的耐受力。如有贫血，应输血纠正贫血，清洁肠道，术前应用抗生素及肠道抗菌药物。

2. 手术步骤

（1）麻醉和体位：可采用全身麻醉或腰麻，手术时患者取平卧位。

（2）首先做下腹正中切口，进入腹腔，切除阑尾。游离双侧输尿管并于下端切断，清扫淋巴结，游离膀胱。游离回肠袢，切取远端 15 ～ 20cm 的带系膜的回肠，必须是带血供的回肠，分离肠系膜。恢复肠管连续性，将回肠两断端于游离肠袢上方做对端吻合，关闭肠系膜间隙，关闭游离回肠的两断端。将游离肠管排列为 U 形，缝线缝合成回肠储尿囊，做输尿管回肠吻合，可采用 Bricker 法、Wallace 法、末端切开的乳头法等输尿管小肠吻合法，常将输尿管与回肠端侧直接吻合。可用丝线将肠管做外翻缝合，形成约 2cm 长的乳头，留置支架管，通过回肠段引出体外。回肠远端做皮肤造口，吻合口置于腹膜外于脐右腹直肌旁，回肠膀胱腹壁造口形成，关闭腹壁切口（图 6-15）。

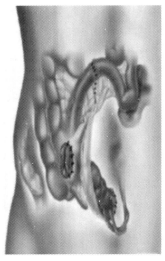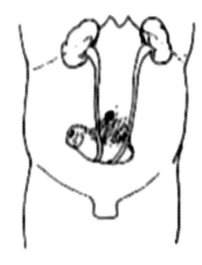

图 6-15　回肠膀胱造口术

3. 术后治疗

（1）观察造口黏膜情况。观察造口黏膜的颜色、形状、大小、高度、水肿情况等。

（2）观察造口周围皮肤。

（3）注意腹壁造口松紧度，一般以能通过2横指为合适，以免造口脱出或狭窄。

（4）造口袋的选择。预防泌尿系统感染，回肠尿路造口袋选择防反流、无渗漏、牢固不易脱落的，每次更换造口袋时使用吸水毛巾或纸巾放在造口上吸收尿液，防止周围皮肤浸湿，夜间睡眠时可使造口袋与尿袋连接。

（5）回肠代膀胱术后输尿管支架管用于支持输尿管及回肠的吻合位置，一般留置1～2周，护理造口时注意防止脱落。支架管如果堵塞，可使用生理盐水通管。输尿管回肠吻合口引流不畅或狭窄，可导致尿漏、肾积水、急性肾盂肾炎，严重时须手术纠正。术后初期造口周围有较多黏液分泌，为避免堵塞尿液排出，要勤加清理。

（6）并发症的预防及治疗：常见的造口并发症同回肠造口并发症，前面已提到预防及治疗措施，现在介绍几种常见的泌尿造口周围皮肤并发症。

1）造口周围皮炎：如果造口周围皮肤凹陷不平或底盘剪裁大小不合适，容易导致尿液外渗，而尿液外渗又容易引起皮肤出现红疹、痒、破损等尿液性皮炎。

①预防措施：更换造口袋时，用温水擦拭或清洗周围皮肤，并保持周围皮肤干燥，如皮肤皮损，使用生理盐水清洗皮肤。

②治疗：选择合适的造口袋及附件产品，可在造口周围皮肤上撒造口粉，喷洒皮肤保护膜，在皮肤凹陷皱褶处使用防漏膏，使用抗反流造口袋。更换造口袋后卧床休息30分钟，有助于增强造口袋的紧密性，防止漏尿。

2）造口周围肉芽肿（图6-16）：主要是由于尿液刺激周围皮肤所致。

①预防措施：剪裁合适的造口底盘、防止尿液外渗、更换造口袋时间不宜过长、定期排空尿液。

②治疗：成人肠造口护理标准上指明，对于小的肉芽肿，可消毒后使用钳夹法去除，

局部喷洒造口粉并压迫止血；对于较大的肉芽肿，可用硝酸银棒分次点灼；对于有蒂的肉芽肿，可用无菌缝线套扎根部阻断血供而使肉芽肿逐渐坏死脱落。

3）造口周围尿酸结晶（图 6-17）：造口周围有白色粉末结晶时，考虑为尿酸结晶，是泌尿造口常见的并发症，常因饮水不足，饮食中摄取较多的碱性食物，尿液浓缩，尿酸浓度升高造成；还可由于造口袋更换时间长，造口清洁差，形成结晶依附在造口及造口周围皮肤上导致，结晶多为磷酸盐结晶。

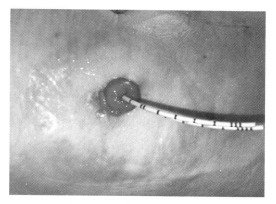

图 6-16　造口周围肉芽肿

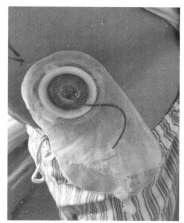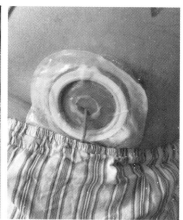

图 6-17　造口周围尿酸结晶

①预防措施：增加水分摄入，每天饮水 2000 ～ 3000ml，多食用酸性食品，酸化尿液。使用抗反流装置的泌尿造口袋，夜间连接尿袋。防止尿液渗漏，增加底盘更换频次。

②治疗：可使用弱酸性物品清洗或擦拭造口周围尿酸结晶，若无法清理干净，可使用水与白醋按 3 ：1 的比例调制成的液体清洗、擦拭，也可湿敷后擦拭。

（二）输尿管皮肤造口术

输尿管皮肤造口术为不可控的尿流改道手术，将输尿管直接开口于腹壁，分为双侧输尿管皮肤造口和单侧输尿管皮肤造口（图 6-18），术后患者尿液从输尿管皮肤造口排出，佩戴集尿袋并定期更换，是一种简单、安全的式式，具有出血少、手术时间短、术后恢复快、不扰乱腹腔、肠道相关并发症少等优点。但是由于输尿管直径小，在通过腹壁时常导致坏死和狭窄，皮肤造口狭窄发生率及逆行泌尿系统感染的风险比回肠膀胱术高。

输尿管皮肤造口术的适应证：适用于年老体弱、全身情况差，不能耐受复杂尿流改道术的患者，预期寿命短，有远处转移，姑息性膀胱全切，严重的膀胱输尿管反流，输尿管膀胱梗阻性疾病，难治的尿路感染，某些尿道梗阻性疾病，肠道疾病无法利用肠管进行尿流改道为治疗目的膀胱癌患者，神经源性膀胱等。

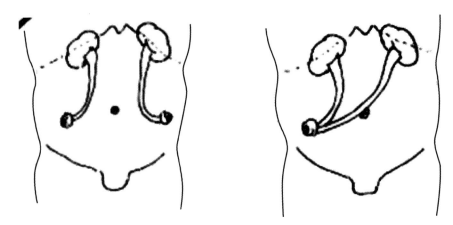

图 6-18　输尿管皮肤造口

输尿管皮肤造口术的禁忌证：严重泌尿系统感染导致输尿管炎症、水肿，下尿路梗阻导致膀胱重度成小梁，膀胱黏膜炎症、水肿。病变侧肾功能极差者。

1. 术前准备　术前完善各项检查，明确病变部位、分布的范围等，补液以改善水、电解质紊乱及营养不良等情况，增强对手术的耐受力。如有贫血，应输血纠正贫血，清洁肠道，术前应用抗生素及肠道抗菌药物。

2. 手术步骤

（1）麻醉和体位：可采用全身麻醉、腰麻或局部麻醉；手术时患者取仰卧位。

（2）下腹斜切口，如需同时行膀胱切除手术，采用下腹正中切口或横切口。在腹膜后游离输尿管中下段，应尽量多带周围组织，以保证其血液供应。于髂血管平面靠内侧找到输尿管，向膀胱方向游离输尿管。于靠近盆腔处将其切断远端结扎，近端插入引流管至肾盂，并固定。在相当于髂嵴上缘水平将输尿管拉出，做与输尿管管径相仿的腹壁皮肤切口，将输尿管近端拉出腹壁切口外，输尿管壁与腹外斜肌筋膜缝合固定，输尿管近端开口纵行全层剪开 0.5cm，然后缝合皮下及皮肤切口。或者将输尿管外翻成乳头式，与皮缘固定缝合。如需行双侧输尿管皮肤造口，对侧可按同法进行。可将管径较细的一侧输尿管于骶前乙状结肠后腹膜间隙引至对侧，并与对侧输尿管做端侧吻合，然后再做皮肤造口。术后常规于输尿管内放置输尿管支架引流管，用缝线固定，再连接引流袋，待腹壁切口愈合拆线后，将输尿管支架引流管剪短置入集尿袋内，腹壁造口袋与腹壁粘贴固定。

3. 术后治疗

（1）密切观察患者的生命体征，观察记录出入量，由于患者大部分一般情况较差，需严密观察各项化验指标，维持水、电解质、酸碱平衡，术后禁食、水，观察有无腹胀及其程度，饮食品种逐渐过渡，加强营养支持。

（2）妥善固定输尿管支架管，防止受压、打折，防止出现脱落；定期挤压，防止引流不畅，如果引流不畅可使用生理盐水缓慢低压冲洗，切忌不合理冲洗。记录引出液的颜色、性质和量，了解肾功能，每日饮水量超过 2000ml，避免出现支架管堵塞。

（3）预防感染：术后常规使用抗生素预防感染，及时更换敷料，观察造口情况，观察尿液排出情况，防止尿液反流，适当饮水，保持支架管通畅，预防尿路感染。

（4）造口的观察及护理：输尿管皮肤造口术后，应经常观察造口黏膜情况、皮肤乳头的血供情况，如出现回缩、颜色变紫等血供障碍表现，应立即处理。

（5）指导患者正确使用尿路造口袋，规范更换流程。造口袋选择抗反流、无渗漏、牢固不易脱落的，保护皮肤、不会引起皮肤过敏的；更换造口袋时将输尿管支架管放入袋内，造口底盘一般 3 ～ 5 天更换一次；剪裁合适的底盘，粘贴时与皮肤牢固结合。为防止尿液外渗，正确使用造口及附件产品；可使用防漏膏于造口旁皮肤上。因造口尿液会不断流出，宜在晨起后更换造口袋，更换前垫上护理垫，清洗干净造口周围皮肤后，用小毛巾或纱布放在造口上吸收尿液。定期排空造口袋的尿液，一般尿液满 1/3 ～ 1/2 时应及时倾倒。

（6）并发症的预防及治疗：常见的输尿管皮肤造口并发症有尿路感染、尿液外渗、输尿管支架管堵塞，另外还有造口回缩、造口狭窄、造口周围皮肤并发症等。

1）末段输尿管坏死：为最常见的并发症，多因末段输尿管动脉梗死造成。术中注意保护输尿管血液供应，防止损伤；注意用湿盐水纱布保护输尿管，以防止游离段输尿管干燥；注意避免应用过粗的输尿管引流导管压迫输尿管壁而造成输尿管缺血等。

2）输尿管皮肤造口狭窄（图 6-19）：输尿管游离较长，容易发生缺血，输尿管外口口径小，长期受到尿液刺激、慢性炎症等容易出现造口狭窄，留置支架管支撑引流是有效预防造口狭窄的关键，狭窄轻者可扩张、切开，重者则需要手术纠正。术中输尿管留置体外的长度及腹壁瘘口不宜过小。

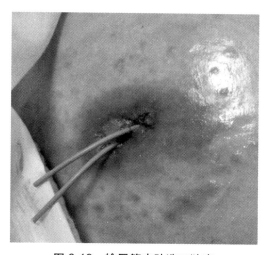

图 6-19　输尿管皮肤造口狭窄

3）造口回缩：多见于腹壁肥胖患者。一般术后一段时间会出现乳头轻度回缩塌陷。保持引流通畅，均衡饮食，控制体重，可以预防回缩。对造口回缩的患者使用凸面底盘，佩戴造口腰带。

4）急性肾盂肾炎：因输尿管引流管引流不畅及逆行感染引起。可使用抗反流集尿袋，多饮水，定期更换集尿袋及输尿管支架管，更换集尿袋时注意清洁好造口及周围皮肤。观察尿液的颜色、性状、量，如出现尿路感染或梗阻应及时处理。

六、造口还纳术

预防性肠造口是一种暂时性的治疗措施，肠造口作为排泄物的暂时性出口可缓解肠道压力，避免肠内容物污染吻合口或瘘口，当其达到保护作用后，需要行肠造口还纳术，使消化道恢复连续性，消除腹壁肠造口，提高生存质量。造口还纳术，又称造口关闭术，不是一个单纯的肠吻合手术，可因不同病因、造口类型、造口位置等因素，造口还纳的手术时机也不同。

造口还纳术的适应证：原患疾病得到控制，远端肠道通畅，远端吻合口愈合，远端吻合口瘘愈合，无狭窄梗阻，造口周围皮肤及腹腔无感染，患者全身情况可耐受手术。

造口还纳术的禁忌证：患者一般情况差，局部感染重，腹部盆腔炎症，肠道远端梗阻、瘘未解除，原患疾病未得到控制。

确定造口还纳的最佳时机：因结直肠外伤而行的结肠造口一般于术后 3 ～ 6 个月行还纳术；溃疡性结肠炎或家族性腺瘤性息肉病而行的末端回肠造口，因全结直肠切除，小肠与肛管吻合，故术后肛门功能的恢复和锻炼需要很长时间，一般于术后 12 个月行还纳术；因结直肠癌而行的回肠或结肠造口，一般于术后 6 个月行还纳术，若患者放、化疗，则在放、化疗结束 1 个月后行还纳术。

虽然造口分类方式很多，但还纳方式具有相似性。回肠造口还纳较结肠造口还纳简单，术后并发症少，由于结肠本身的解剖学特征，其游离程度不如回肠，因此，肠造口还纳更加复杂，术中应根据具体情况调整手术策略。结肠造口还纳术中，乙状结肠单腔造口还纳手术时间长，术后并发症发生率高，手术难度大。结肠造口还纳的方式较多，不同外科专家在该领域有各自的经验，以下介绍结肠袢式造口还纳术。

1. 术前准备 患者疾病得到控制，排除远端梗阻，造口周围皮肤炎症得以控制，术前完善各项检查，评估患者的全身情况及肛门括约肌张力，行肠道准备，应用抗生素及肠道抗菌药物。

2. 手术步骤

（1）麻醉和体位：全身麻醉或硬膜外麻醉，手术时患者取仰卧位，乙状结肠单腔造口还纳术取截石位。

（2）封闭肠造口，使污染切口转变为相对清洁切口，降低术后切口感染的风险。可以用纱布或油纱填塞近远端造口或用缝合方式封闭造口，根据造口填塞及缝合方式的不同选择腹部皮肤切口。消毒铺巾，消毒时需要从伤口周边向中心消毒，造口需要用纱布覆盖避免污染伤口。需要切开皮肤、皮下等，一般选择以造口为中心的梭形切口，依次切开皮肤、皮下、软组织等直接到肠管，将肠管周围粘连组织分离开，一般以造口为中心向上下左右游离肠管 5 ～ 10cm。造口表面的肠黏膜长期裸露在外，需要将造口为中心的部分肠管一并切除，切除外置肠袢、周围的瘢痕组织及部分肠壁后，将剩余的肠管进行吻合，吻合可以选择吻合器或手工吻合，行侧侧吻合或端端吻合，因切口多为污染切口，还需要用生理盐水进行冲洗，再关腹缝合（图 6-20）。

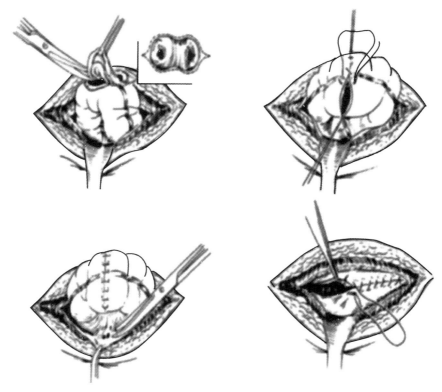

图 6-20　造口还纳术

回肠造口还纳手术相对简单，将整个造口完整切除，两端小肠重新缝合在一起即可。如果是乙状结肠单腔造口，手术过程相对要复杂一点，因为要将下端肠管找到，将造口切除、造口还纳，使乙状结肠与下段直肠重新吻合在一起。

3. 术后治疗

（1）常规术后 1 ～ 2 天拔除胃管，如果术中粘连较重，会延长至术后 3 ～ 4 天。胃管拔除后即可进流食，2 ～ 3 天后可进半流食。

（2）术后应保持切口处敷料清洁干燥，术后 5 天内每日换药，观察引流物及切口处有无脓性渗出液，术后第 5 天拔除引流管或引流条，术后 3 周左右拆线。

（3）密切观察患者生命体征，监测体温及腹部体征。

（4）并发症的预防及治疗：结肠造口还纳术后并发症比回肠造口发生率高，可能与结肠造口张力大、污染重及结肠本身的血供特点有关。

1）切口感染：是肠造口还纳术后最常见的并发症。

①预防措施：做造口周围切口前，填塞或关闭造口后再行消毒铺巾，可以降低术后切口感染的风险，目前主要通过改良皮肤缝合方式以降低切口感染率。常用的改良缝合方式包括荷包缝合及"十"字缝合。

②治疗：一旦发生切口感染，应及时敞开切口，充分引流，促进新鲜肉芽组织生长，以待二期缝合。当切口感染严重，引流量较大时，应注意感染来源是否来自腹腔内部，以排除吻合口漏导致切口感染的可能。

2）吻合口漏：发生原因可能与新直肠的容积减少和顺应性下降有关，造口还纳术后，粪便通过狭窄且无弹性的管腔时，新直肠内压力升高，原本薄弱的肠壁破裂，导致迟发性吻合口漏的发生。

①预防措施：术前完善肠镜及影像学检查，明确远端肠管是否存在梗阻，必要时可行盆腔 MRI 检查，明确是否存在结直肠瘘管。

②治疗：应及时行剖腹探查，再次行造口术。

3）肠梗阻：造成梗阻的原因主要有腹腔粘连、吻合口水肿等。

①预防措施：术前排除肠道远端梗阻，术后严密观察腹部体征及排气、排便情况。

②治疗：禁饮食，给予肠外营养支持。如梗阻无法解除，应剖腹探查，根据术中情况行短路手术、切除肠段重新吻合，甚至再次行造口术。

4）切口疝：有研究显示切口疝的发生与 BMI 指数相关。

①预防措施：在行造口还纳术时，应确切缝合腹壁各层切口，防止因缝合技术导致的手术切口疝。

②治疗：手术治疗。

第7章

造口的护理

第一节 术前术后评估及护理

一、术前常规评估

肠造口（人工肛门）的定义：是指在某种特殊情况下，为挽救患者生命而暂时或永久地将肠管提至腹壁作为排泄通道。造口手术在为患者解决病痛的同时，也为患者带来了身心不适的问题，如携带造口袋的不舒适、身体形象的改变、心理压力增大，以致与周围亲朋好友心理距离的增加，从而特别容易使患者出现心理疾病等问题，严重影响了疾病的愈合和患者的生活。为了避免这些问题的发生，最大限度地减轻患者因造口手术带来的困扰，造口手术前应综合评估，患者的整体身体状况是决定手术风险和自身承受能力的一个因素，也是直接影响术后造口护理计划执行落实的关键，所以必须有效地对患者做出评估。

（一）现病史

对患者的基本病情进行评估，全面评估患者的疾病史和身体状况，综合评估结果判断手术后造口的可能性，以及选择造口的手术类型。评估患者术前营养状态，是否有贫血、低蛋白血症、血糖异常、营养不良等症状，如果有，术前要采取针对性治疗措施，包括纠正贫血、调整血糖、纠正低蛋白血症，并予以营养支持治疗，以增强免疫抵抗力，提高手术耐受性，减少造口并发症。评估患者术前呼吸系统状态，包括有无吸烟史、支气管哮喘病史、肺功能损害，针对原发疾病进行控制，对症治疗，待其肺功能状态能耐受手术时，方可手术。术前嘱咐患者戒烟，教会其深呼吸及咳痰的方法，并给予雾化吸入治疗，叩背帮助其排痰以清理呼吸道，保持呼吸道通畅。评估患者术前循环系统状态：有无心脏病、高血压等。评估患者肝、肾功能，血液和免疫系统功能，凝血功能有无异常，评估患者生命体征，有无疼痛。

（二）既往史

对患者既往所有疾病进行了解，为患者手术方式及部位定位的选择提供资料依据，并评估造口术对患者造成的不良影响，既往做过肠道手术的患者，造口手术部位可能会发生改变，既往有手部疾病或脑部疾病，造成手部灵活性降低，都会影响造口术后患者的自我护理。

（三）过敏史

造口手术需要对患者的皮肤进行评估，了解患者是否为瘢痕体质，造口定位皮肤是否完整，有无瘢痕，是否对术后造口愈合情况有影响，评估周围皮肤是否对造口袋的材质发生过敏反应，使用造口用物时密切观察皮肤情况，发生过敏反应时应及时对症处理，全面评估造口周围皮肤，提前做好应对措施。

（四）家族史

患者家族中既往有无做过造口手术的亲属，有无因肠道疾病去世的亲属，从而了解患者的疾病因素及心理接受情况。

（五）职业及个人生活习惯

患者的职业会影响造口部位的选择，如需要长时间坐位的司机和办公室职员；需要将平时工具放置于腰部的工人；需要频繁弯腰的健身教练和运动员；需要在镜头前面向观众的公众人物；需要持久体力农业劳作的农民工。这些人在造口术后，因造口位置的选择，致使自我形象发生改变，对以后的生活产生了严重影响，造口手术后需要对其进行针对性心理疏导和健康宣教、生活指导。了解患者的个人生活习惯，包括长期熬夜、吸烟、饮酒、重口味饮食、个人爱好等，为以后制订个性化护理方案提供依据。

（六）社会心理评估

造口手术后会对患者的生活造成不同程度的影响，患者自我形象发生改变，甚至一部分患者因为对造口的不了解，会导致术后对造口产生恐惧感，也可能会对患者及其家属的心理造成巨大压力，无法面对形象的改变，无法按照之前的生活习惯生活，无法面对自己或亲人，甚至产生自卑、厌世、轻生的抑郁心理，对患者的身心健康和生命安全造成严重影响。所以，术前对患者的社会心理充分评估、心理疏导、术前健康宣教、术后家庭随访，对患者的生活尤为重要，也是造口手术成功的必要条件。

（七）社会背景评估

评估患者的社会背景，包括文化、社会和宗教信仰，护士与患者社会背景不同是一个重要因素，如果护士不了解患者及其家属行为背后的原因，教育计划是难以执行的，如饮食宣教符合患者的民族特点，人际关系、交流、信仰、价值观、卫生、饮食习惯都受个人社会背景的影响。

（八）语言表达能力

根据患者语言表达能力的不同，制订不同的健康宣教方案。患者语言表达能力表现为患者造口手术后能否正确表达自身的不适感，心理问题能否充分表达出来，对医务人员的健康宣教能否充分理解。对于听力障碍患者，医务人员可用文字形式的健康宣教手册进行宣教，也可以通过视频、影像、录像带等形式进行健康宣教；对于语言表达障碍的患者，医务人员可以使用文字书写的方式，或者简单的手语表达内心感受，从而顺利解决患者的问题，提高患者的生活质量。

（九）视力

患者的视力情况直接影响造口术后自我评估和护理的质量，影响造口护理目标的制订、造口器材的选择。视力差的患者，在手术前应该对其进行适量的视觉援助及触觉训练，如佩戴眼镜、照镜子，通过触摸来了解造口器材，让患者提前了解适应造口护理的程序和步骤。视力消失的患者让家属协助完成，鼓励家属参与造口的护理中，增加患者的家庭支持力度，提前做好心理建设，让家属积极参与到协助患者进行造口护理中。

（十）手部的灵活性

患者手部的灵活情况直接影响造口手术后的自我评估和护理质量，术前需要评估患者手部有无疾病及手部功能是否健全，了解是否有肢体活动障碍、局限性关节炎、意向性震颤，是否能打开夹闭的锁扣或引流的阀门，握手的力度，剪刀的使用程度。对于手部功能障碍的患者，术前进行手部精细功能训练，训练其手部的灵活性及协调性，术前为患者指导训练造口袋的裁剪和使用，手部协调差的患者，可选择使用相对简单的一件式造口袋；手部残缺的患者，鼓励患者家属积极参与术后的造口护理，提高患者的术后生活质量。

（十一）家庭经济情况

造口手术后，患者一般情况下需要终身使用造口护理用物，并定期做造口维护，这将是一笔长期的经济开支，对于家庭经济条件差的患者，无疑会增加家庭经济负担，影响后期治疗。充分评估患者的家庭经济情况，为患者选择合适且经济的造口护理用物，在保证造口护理效果的同时，也为患者减轻经济负担，保证治疗效果。

（十二）患者皮肤情况

造口患者皮肤松弛多皱褶，易藏污纳垢，特别是会阴部，手术多涉及消化道、泌尿道、子宫、阴道等与外界相通的空腔脏器，也是人体的贮菌场所之一，易发生细菌移位。手术后切口疼痛会影响腹式呼吸，呼吸运动和咳嗽也会增加此区域手术切口的张力，因此发生切口裂开的概率最高，因此，术前需要对患者进行腹部的全面评估，通过望、触、叩、听评估腹部情况，观察皮肤情况，如平滑、褶皱、松弛、潮湿、油腻、干燥、萎缩、瘢痕等。了解皮肤过敏史，对有过敏史者，用不同黏合剂做皮肤接触试验，评估患者对黏附性的用品是否有皮肤反应。评估皮肤完整性，评估将行造口的区域皮肤是否有发炎、脐部穿孔。评估局部或全身皮肤疾病，如银屑病、天疱疮、特发性皮炎、神经纤维瘤等。

（十三）患者及其家属对造口手术的知晓程度及接纳程度

对患者及其家属进行造口手术术前宣教，手术目的及手术方式和部位，术后的护理，选择合适的造口袋可对患者的术后生活质量造成便利。引用手术成功案例，取得患者及其家属的认可，增加患者及其家属的配合度，对造口的成功有着积极的影响。

二、术前肠道准备

肠道准备是择期手术患者术前重要的常规准备项目之一，其目的是清除肠道所有粪便，便于术中操作，减少肠腔内的细菌，减少或避免术中污染，防止术后腹胀及切口感染，预防术后并发症。

（一）术前饮食准备

手术前 3 天进食少渣半流质饮食，术前 1 天进食无渣流食，并遵医嘱适当补液；不吃鱼、肉、水果、蔬菜、鸡蛋、牛奶等容易挂壁的食物；术前 20：00 后开始禁水。也可以先在术前服用肠内营养剂，应选择不含乳糖、不引起腹泻且口味易被患者接受的营养均衡的肠内营养剂。一般于术前 3 日口服，每日 4 ～ 6 次，至术前 20：00。肠内营养剂更顺应人体生理，可满足机体的营养需求，减少肠腔粪渣形成，有利于肠黏膜的增生、修复，保护肠道黏膜屏障，避免术后肠源性感染等并发症的发生。

（二）术前清洁肠道

包括全肠道清洁法、灌肠法。全肠道清洁法是指通过服用缓泻药物引起排便，从而排出肠内容物的方法，肠梗阻、不全梗阻患者禁用。术前 1 天口服缓泻剂，口服缓泻剂期间需要不停地走动，顺时针揉腹，直到大便呈清水样。若有便秘者应酌情提前几天用药，清洁灌肠，根据有无排便困难可于术前 1 日或数日进行。目前口服全肠道清洁法已逐步取代灌肠法，但年老体弱者、无法耐受者或存在心、肾功能不全或灌洗不充分时可考虑口服全肠道清洁法配合灌肠法，灌洗至粪便呈清水样，肉眼观察无粪渣为止。常用导泻剂有：①等渗性导泻剂。目前临床中肠道准备以使用等渗性导泻药物最常见，常用复方聚乙二醇电解质散溶液，特点是等渗、非吸收性、非爆炸性液体，通过分子中的氢键与肠腔内水分子结合，增加粪便含水量及灌洗液的渗透浓度，刺激小肠蠕动增加。②高渗性导泻剂。由于其在肠道中几乎不吸收，口服后使肠腔内渗透压升高，吸收肠壁水分，使肠内容物剧增，刺激肠蠕动，导致腹泻。如甘露醇，年老体弱及心、肾功能不全者禁用；硫酸镁，味苦易诱发呕吐；磷酸钠盐，口感好，有良好的清洁效果。对于年老、体弱、易发生低血糖及心肺肾等器官功能不佳的患者，无法采用口服缓泻剂，或者口服缓泻剂后出现严重恶心、呕吐等反应时，应使用温的 0.9% 氯化钠溶液进行清洁灌肠。

（三）术前口服肠道抗生素

肠道准备充分，可减少术中污染，减少感染有利于愈合。目前临床术前肠道准备中多不采用口服抗生素，若服用抗生素，多采用肠道不吸收的药物，如新霉素、甲硝唑、庆大霉素等。杀灭肠道内致病菌，尤其是常见的厌氧菌如脆弱拟杆菌等，以及革兰阴性需氧杆菌。其药物，前者主要是应用甲硝唑，后者可用磺胺类药物，如新霉素、红霉素、卡那霉素等。

口服肠道抗生素可用来抑制肠道细菌繁殖，术前 3 日开始口服。由于控制饮食及服用肠道杀菌剂，维生素 K 的合成及吸收减少，应适当给予补充。

（四）注意事项

术前肠道准备要根据患者的手术方式、身体状况、疾病特点等综合考虑。需要注意的是，为直肠癌肠腔狭窄患者灌肠时应在直肠指诊引导下（或直肠镜下），选择适宜管径的肛管，轻柔地通过肠腔狭窄部位，切忌动作粗暴。高位结肠癌应避免采用高压灌肠，以防癌细胞扩散。注意保护肛周皮肤，注意患者安全，防止虚脱或跌倒。

三、造口定位

手术前选择合适、正确的造口位置对造口患者非常重要，因为患者一旦接受造口手术，造口将伴随他们很长一段时间甚至一生。位置是否选择合适、结构是否完美的肠造口可以决定患者以后的生活是否过得更有信心和更有质量。如果仅凭外科医师的经验在手术中确定造口位，由于手术时平卧、麻醉和切口等因素的影响，造口的解剖位置可能与理想的位置有较大偏离，而给术后护理带来不便，更给患者增加了痛苦。粘贴牢固的造口袋、健康的造口周围皮肤和良好的自理能力都是加速患者康复并返回社会的重要因素。如果造口位置不当，导致术后护理困难，或引起一些并发症如脱垂、造口旁疝、皮肤问题等，无疑会加重患者的痛苦。故术前应根据患者的病情、手术方式及患者的腹部皮肤情况，与患者、手术医师共同选择一个最合适、最易贴袋的造口位置，为手术医师术中选择造口位置提供依据，为患者术后生活提供质量保证。

（一）定位时间

手术前 1 日或 2 日，不能超过 3 日，如果定位过早，穿衣、擦拭、沐浴等有可能会影响定位标识的清晰度，如果定位过晚，时间匆忙，不便于对患者进行再评估和健康宣教，影响后期造口的恢复和使用。定位前应进行心理干预。

（二）造口定位位置

1. 寻找理想的造口位置　理想的肠造口位置是位于脐下、腹直肌内、脐下方皮下脂肪最高处，脐、左右髂前上棘和耻骨联合形成的菱形中，无瘢痕、皱褶、萎缩、膨出、毛发、骨突处，皮肤光滑、平坦，并且患者自己能够看见、能够触及，坐位、立位、平躺、弯腰、左右倾斜均感舒适。腹直肌位于腹前壁正中线两旁。寻找方法：操作者站在患者即行造口的一侧，让患者双手放于枕后，嘱患者逐渐抬头，眼睛注视足尖，同时操作者手从患者脐下腹白线处向外滑动，可摸到一条纵行收缩的肌肉，即为腹直肌。理想的肠造口既不会影响造口周围处皮肤的愈合，又方便造口袋的固定，便于患者自己观察造口部位。造口要不影响穿戴衣服，避开患者系腰带的位置，这样就可以将泄漏和（或）造口周围皮肤损害概率降到最小，减少造口术后并发症的发生。

2. 确定造口位置 - 变换体位调整位置　变换体位：平卧位、坐位、站立位、弯腰。观察预计位置是否避开皱褶、瘢痕、骨隆突处、腰带。粘贴造口底盘，观察是否有足够面积进行粘贴。

（三）造口定位的原则

造口应与手术方案协调一致，就近拖出肠管造口，并且造口应与切口保持一定距离，避免污染切口。除方便手术操作外，还可减少造口回缩、坏死和造口旁疝等并发症的发生。通常横结肠在脐上，乙状结肠在左下腹，回肠在右下腹（造口最好选择位于腹直肌上）。造口应便于护理和生活：造口患者自己能见到造口，便于自己护理造口；造口周围皮肤有足够的平整范围，便于造口用品的使用；位置隐蔽，不影响康复后的衣着；造口袋不妨碍腰带。

（四）造口定位的具体方法

常用方法是术前备皮后，根据拟造口肠管的解剖位置，遵循上述的各项原则，在平卧、坐、下蹲和站立等体位时暴露腹部，确定造口位置，用手术标记画直径为 2cm 的实心圆圈标记。造口定位应使用两件式造口袋，并将造口袋固定于拟造口的位置。患者在定位时应戴着造口袋采取坐位、站位，并行走和模仿日常工作体位。造口位置的选择应尽可能考虑患者的日常穿着习惯，但首先以保证造口功能为前提。造口定位应使用防水笔。造口定位应使用透明膜保护以防止患者沐浴时将记号洗掉（沐浴后将透明膜撕除，重新标记）。

（五）造口位置选择不良引起的问题

造口位置不平坦使造口袋粘贴不牢固，容易引起大便或尿液渗漏，造成患者造口周围皮肤损伤，引起红肿、溃烂、疼痛和感染，同时频繁更换造口袋，加重患者的经济负担，造口位置选择不合适，容易导致造口脱垂、造口旁疝、造口回缩和造口狭窄等并发症。

（六）特殊患者的造口定位

（1）暂时性的横结肠造口以及身体肥胖、腹部隆起明显的患者，造口位置要提高到上腹部，离肋骨下缘 5cm 以上的位置，以免凸起的腹部影响患者检查造口的视线，影响日后的自我护理。

（2）坐轮椅的患者：需坐在轮椅上再评估造口位置，位置应略高，以使患者看见造口。

（3）使用义肢或上肢功能障碍的患者：需要让患者穿戴好辅助器材后再评估造口的位置。

（4）乳房下垂的女性患者：造口位置应定于腹部的下方，以免下垂乳房挡住患者视线，影响日后的自我护理。

（5）脊柱侧弯的患者：造口位置应定在腹部平坦处，皱褶较少的位置。

（6）小儿造口定位：婴儿可选在腹部中央或脐部与肋缘连线的中线。较大的儿童则选在脐下方。随着儿童的成长，体型发生改变，引起造口护理问题时，应重新选择造口位置。新的造口位置与原来的造口位置间隔至少 5cm。

（7）肠梗阻患者：腹胀时，不易摸到腹直肌，应按理想造口位置进行，选择足够平坦且避开患者习惯系腰带的位置。

（8）假如同时选择两个永久性造口，最好在左、右两侧各 1 个造口，并且不要在同一水平线上，泌尿造口和回肠造口位置设在上方，而结肠造口位于下方，以免佩戴腰带时产生压迫。如果是结肠和泌尿双造口，泌尿造口位置高于结肠造口 2～3cm，并预留足够贴两个造口袋的位置。

四、术后评估护理

（一）造口手术后常规护理

1. **密切观察生命体征的变化**　保持呼吸道通畅，检查伤口及敷料渗血情况，严格记录患者 24 小时出入量，注意电解质平衡问题，一旦出现大出血，甚至休克，及时报告并立即协助抢救。

2. **体位的管理**　手术后给予平卧位，保持循环系统和呼吸系统功能正常，待病情稳定后，尽早协助患者取半坐卧位，以利于引流液的引流。指导患者正确深呼吸和咳痰运动。

3. **饮食管理**　早期患者禁食，留置胃管，持续胃肠减压，静脉营养支持，术后 2～3 天，待胃肠功能的恢复，拔出胃管后可以适量喝点清水，循序渐进地进食，进流质饮食 2 天，如未出现不适，改为半流食，观察 2 天后，则改为普食。患者在术后应注意及时调整饮食结构，多吃富含粗纤维的食物，保持饮食健康，少食辛辣刺激性食物和易产气的食物，避免进食会引起过敏反应的食物。

4. **活动管理**　充分休息，鼓励患者在术后 24～48 小时下床活动。早期活动可减少术后并发症的发生，促进早日康复。患者在术后应注意穿宽松干净的衣物，避免穿紧身衣物，以免对造口袋造成压迫，导致造口黏膜缺血、坏死。患者在术后通常可以进行适量的运动，但应避免做剧烈运动，以免造口袋发生脱落。

5. **伤口管理**　造口手术切口 48 小时内可能会有轻微渗血，护士要密切观察切口渗血的颜色和量，若短时间内伤口敷料渗血量大，应警惕大出血的可能，及时报告医师，做好抢救工作的准备。术后 6～7 天出现出血情况，可能与缝线松脱或感染有关，手术切口接近造口。需要特别注意的是，要防止伤口敷料被粪便或尿液污染，及时给予更换敷料，积极给予抗感染治疗。保持引流管通畅，指导患者勿压迫管道或使管道扭曲，引流部位必须高于引流袋，防止引流液逆流。做好引流袋的悬挂及固定，观察引流液的颜色、量、性状，观察引流管周围皮肤有无液体、血液渗出，注意袋内排泄物是否带血，若有新鲜血液排出，内部肠段有出血，要及时发现并及时上报处理。

6. 评估造口患者术后的心理状况　有无身体意象改变、适应困难、拒绝直视造口、不愿触摸造口等早期指征，并进行针对性的心理护理。

（二）造口的管理

造口手术后，除了给予患者基础常规护理外，更应关注患者的心理护理，给予患者心理支持、提升患者自我形象及引领患者回归社会活动，提高术后生活质量。通过术前的健康宣教，与术后宣教做到无缝衔接，最好是之前与患者建立良好信任关系的医护人员来进行宣教，对患者进行整体的生理及心理评估，如果护士术前未接触患者，术后要尽可能早地接触患者及其家属，建立良好的护患关系，提高患者对护士的信任度，帮助患者平安渡过彷徨、恐惧的光阴。要给予患者足够的时间，渐进式地教导患者护理造口，这对患者恢复自信及独立提供帮助。尽早让患者参与造口护理，鼓励家属支持和协助患者参与护理。

1. 造口观察　观察造口的位置、类型、大小、形状、高度、血供情况等情况。

（1）造口位置：右上腹、右下腹、左上腹、左下腹、切口正中、脐部等。

（2）造口类型：包括回肠造口、结肠造口、泌尿造口、输尿管造口等，造口又分为单腔的、袢式的、双口式的、分离式的；按时间分为永久性造口和临时性造口。

（3）造口颜色：造口黏膜正常颜色分为红色、粉红色、淡红色、牛肉红色，有光泽且湿润。观察造口黏膜的血液循环有无异常，当颜色变成暗红色或暗紫色，说明局部缺血；颜色苍白提示贫血；黑褐色或黑色提示坏死。

（4）造口高度：准确测量造口的长度和宽度，并测量造口的高度；造口的高度一般高于皮肤 1 ～ 2cm，也可以与皮肤齐平。

（5）造口形状：可以是圆形的、椭圆形的、不规则形的、蘑菇形的，观察造口的形态有无异常，造口有无回缩、脱垂。

（6）造口大小：造口大小的测量以造口的基底部为宽度，肠管突出为高度，圆形测量直径，椭圆形测量最宽和最窄点，不规则的可用图形来表示。

（7）造口黏膜布满微血管，观察有无渗血；当造口隆起、肿胀和紧绷、黏膜发亮，提示造口有轻到中度水肿，术后初期会有轻微水肿，水肿情况会慢慢消退。

（8）观察造口黏膜皮肤缝合处有无缝线松脱，造口黏膜与皮肤是否分离、出血，造口支架是否松脱、移位，或者太紧而压迫黏膜及皮肤。

（9）评估造口周围皮肤的颜色、完整性等。

（10）评估肠造口排泄物的量、颜色和性状。如少量糊状、褐色、不成形，伴排气。注意袋内排泄物是否带血，若有新鲜血液排出，提示内部肠段有出血。

2. 造口功能评估

（1）空肠造口：一般术后 48 小时开始排泄。

（2）回肠造口：一般术后 48 ～ 72 小时开始排泄。最初有可能排出远端小肠储存的肠液。肠蠕动恢复后，每天排出的量超过 1000ml，排泄物为流质状、持续排放。排泄物对皮肤的腐蚀性很强。要特别关注水、电解质情况。

（3）结肠造口：横结肠造口通常在术后 3～4 天开始排泄，排泄物从糊状到柔软。降结肠和乙状结肠造口一般在术后 5 天开始排泄，排泄物柔软或为成形的大便。

（4）泌尿造口：术后即刻排出尿液。初期排出的尿液多呈微红色伴有黏液，随着饮水量的增加，尿液逐渐变为黄色，且黏液消失。

3. **造口皮肤的常规护理** 观察造口周围皮肤是否平坦，有无下陷情况，皮肤是否完整干爽，有无红肿、溃疡等情况出现。避免肠液对皮肤造成刺激，引起湿疹及其他皮肤疾病，影响造口恢复及切口愈合；保护造口周围皮肤，减少肠液的刺激，防止造口皮炎的发生。

更换造口袋时，可用柔软的纸巾盖住造口，避免排泄物流出，污染造口周围皮肤。擦去造口上的排泄物时，应选择柔软的纸巾，避免粗糙物品损伤肠黏膜。更换造口袋时，正确测量造口大小，用温水清洁造口周围皮肤，不可用碱性肥皂、消毒药水或化学药剂等，以避免刺激皮肤。不可涂抹乳液等，以免影响造口袋的黏性。

观察造口周围皮肤有无破损，有条件时常规使用皮肤保护剂；造口皮肤不平整，可用防漏膏或防漏条等造口专用物品，填平造口旁凹陷的皮肤，使造口袋与皮肤贴紧，以防渗漏。及时更换造口袋，以免排泄物污染切口，必要时可用透明贴保护切口。

4. **造口并发症的观察及处理** 肠造口并发症包括肠造口缺血性坏死、肠造口回缩、肠造口穿孔、肠造口出血、造口皮肤黏膜分离等。具体观察及护理详见本章第二节造口并发症的护理。

（三）造口袋的更换

术后帮助患者及其家属认识及选择造口护理产品。术后第 1 天：观察造口、触摸造口、观看造口袋更换视频。术后 2～3 天：造口治疗师、专科护士示范造口袋更换，指导患者及其家属。术后 5～7 天：患者及其家属操作更换造口袋，造口治疗师、专科护士给予指导。

造口袋内排泄物 1/3～1/2 满时，及时倾倒造口袋排泄物。指导患者学会观察造口底盘使用时间，指定更换频率。一般每周更换 2 次，或 3～4 天更换造口底盘；造口底盘发白或卷边时宜尽快更换；造口底盘渗漏时应立即更换。造口底盘宜在清晨空腹时更换最佳。

（四）术后饮食指导

术后早期宜进食高蛋白、高维生素、高微量元素、低脂肪食物，少食多餐，循序渐进，从流食逐渐过渡到普食。恢复期少进食产气食物，如豆类、萝卜、番薯、碳酸饮料等。少进食容易产生异味的食物，如大蒜、洋葱、蛋类。少进食容易引起腹泻的食物，如豆类、辛辣食物、煎炸食物。避免进食易便秘的食物，如巧克力。适量进食粗纤维食物，如红薯、南瓜、叶类蔬菜，造口狭窄者少食。避免进食时吞入过量气体。回肠造口每日饮水量≥2000ml，少食难消化食物，如芹菜、坚果。泌尿造口均衡饮食即可，多喝水，多食用流食和果汁，多吃新鲜蔬菜和水果，每天饮水量应有 2000ml 左右。

第二节　造口并发症的护理

肠造口术后早期并发症包括手术后肠道的并发症和造口的并发症，造口的并发症包括造口处的并发症和造口周围的并发症。正常的肠造口外观颜色呈红色或粉红色，黏膜表面平滑且呈湿润透明状，一般高出皮肤水平面 1～2cm，周围皮肤无皱褶、无瘢痕，且需偏离骨突处。行肠造口手术前肠造口位置选择不当、术后造口感染、造口护理用物选择不当等，都可能造成肠造口术后并发症的发生，甚至会威胁患者的生命。因此正确定位肠造口的位置、护理人员对患者进行全面的宣教、合理选择肠造口护理用具，对于肠造口手术的成功、术后患者的恢复和护理，以及预防术后并发症的发生至关重要。下面具体介绍肠造口并发症发生的原因及肠造口手术后肠道并发症的护理、肠造口及周围并发症的护理。

一、造口并发症的种类及发生原因

（一）肠造口缺血坏死

肠造口缺血坏死是造口术后最严重的并发症，国内研究资料显示发生率为 2.3% ～ 17%，一般发生在术后 24 ～ 48 小时。肠造口缺血坏死易发生在肥胖及急症手术者，发生的主要原因是血液供应不足。坏死性肠造口外观部分或整体完全变紫，若及时给予恰当处理，变紫的肠造口黏膜可能恢复到正常红色或粉红色；如果没有及时给予恰当处理，肠造口黏膜则会因为缺血缺氧，血液供应不足无法改善，最后导致造口缺血性坏死。肠造口缺血坏死分为轻度、中度、重度。轻度：造口黏膜边缘暗红色，局部黑色不超过造口黏膜的 33%，无分泌物，无臭味，造口周围皮肤没有改变；中度：67% 的造口黏膜呈黑紫色，造口中央呈淡红色或红色分泌物，有臭味，擦洗黏膜时会有出血；重度：全部黏膜呈黑紫色，有臭味，擦洗黏膜没有出血。发生肠造口缺血坏死的常见原因如下。

1. 手术中损伤结肠边缘动脉，引起肠管内血液供应不足，引起造口缺血、缺氧，最后导致肠造口缺血坏死。

2. 肠造口腹壁开口太小或缝合过紧肠系膜血管受压引起肠管血供障碍，最后导致造口缺血坏死。

3. 手术中缝线时松紧度不当，影响一部分肠管血供，严重者引起造口缺血性坏死。

4. 严重的动脉粥样硬化或肠梗阻时间过长，引起肠水肿、肠胀气，最终导致肠壁长期缺血缺氧引起造口坏死。

5. 在行造瘘壁同腹壁缝合固定时不慎缝住了肠系膜血管，造成部分肠管血供不畅，最终引起造口坏死。

6. 术中游离肠管不够充分，使造口肠系膜过紧，导致肠造口缺血、缺氧引起坏死。

7. 造瘘肠段从腹腔内拖出时张力过大或拖出时肠系膜扭转，影响造口局部血供不畅，长时间缺血、缺氧导致肠造口坏死。

8. 过分修剪肠道脂肪垂从而破坏边缘动脉，导致造口缺血、缺氧，引起坏死。

（二）肠造口的回缩

肠造口回缩是造口术后常见并发症，常发生于袢式结肠造口，发生率约为 6%，回肠造口回缩发生率为 1.5% ～ 10%，表现为造口位于皮肤表层下面，其外观就像腹壁上一个缝隙，肠造口黏膜仅一部分可看见。通常在造口形成后的 6 周发生。肠造口回缩可分为早期及晚期回缩，早期回缩也称为急性肠造口回缩，常发生于术后 1 周左右，常引起肠造口皮肤凹陷，继续发展至皮肤层下面时，可能会发生造口皮肤黏膜分离的并发症，严重时排泄物渗漏将导致肠造口周围感染，甚至引起腹腔内感染。晚期造口回缩，也称为慢性造口回缩，多发生于造口形成后的数月或数年，常引起造口的排泄物滞留于造口的凹陷处，导致滞留的排泄物浸渍造口周围皮肤，轻度的造口回缩使用凸面底盘及腰带进行处理，严重的造口回缩必须要手术再行造口重建，主要导致造口回缩的主要原因有以下几点。

1. 早期多因未及时发现肠造口的缺血性坏死，肠造口黏膜缝线过早脱落，肠管游离不充分导致造口肠管过短产生牵拉力。

2. 肠袢或肠系膜游离度不足，致使肠造口肠段张力过大。

3. 全身情况差，愈合能力低下。

4. 袢式造口时支撑管拔出过早或造口部肠段固定不牢。

5. 术后发生明显的腹胀。

6. 肠造口周围脓肿、腹腔内炎症、肥胖。

7. 后期发生肠造口回缩多因肥胖，手术时肠造口周围脂肪过多、肠造口位置设定不当、体重增加过快过多，或者体内继发恶性肿瘤快速增长、术后伤口瘢痕化导致。

（三）肠造口穿孔

肠造口穿孔部位常发生在造口肠管缝合部位，结肠附着固定与游离之交处也多见穿孔，其发生原因主要有以下 2 点。

1. 与早期手术有关　术中用电刀损伤了肠壁而未能及时发现；肠造口时缝针缝线穿过肠壁全层并结扎过紧，牵拉结肠过度用力。

2. 机械性损伤所致　如结肠灌洗，引起造口穿孔。

遇到上述情况合并肠管张力过大或术后明显腹胀时，立即警惕造口穿孔，一旦发生肠造口穿孔应立即手术。

（四）肠造口出血

轻度的早期肠造口出血常发生在术后 48 小时内，少量肠造口出血用湿润的棉球或纱布稍加压迫止血；肠造口出血量多时用 0.1% 肾上腺纱布压迫止血或者拆开黏膜皮肤缝线，寻找出血点，然后用止血钳夹住止血。晚期肠造口出血较少见，一般为少量出血。发生肠造口出血的原因主要有以下 3 点。

1. 造口底盘剪裁不合适，物理刺激肠造口黏膜，导致肠造口黏膜与皮肤连接处的毛细血管及小静脉出血。

2. 肠系膜小动脉未结扎或结扎线脱落，引起早期肠造口出血。

3. 化学治疗引起血小板低、肿瘤复发、肠管内毛细血管破裂、肠道菌群失调导致严重腹泻、放射治疗损伤黏膜等均可引起肠造口出血，一般发生于晚期肠造口出血。

（五）造口皮肤黏膜分离

造口皮肤黏膜分离的定义是肠造口黏膜缝线处的组织黏膜愈合不良，使肠造口处肠黏膜与腹壁皮肤的缝合处分离，分离处留下一个开放性伤口，属于肠造口手术后的早期并发症之一，多发生于肠造口手术后 1 ～ 3 周。可分为部分分离和全部分离，采用时钟法来描述分离的位置，头部为 12 点钟方向，脚部为 6 点钟方向，左右分别为 9 点钟方向、3 点钟方向，一旦发生造口皮肤黏膜分离，必须及时处理，处理过晚会造成造口回缩，严重的会造成腹腔感染，肠造口皮肤黏膜分离后期还可造成造口狭窄，不仅使患者身心健康受到巨大影响，还直接影响患者的后期生活质量，需要及时妥善处理造口黏膜分离现象，造成造口皮肤黏膜分离的原因主要有以下几点。

1. 缝合肠造口黏膜与皮肤的缝线比较细滑，手术时打结不牢固或者肠黏膜肿胀，造成缝线断裂，使得缝线脱落导致造口皮肤黏膜分离。

2. 肠造口周围皮下组织切除过多，造口周围残留空腔，导致造口伤口不愈合，造口皮肤黏膜分离。

3. 造口位置位于皱褶处，周围皮肤凹凸不平，在使用造口用品时，过度拉伸皮肤造成造口周围皮肤张力过大、缝线脱落，导致造口皮肤黏膜分离。

4. 造口术后，造口周围组织血液灌注不良，血供不足，严重时可造成造口组织坏死，从而致使造口皮肤黏膜分离。

5. 患者术后出现呼吸道症状，频繁咳嗽、咳痰，造成腹压升高，致使造口皮肤黏膜处的缝线脱落，造成皮肤黏膜分离。

6. 患者伴随糖尿病等原发病，或者服用激素，使造口术后伤口黏膜愈合缓慢，甚至造口周围皮肤感染，从而造成皮肤黏膜分离。

7. 其他各种原因造成造口周围皮肤感染的，例如造口周围油纱条拆除过晚，致使受到肠内污染物污染，造口皮肤黏膜分离。

（六）肠造口狭窄

肠造口狭窄使造口缩窄或紧缩，表现为造口皮肤开口细小，难以看见黏膜，或造口皮肤开口正常，但指诊时肠管周围组织紧缩，手指难以进入，称为造口狭窄，是肠造口手术后常见并发症之一，多发生于术后 8 天到数年不等。

文献显示，美国已注册造口患者中造口狭窄发生率占 4%，国内相关资料显示为 6% ～ 15%，临床表现为大便变细、排出困难、排便时间延长、腹胀、腹痛。国内文献未见报道结肠造口狭窄程度的分级标准，手术指征尚无明确的准则。临床上一般以造口周径≤小指前段（患者本人）且出现排便困难者，可考虑为狭窄。据此将排便费力但尚能排便者，纳入轻度狭窄；排便费力，需借助手压腹部或使用药物协助排便者，为中度狭窄；排便困难，虽借助手压或药物仍无效，患者常觉腹胀、腹痛，甚至出现不全肠梗阻者，为重度狭窄。造成肠造口狭窄的主要原因有以下几点。

1. 结肠造口狭窄多发生于钳夹外置造口，因结肠浆膜外露受刺激引起浆膜炎，产生肉芽组织，继而形成瘢痕、收缩，与皮肤切缘共同形成环状瘢痕狭窄。

2. 造口周围化脓性感染，造口肠段过短回缩或肠壁血供障碍、手术操作中腹壁皮肤或肌肉腱膜切除过少等是造成瘢痕狭窄的重要原因。

3. 国内外研究表明，年龄＞60 岁、肥胖者会增加造口狭窄发生率。而行腹膜外结肠造口者，术前定位、精心细致的手术操作、良好的血液供应和防止感染可避免严重造口皮炎的发生。

4. 晚期造口患者由于粪便刺激造口肠管的浆膜而发生浆膜炎以致肉芽组织增生。瘢痕形成导致造口狭窄。

（七）造口水肿

造口水肿是肠造口术后引发的并发症之一，常由手术创伤、肠道的应激等引起。肠造口手术是外科常见的手术之一，但是肠造口水肿也成为困扰患者的常见并发症。肠造口水肿是指肠道口黏膜出现肿胀，轻度会使肠造口黏膜上的褶皱部分消失，但颜色不改变；重度者，肠造口体积极度增大，肠造口的黏膜会出现明显的粉红色，皱褶也会完全消失。具体原因如下。

（1）大多数肠造口水肿是由于手术中的刺激引起的，如手术过程中肠道的牵拉使肠道受到创伤而引发炎症，进而表现为水肿。

（2）局部血液循环受阻、肠道应激和低蛋白血症等也易引起肠造口水肿。

（3）造口用品使用不当，造口底盘裁剪不恰当，底盘开口过小，压迫造口肠管周围，影响造口黏膜血液回流不畅，造成造口水肿。

（4）肿瘤晚期患者，造口局部形成压迫，导致血液回流障碍造成造口水肿。

（八）造口黏膜肉芽肿

造口黏膜肉芽肿为良性组织，是造口术后常见并发症，多与造口机械性刺激有关。造口黏膜肉芽肿主要表现为黏膜与皮肤交界处的息肉样突起，易出血。造口黏膜肉芽肿通常发生在黏膜与皮肤接触处，也可发生在造口黏膜上，表现为一粒或多粒围绕造口边缘生长的息肉状突起，常伴有疼痛、瘙痒、出血等症状，若不进行治疗和护理容易引起炎症反应，甚至导致造口周围皮炎。造口黏膜肉芽肿形成主要与造口袋边缘摩擦等物理刺激有关，具体原因如下。

1. 造口周围缝线未完全脱落，缝线刺激引起的造口黏膜炎性改变，组织细胞增生，造口周围产生黏膜肉芽肿。

2. 造口底盘裁剪不适当，过小或不整齐的毛边刺激纤维组织增生，造口周围产生黏膜肉芽肿。

（九）肠造口脱垂

造口脱垂是肠造口的远期并发症，主要是指造口的近端肠管，通过造口突出5cm以上就考虑脱垂，脱垂有的是暂时性的，比如患者站立位时的脱垂，平躺时就自动回缩进去，有的是站立位和平躺都可能有脱垂。具体原因如下。

（1）肠造口脱垂发生的原因与造口本身有一定的关系，肠管固定与腹壁不牢固。

（2）肠造口脱垂也可能是因为造口的开口相对过大一点，里面的肠管很容易掉出来。

（3）肠造口脱垂还可能因为患者的腹压增加，如慢性咳嗽、提举重物、用力排便排尿使腹腔压力增加时，把肠管从造口处推出来。

（十）造口旁疝

造口旁疝的主要表现是造口旁出现可复性肿物，站立和用力后增大，早期平卧后可以回纳消失，但造口旁疝患者容易出现肠管粘连而导致疝内容物不易回纳的情况。患者早期除了肿物外并无其他临床症状，但随着病程延长，造口旁疝会逐步变大，一方面影响患者的日常生活、增加造口护理的难度，破坏造口装置的密闭性，导致大便或尿液外漏刺激皮肤；另一方面造口肠管在疝囊内迂曲及疝内容物的反复突出和回缩造成的肠粘连，都会导致肠管内容物在疝囊内通过受阻，患者有腹部不适、腹痛、腹胀等表现，部分患者会发生肠管嵌顿或绞窄坏死，威胁生命。具体原因如下。

（1）造口旁疝发生的最主要原因来自于造口本身，造口势必造成局部腹壁出现缺损，腹壁造口的孔洞大小很难完全精确地做到大小正合适。如果过小会造成造口狭窄、排便困难，严重者需要再次手术解除狭窄；如果造口的孔洞稍大即可在造口旁形成小的孔隙，造口肠管的蠕动是持续存在的，而且对造口周围组织有很强的冲击力，时间久了就容易使造口旁原来的孔隙变大，从而导致造口旁疝的发生。

（2）患者合并剧烈咳嗽、排尿困难、腹水等使腹压升高的因素时，则造口旁疝的发病率更高。

（3）患者营养状况不良、术后造口位置的伤口感染及手术时的不当操作也会增加造口旁疝的发生率。

二、肠造口周围皮肤并发症的种类及发生原因

皮肤暴露在潮湿环境下，有尿液、粪便、汗液及肠液分泌物，都会造成皮肤受损或发生炎症，尤其是肠造口周围皮肤，需要长期粘贴造口底盘，长期暴露于尿液、粪便、汗液及肠液分泌物中，很容易造成皮肤并发症。

（一）刺激性皮炎

刺激性皮炎又称粪水性皮炎，粪水刺激是导致造口周围刺激性皮炎最主要的原因，小肠液的腐蚀性强，频繁的刺激接触皮肤后表现为周围皮肤红肿、破皮糜烂、溃疡，甚至疼痛、烧灼感。造成回肠造口周围刺激性皮炎主要有以下原因。

（1）造口回缩凹陷：造口乳头没有适当突出皮肤 1 ～ 2cm，而是低于周围皮肤，导致排泄物不能直接入造口袋，而是渗漏到造口周围皮肤上，受到粪水的刺激形成皮肤炎症。

（2）造口周围皮肤皱褶，导致造口底盘粘贴不牢固，粪水排泄物渗漏到造口底盘下面，腐蚀造口周围皮肤，导致皮肤发生炎症。

（3）造口底盘修剪不恰当，导致排泄物渗漏至底盘下或腐蚀周围皮肤，从而导致粪水排泄物刺激皮肤，导致皮肤炎症。

（4）患者对黏胶过敏。

（5）患者抵抗力差，如有些患者术前需要放、化疗，放、化疗后患者抵抗力逐渐变差，这时往往容易引起真菌感染。

（6）造口开口位置不在正中方向，排泄物不能有效收集，使得粪水排泄物渗漏到周围皮肤造成刺激性皮炎。

（二）过敏性皮炎

过敏性皮炎是由于接触某些物质后在皮肤、黏膜接触部位发生的急性或慢性炎症反应。急性炎症反应表现为皮肤红肿、水肿、脱屑和角质形成，慢性炎症反应表现为皮肤裂隙、苔藓和角化过度，发生炎症反应的部位仅限于过敏源的接触部位。造口袋底盘、腰带接触皮肤后形成炎症，出现周围皮肤红肿、瘙痒等不适症状，严重者甚至发生溃烂，则造口底盘、腰带就视为过敏源。

（1）造口患者为敏感性皮肤，对造口袋或腰带产生皮肤过敏反应。

（2）造口用具使用劣质产品或清洗皮肤后未将清洗剂冲洗干净，导致皮肤出现问题。

（3）清洁剂使用不当，使用刺激性较大的消毒液，例如用碘伏、乙醇、过氧化氢擦拭皮肤。

（三）毛囊炎

毛囊炎是指整个毛囊细菌感染发生炎症。初起时为红色丘疹，逐渐演变成丘疹性脓疱，

孤立散在，患者自觉轻度疼痛、瘙痒。不清洁、搔抓及机体抵抗力低下是本病的诱因。

（1）患者自身毛发过重，备皮操作时动作不够轻柔，频繁剃毛和揭除造口袋，容易伤害毛囊，引起局部红肿、疼痛。

（2）防漏产品使用过多，皮肤清洁不彻底，引起毛囊感染。

（3）平时患者的个人卫生不到位。

（4）患者抵抗力低下，如化疗后。

（四）念珠菌感染

肠造口周围皮肤念珠菌感染与造口的种类及护理技术没有直接关系，通常发生在免疫力低下、长期口服抗生素或造口底盘容易渗漏的患者。念珠菌感染的最初表现为皮肤瘙痒，若未及时清洁皮肤或者用药膏治疗，就会出现白色疹子的脓包及界线清晰的皮肤红斑，皮肤奇痒无比。

（1）造口患者接受放、化疗，白细胞降低；或者长期使用免疫抑制剂导致免疫力低下。

（2）长期使用抗生素导致菌群失调，患者大量出汗，导致造口底盘覆盖部位皮肤潮湿，出现皮肤炎症。

（五）增生或者假性疣病变

造口周围皮肤增生是指紧邻造口周围的皮肤区域出现疣状突起，通常发生在泌尿系造口及回肠造口等潮湿的环境下，造口周围皮肤长期浸泡在尿液、水样大便里，皮肤出现红肿、溃疡、疼痛等问题，长时间的刺激就形成了湿疣状的皮肤逐渐增生。

（1）造口底盘裁剪不当，使造口周围皮肤被尿液、粪水浸渍，长时间的刺激而导致增生。

（2）选用的造口袋不当，周围皮肤出现凹陷和皱褶的患者使用两件式平面底盘造口袋，致使底盘的粘贴面容易翘起，无法与皮肤完全接触，尿液或粪水排泄物容易从底盘渗漏。

（3）造口位置选择不当，术前未行造口定位，术后患者造口周围皮肤有凹陷和皱褶，导致造口袋固定不牢而发生渗漏。

（4）造口定位不恰当，变换体位时使得造口周围皮肤出现凹陷、皱褶而发生渗漏。

（5）造口袋粘贴使用时间过长，尤其是一些老年患者为了节省费用，想方设法地使造口袋粘贴使用时间延长，常连续使用1周或者更长，少数患者甚至发现渗漏后还继续使用。

（六）尿结晶

尿结晶是泌尿系造口最常见的并发症之一，也是泌尿系造口患者所特有的并发症。正常情况下，泌尿系造口排出的尿液呈弱酸性，但由于饮食不合理，如患者喜食肉蛋类、鱼类、瘦肉、动物内脏、花生等酸性食物，使得尿液呈酸性，如果进食菠菜、绿豆芽、杏仁等碱性食物，则使尿液呈碱性。形成的尿结晶表现为造口周围皮肤一圈白色砂砾状沉淀物。

（1）摄入的水分不足，使得尿液呈浓缩状态，形成白色粉末结晶黏附于造口周围皮肤。

（2）未及时清洁泌尿系造口，使造口长时间浸泡在尿液中，产生的尿结晶附着在造口周围。

（七）造口周围静脉曲张

造口周围静脉曲张的典型特征为造口周围皮肤薄、透，呈现出清晰可见的辐射状蜘蛛丝，表现为血管曲张，压之褪色，表面无渗液。发生此并发症的患者不会有任何疼痛感，唯一症状就是出血。发生原因是各种原因引起的门静脉高压，以肝脏疾病引起者居多。门静脉高压导致门体静脉分流，当分流发生在门静脉系统的肠系膜与体循环的皮下静脉之间时，即可形成造口周围静脉曲张。

（八）黏膜移位

肠造口黏膜延伸至造口周围皮肤，由于黏膜分泌黏液，故可引起造口底盘潮湿，导致造口袋粘贴不牢固，甚至出现造口黏膜出血、粪水性皮炎等一系列问题。引起黏膜移位的主要原因有以下 2 种。

（1）手术时将造口周围缝于表皮，实际上应该缝于真皮。

（2）用较坚硬及尺寸过小底板，经常压迫造口边缘，造成损伤部位向外扩展。

（九）放射性皮炎

接受放射治疗的肠造口患者，造口周围皮肤会产生一系列的病理改变：真皮层弹性纤维受损，皮肤表层变薄及破损，皮肤末梢小血管受损，使皮肤呈现发红状态，久而久之会出现局部黑色素沉着、纤维化、肥厚、弹性差，这些病理改变会增加皮肤对创伤的敏感性，并抑制皮肤的愈合过程。临床表现为造口周围皮肤红肿、糜烂甚至溃疡，可有不同程度的疼痛、不适感、痒感、刺激烧灼感。主要原因是射线不仅会打击肿瘤细胞，还会损伤周围的正常细胞组织。

三、其他造口并发症的发生原因

（一）造口周围线结反应

造口周围线结反应主要是切口、缝线受到污染导致，表现为局部血供差和排斥反应。线结反应是指具有敏感体质的患者，手术后对缝合线产生的排斥反应，表现为在伤口无污染，体内伤口无炎症病灶的情况下，伤口不能愈合，发生红肿等类似伤口发炎的情况。主要有以下几种原因。

（1）敏感体质的人。

（2）无菌操作不严格，手术器械互相污染。

（3）皮下线结距皮肤较近也容易发生线结反应。

（二）造口周围脓肿

造口周围脓肿发生在皮下或腹壁，开始红肿，继而形成脓肿，部分可自行穿破皮肤流出脓液，愈合后形成瘢痕，也有脓肿转变为瘘管长期不愈合，形成的原因有以下 3 种。

（1）术前肠道准备不充分，手术时造口部位腹壁被污染的肠管污染。

（2）浆肌层缝合固定时穿透肠壁，污染腹壁深部可引起造口周围脓肿。

（3）造口回缩、坏死、黏膜分离等并发症如果处理不及时，也会导致造口周围脓肿。

（三）造口旁皮肤癌细胞蔓延

造口旁皮肤癌细胞蔓延常见于晚期肿瘤的肠造口患者，在造口周围皮下组织可触及硬块，按压时患者主诉有疼痛感，若癌细胞已浸润上皮细胞及周围淋巴、血管，易造成皮肤破溃，同时还伴有渗血，这对患者的心理是一个极大的打击。发生造口旁皮肤癌细胞蔓延的主要原因有以下 2 种。

（1）肿瘤晚期没有办法根治，肿瘤复发或转移，或手术时引起癌细胞种植蔓延。

（2）没有坚持化疗和放疗，肿瘤复发。

（四）肠造口与腹部切口形成瘘管

主要表现为肠造口皮肤黏膜分离处与腹部形成相通的感染性通道，腹部切口被污染而出现红、肿、热、痛，有时会伴有全身发热、乏力等感染症状，主要原因有以下3种。

（1）患者营养不良、腹部切口感染、糖尿病，都可能造成腹部切口与肠造口之间形成瘘管。

（2）扩肛不当，造成肠造口损伤，污染腹部切口。

（3）造口和切口距离太近，导致切口污染，容易形成瘘管。

四、术后肠道并发症的护理

（一）肠麻痹

手术时间长、大量麻醉药使用、手术行肠造口时触碰刺激肠管等会引起肠蠕动减慢甚至停顿。表现为嗳气增多、恶心、呕吐及腹部胀气的感觉，腹部的肠鸣音减弱或消失至听不到，无排气、排便。护理方法：术前或术后需要留置胃管，行胃肠减压，从而减轻腹胀的情况。

（二）肠梗阻

主要由于肠粘连、肠吻合口狭窄、大便堵塞等引起，根据严重程度，分为完全性和不完全性肠梗阻。肠梗阻初期表现为肠鸣音活跃或高调，可伴气过水声。肠梗阻进展后表现为肠鸣音逐渐减弱，甚至表现为肠鸣音停顿。护理方法：留置胃管行胃肠减压，遵医嘱禁食，可减轻肠梗阻的症状。严重的肠梗阻及持续进展性肠梗阻需要住院行手术治疗，以防止肠坏死及肠穿孔的发生。预防方法：术后保持规律饮食，进食清淡易消化的食物，禁食过硬、过油、过凉、黏度大、易产气的不容易消化的食物，防止堵塞造口处；切忌暴饮暴食，根据自身情况适量运动，保持大便通畅，必要时遵医嘱使用缓泻剂或灌肠。

（三）吻合口瘘

患者可出现腹胀、腹痛、心率增快、体温升高及局限性或弥漫性腹膜炎的症状和体征，有时候会表现为突然发生的弥漫性腹膜炎甚至休克。从留置的引流管中可以看到引出的浑浊的液体，如稀便、尿液等，体温升高表现为体温持续≥38℃。如果出现这些情况，需要立即报告医师，并及时采取对症处理。

五、肠造口处并发症的处理及护理

肠造口手术的目的是为患者重新建立排泄功能，恢复正常生活，延长生命，提高患者的生活质量。若患者术后发生肠造口处的并发症，对于患者的恢复和护理都造成极大的困难，所以应充分了解肠造口处的并发症，并能够在出现并发症时及时做出对症处理。正常的肠造口黏膜外观颜色为红色或粉红色，表面平滑湿润，光照侧面呈透明状，高度为高出皮肤1～2cm，开口位置在造口的最高点，形状为圆形或椭圆形，位置在腰线下的平坦部位，周围皮肤平整无皱褶、无瘢痕及偏离骨突处。但临床上由于各种原因，经常会出现造口并发症。

（一）肠造口的缺血性坏死

1. *处理及护理*　一旦发现肠造口出现缺血性坏死情况，要正确判断造口坏死的程度和范围。轻度、小范围的坏死可试行非手术治疗；重度、大范围的坏死应立即再次手术。首先进行缺血评估，用手电筒照射侧面，观察肠造口黏膜的颜色和通光性，用手指按压肠造口黏膜，放开时有无恢复红色现象，通过评估缺血坏死范围，将其分为部分肠造口黏膜缺血坏死和完全肠造口黏膜缺血坏死。部分肠造口黏膜缺血坏死，如果是肠造口边缘缝线太紧造成，可将变紫区域缝线拆 1～2 针，密切观察肠造口的供血情况，在拆线缝合处撒少许护肤粉，用皮肤防漏膏均匀涂抹，再用一件式造口袋固定；对于部分坏死的肠管，如果坏死组织与正常组织界线清楚，需要将坏死部分行手术清除。完全性肠造口缺血性坏死，腹壁外露出的缺血性坏死的肠造口黏膜可以将其修剪清除，腹壁内坏死的肠黏膜应立即行手术清除，避免坏死的肠管进一步加重，引发腹膜炎。

2. 预防　术后密切观察造瘘口的血供状态；腹壁的造口孔要宽松，游离的造口结肠要有足够的长度；缝合固定时避免缝住系膜血管。

（二）肠造口回缩

1. 处理及护理　评估肠造口回缩的程度，如果轻度回缩，一般不需要手术处理，只需要密切观察造口回缩的情况，配合使用凸面底盘和腰带；如果造口位置不佳，不适宜使用凸面底盘，可在局部使用防漏条垫高，配合造口腰带的使用，增加造口底部的压力，防止肠造口进一步回缩。如果回缩比较严重，已回缩至腹腔内部，需立即手术治疗，同时积极处理腹膜炎症状，如果周围皮肤出现刺激性皮炎，可用造口粉涂抹周围皮肤，保护周围皮肤，等待合适的时机重建造口。发生造口回缩、凹陷时，常表现为造口回缩于皮肤表面以下，外观看去似一条间隙或皱纹，造口处的黏膜仅部分可见。若为急性期造口回缩，常发生于术后 1 周左右，易引起造口周围皮肤凹陷，造口回缩至皮肤表面以下时，易引起皮肤与造口黏膜分离，造成腹腔内的炎症发生。发现有此危险时，尽早行手术治疗，重建造口。若为慢性期造口回缩，排泄物会长期淤积于凹陷处，可选用凸面底盘造口袋，利用压环作用于造口周围皮肤，使肠造口增高，利于排泄物的引出。如果因造口定位选择不佳，不适宜使用凸面造口袋，可选择在局部使用补片或防漏条垫高，配合使用造口腰带，给予造口底部加压。需要特别注意的是，肝硬化及腹腔内有积液的患者，不可选用垫高式用具，因为这类患者门静脉压力过高，腹部微血管静脉曲张，血管壁及皮肤十分脆弱，若再次加压，会使皮肤破溃，压迫腹部微血管而造成血管破裂形成渗血、炎症甚至溃烂，此时应考虑选择使用一件式平面造口袋。

2. 预防　肠袢式肠段的游离需充分；对于肠袢拖出困难时可行端式造瘘；对于愈合能力低下者适当延长拔出支撑管的时间。

（三）肠造口穿孔

1. 原因　术中用电刀损伤了肠壁而未能及时发现；肠造口时缝针缝线穿过肠壁全层并结扎过紧；遇上述情况时合并肠管张力过大或术后明显腹胀时。

2. 防治　正确缝合固定肠造口；保持适中长度的造口肠段，避免压力过大；一旦确诊造口穿孔，应再次手术治疗。

（四）肠造口出血

1. 处理及护理　去除造口袋，若出血量较少，用纱布压迫止血即可。出血量多时，用 1% 肾上腺素溶液浸湿的纱布、止血药或云南白药粉外敷，再用纱布压迫止血，也可局部用激光电灼止血。黏膜摩擦出血时，用护肤粉喷洒压迫止血。出血严重时，需手术止血。

2. 预防　避免物理及化学因素刺激肠造口，清洗造口时水温要低，造口底盘开口适当，避免底盘开口过小。

（五）肠造口皮肤黏膜分离

1. 处理及护理　评估皮肤黏膜分离的原因及程度，彻底清洗干净造口皮肤黏膜分离处、擦干，根据分离程度填充亲水性敷料、粉剂或藻酸盐填充条。如果是单侧浅层分离，分离深度＜0.5cm，可用亲水性敷料粉剂；如果是单侧深层分离，分离深度＞0.5cm，可选用藻酸盐填充条。然后使用防漏膏、水胶体敷料覆盖分离处，粘贴造口袋，避免粪便污染。

2. 预防　及时纠正低蛋白血症，做好术前造口定位，术后常规使用腹带，减轻腹部切口及造口周围的张力，更换造口袋时，注意观察造口情况，肠管与皮肤附着是否正常，及时发现肠造口皮肤黏膜分离，及时拆除患者造口根部的油纱或纱布，避免久放大便而污染根部造成肠管与周围皮肤愈合不良；积极控制血糖。

（六）肠造口狭窄

1. 处理及护理　肠造口狭窄主要表现为排便费力或腹胀，患者无严重不适主诉时，可采取保守治疗，指导患者进食富含纤维素的易消化食物，如香蕉、木瓜、地瓜叶等，也可用手指或扩张器扩张造口，需长期进行，但应注意动作要轻柔，不应选择质地过硬的物品，避免再度损伤造口，引起造口形状的改变，甚至造成穿孔、出血、溃烂等严重后果。对于泌尿造口狭窄的患者，应为其放置导尿管，保证尿液的引出，并行B超检查看是否有肾肿大或尿潴留。对于严重狭窄者，应行手术治疗。

2. 预防　造口术后避免体重急剧增长，控制体重变化，保持肠造口及周围皮肤的清洁干燥，避免感染。

（七）肠造口水肿

1. 处理及护理　造口水肿表现为造口处黏膜肿胀，在手术后的初期常见，主要是因术中牵拉、手术用具或异物触及肠道造成创伤，导致短时间的炎症反应，表现为充血、水肿。低蛋白血症的患者也易形成造口水肿，患者血液内的蛋白质含量过低，血液中的水分渗透压发生改变，逐渐渗透至组织中，造成水肿。

2. 预防　发生造口水肿时，若水肿程度较轻，一般可自行吸收；若水肿严重，需及时对症处理，先检查造口处的血液供应情况，血供良好者，可选择湿敷治疗，用硫酸镁或浓氯化钠注射液浸湿无菌纱布，敷于水肿处，保持湿润，并在水肿期选择较大的两件式造口袋，并密切观察水肿的消退情况，及时更换适合造口大小的造口底盘的口径，避免由于孔径过大而使排泄物溢出刺激造口周围的皮肤，诱发炎症反应。

（八）造口黏膜肉芽肿

1. 处理及护理　评估造口黏膜肉芽肿的原因。肉芽肿如果发生在黏膜与皮肤接触处，应检查造口周围有无缝线未脱落，如果观察到线结，应及时给予拆除线结，再使用造口粉或涂抹造口防漏膏，正确粘贴造口袋，保护创面不受污染。正确测量造口尺寸，避免底盘摩擦造口边缘，引起肉芽增生。发生在造口黏膜上的肉芽肿，可分次使用硝酸银棒点灼，也可以结扎后剪除，最后使用造口粉保护肠黏膜创面。

2. 预防　及时拆除缝线，造口袋剪裁正确，避免长期刺激造口边缘。

（九）肠造口脱垂

1. 处理及护理 造口脱垂时平常可用普通腹带或束裤加以支持固定，在医护人员的指导下，患者轻松平卧，医护人员戴手套，用冷的生理盐水浸湿纱布，盖在肠造口黏膜的部位，顺势缓慢地将肠管推回腹腔内。

单腔的乙状结肠或降结肠造口，排出的粪便呈非液体状时，可将圆头奶嘴剪开，塞住肠造口处。排便时将奶嘴拿出，粪便排出后再将奶嘴塞回。若是袢式肠造口远端造口脱垂者，将所用奶嘴固定在造口底盘的底环上，把奶嘴塞在远端开口处，预防肠造口再次脱出。无法将脱出的造口复位时，则需做造口修复手术。若造口严重脱出并伴有溃烂、坏死等严重情况时，需做造口重整术。做造口重整术之前，需用凡士林纱布将脱出的造口覆盖，以免脱出的造口因为黏膜过度干燥而坏死。

需要注意的是，造口脱垂者选用造口用品时应选择一件式造口袋，因为一件式造口袋质地柔软，不会对脱出的肠道造成二次损伤，切勿使用两件式造口袋，因为其卡环会压迫脱垂的肠管，造成损伤。

2. 预防 正确使用造口产品，造口底盘中心孔裁剪不能单纯度量底部，应以肠管最大直径为标准，但为了避免肠造口周围皮肤暴露引起刺激性皮炎，可在粘贴造口袋前使用可塑密封环进行补位。积极主动地减轻腹压，平时多饮水、适量食用粗纤维食物，保持排便通畅；减少增加腹压的运动，如仰卧起坐、举重等；感冒咳嗽时需用手按压肠造口部位，以减轻腹部压力。

（十）造口旁疝

1. 处理及护理 造口旁疝时，指导患者定时检查造口两侧腹部是否对称；咳嗽时用双手按住造口下缘部位，以免腹部压力骤升；使用造口腹带或内裤稍做支持固定，预防造口疝的形成；在患者能够承受的范围内，增加腹部训练；控制体重，避免过胖或过瘦；进行结肠造口灌洗的患者，应停止灌洗；术后 6 ～ 8 周禁止做剧烈运动或大幅度弯腰抬举重物；长期便秘、慢性咳嗽的患者，应遵医嘱及时对症用药，避免腹部用力致造口疝形成；应选用一件式造口袋，避免使用两件式造口袋或添加垫高的填塞物；有嵌顿、绞窄、梗阻、穿孔，或造口旁疝严重者，需进行手术修补治疗。

2. 预防 减少腹压，控制体重，戒烟，避免感冒咳嗽，避免前列腺增生，避免便秘等。

六、造口周围皮肤并发症的护理

对于造口周围皮肤并发症，首先评估引起并发症的原因及程度，根据不同的原因进行处理及护理。

（一）刺激性皮炎

常规清洁皮肤，使用造口粉、皮肤保护膜或水胶体敷料，涂抹造口防漏膏，佩戴合适的造口袋。

（二）过敏性皮炎

评估过敏性皮炎的原因和程度，用生理盐水清洁造口周围，涂撒造口粉，在造口周围涂抹防漏膏，更换不易过敏的造口产品，必要时在粘贴造口袋前外涂类固醇药物。过敏严重伴瘙痒者可遵医嘱口服抗组胺药物。渗液多时，给予渗液管理。

（三）毛囊炎

教会患者用剪刀剪平毛发，不可用剃刀，以免损伤皮肤毛囊；揭造口袋时，一手按压皮肤，另一手缓慢揭除造口袋底盘。若底盘粘贴过紧不易揭除，可用湿纱布湿敷后再揭除。毛囊炎严重时使用莫匹罗星软膏涂抹，避免使用过多黏性过强的防漏膏。

（四）念珠菌感染

重新评估造口袋底盘选择是否合适，粘贴造口袋区域是否毛发密集，指导患者用剪刀剪除毛发，不可剃毛发；可用 2% 碳酸氢钠溶液清洁局部皮肤，遵医嘱使用抗真菌药物涂抹造口周围皮肤。

（五）增生或假性疣病变

用生理盐水清洁造口周围皮肤后，在造口周围涂抹造口粉，保护假性增生的皮肤，再涂抹防漏膏。佩戴合适的造口袋。修剪造口袋底盘要以符合增生皮肤为宜。

（六）尿结晶

更换造口袋时，可选用弱酸性沐浴露将结晶擦拭干净，或用 1∶3 食用醋加水稀释后擦拭。平时让患者多吃一些酸性食物，增加饮水量，每日饮水 2000ml 左右，适当补充维生素 C。

（七）造口周围静脉曲张

应用有止血功能的藻类敷料，柔软的造口底盘，保持大便稀软，遵医嘱进行保肝治疗。

（八）黏膜移位

揭除造口袋及清洁造口时动作轻柔，造口粉可用于轻度黏膜移位，严重者可用藻酸盐敷料覆盖，使用防漏膏，增加造口袋的稳固性。

七、其他造口并发症处理及护理

（一）造口周围线结反应

分析导致患者造口周围皮肤出现线结的原因，去除皮肤上的小结节，正确剪裁造口底盘，底盘内圈比造口根部直径大 2cm，选择合适的造口附件产品。

（二）造口周围脓肿

分析导致脓肿的原因，全面评估伤口；分析持续不愈的原因，妥善粘贴造口袋，既要防止排泄物污染伤口，同时要保证脓液充分引流，静脉抗感染治疗。

（三）造口旁溃疡

溃疡是皮肤或黏膜表面组织局限性缺损、溃烂，其表面常覆盖有脓液、坏死组织或痂皮。去除影响伤口愈合的因素，湿性愈合理论上更换敷料，使用水胶体敷料、藻酸盐敷料，选择合适的造口粉和防漏膏。

第三节　小儿造口护理

一、儿童肠造口术相关疾病

不同年龄的儿童，常见与儿童肠造口术相关的疾病也有所不同。新生儿期需要行肠造口术的疾病，在足月新生儿中以消化道畸形疾病为主，例如，先天性直肠肛门畸形、全结肠巨结肠、胎粪性腹膜炎、肠闭锁等；在早产儿中以肠道炎症、肠道动力异常疾病为主，如新生儿坏死性小肠结肠炎、肠道麻痹性梗阻喂养不耐受等；婴儿期和儿童期多见于肠道感染性疾病、肠扭转、肠坏死、肠穿孔或直肠肛门手术等。

儿童肠造口多见于临时性肠造口，只是疾病治疗过程的一段阶段，在原发病积极治疗愈合后，需要接受二期肠造口关闭术。儿童永久性肠造口罕见。

（一）与肠造口术相关的先天性消化道疾病

1. *先天性直肠肛门畸形*　多见于无肛，又称肛门闭锁，具体需要根据闭锁的部位及伴随并发症决定手术治疗类型。其他少见的先天性直肠肛门畸形包括直肠狭窄、直肠重复形等。

2. *全结肠巨结肠*　先天性巨结肠是新生儿消化道常见疾病之一，也是引起新生儿腹胀的常见原因之一。根据累及部位，分为短段型（病变仅累及直肠）、常见型（累及直肠及乙状结肠以下）、长段型（累及降结肠或横结肠）、全结肠型（累及全部结肠及回肠）和全肠型，以常见型多见，其次为短段型，因此大多数患儿不需要行肠造口术。

3. *胎粪性腹膜炎、肠闭锁等消化道畸形*　随着产前诊断技术的提高，部分胎儿在宫内即可确诊此类疾病。胎粪性腹膜炎患儿又分为腹膜炎型、肠梗阻型和无症状型，腹膜炎型患儿通常需要行肠造口术，并且建议选择双腔造口，便于术后远端肠管的评估，以及经远端造口进行肠内容物回灌或营养液灌注。

（二）与肠造口相关的其他肠道疾病

1. *新生儿坏死性小肠结肠炎*　疾病的发生与早产儿肠道屏蔽功能不全、感染、喂养、缺氧等因素有关，临床表现为腹胀、便血、喂养不耐受、体温血压不稳定、感染指标异常，X 线显示肠壁积气。病变可发生在消化道任何部位，多见于回盲部和结肠。尽可能地保留肠管组织是新生儿坏死性结肠炎的手术原则之一，为了保留肠管，需要行肠造口术。

2. *婴儿、儿童期肠道感染性疾病*　多数肠道感染性疾病不需要行肠造口术，但伴随肠穿孔、严重腹膜炎、感染性休克时，需要通过肠造口术控制病情，待病情稳定后再行造口关闭术。

儿童肠造口术相关疾病还有很多，包括极低体重出生早产儿长期肠道喂养不耐受、直肠肛门手术后感染、会阴部外伤后直肠损伤、医源性肠穿孔等，但绝大多数儿童的肠造口术是临时性，只是治疗的一个阶段。肠造口术方法的选择和术后护理，应尽量遵循有利于远端肠管评估与灌注，有利于今后肠造口关闭术进行的原则。

二、儿童肠造口患者术前护理

（一）术前评估

（1）现病史与既往史：了解疾病，掌握手术方式与造口类型。

（2）皮肤情况：皮肤有无过敏史，评估拟手术区域皮肤情况，是否有局部或全身皮肤疾病。

（3）语言沟通能力：评估患儿是否具有沟通能力，无沟通能力者，要做好家属的宣教。具有一定沟通能力者，提供图片、语言、模型等简单的方式进行沟通。

（4）照顾者评估：评估照顾者的文化程度、宗教信仰、沟通能力、动手能力和心理状况。

（5）家庭接受疾病的程度。

（6）家庭经济情况：便于选择合适的造口用品。

（7）告知患儿及其家长造口手术的原因及重要性、暂时性，让家长有勇气面对。

（8）向患儿及其家长讲解造口类型及相关造口护理知识，认识到造口手术只是治疗方法，是改变排便出口的途径。掌握术后护理知识，恰当的护理、正确使用造口用品，患儿同样可以和普通孩子一样生活。

（9）心理疏导：鼓励患儿和家长积极面对，有针对性地给予心理疏导。

（二）肠造口定位

病情允许下，必须详细检查，紧急手术时，原则上造口和引流管之间距离＞2cm，双腔分离造口，两个造口之间最小距离≤2cm或≥5cm，便于造口袋有效粘贴。肠造口与手术切口通常在一个平面上，垂直切口时造口置于切口最下段，水平切口时造口置于切口最外侧。

三、儿童肠造口患者术后护理

造口患儿和他们的家庭需要通过大量的信息、教育和心理支持来帮助他们度过这一时期的挑战，因此，需要医护人员给予足够的健康宣教和心理疏导。

（一）儿童肠造口评估

1. 造口类型

（1）回肠造口末端回肠造口排泄物较结肠造口稀薄，多数患儿经口喂养，肠道适应性良好。造口旁伤口感染、裂开者不多见。

（2）经肠造口结肠造口肠液、水分丢失相对少，经口喂养肠道适应性强，较少需要特殊配方奶喂养。但由于排泄物细菌多，早期造口旁伤口容易污染、裂开。

2. 造口模式

（1）单腔造口有小肠造口，也有结肠造口，优点是确保造口远端肠管彻底旷置，避免远端伤口污染或感染。缺点是如果是高位小肠造口，可造成远端肠管灌注和检查困难。

（2）双腔袢式造口的优点是可以对远端肠管进行灌注或检查，操作相对简单，手术时间短。缺点是不利于对远端肠道污染严格控制，因为肠内容物可进入造口远端。

（3）双腔离断式造口的优点是利于对远端肠道严格控制污染，因为近端肠内容物不易进入远端肠管，可以对远端肠管进行灌注。缺点是相对于袢式造口手术，手术时间延长，术后造口袋粘贴困难。

3. 造口的观察　小儿哭闹时，造口颜色可能会转为暗红色或淡白色，哭闹停止时颜色又恢复至正常的鲜红色。造口因接触或摩擦有少量出血是正常的，但是大量出血或颜色持续为暗红色，则视为异常，应立即报告医师。造口会随着粪便的移动而蠕动。

（二）造口用品的选择

小儿造口护理用品款式很多，婴幼儿体积小，多采用一件式造口袋，护理方便。患儿双造口，且造口离得比较近，要选择造口袋底盘比较大的，同时将近、远端造口同时放在一个造口袋内。分离造口袋距离较远时，选择较小的造口袋底盘，将近端造口放在造口袋内，远端造口裸露在外面。肠造口不要与尿路造口使用同一个造口袋，避免污染尿路造口。使用造口产品时，尽量使用儿童专用造口袋，避免使用成人造口产品，因为成人造口护理产品底盘粘贴过紧，底盘开口过大，造口袋的材质一般也偏硬，患儿使用时会产生不适感，也容易发生造口周围皮肤炎症，更不能因为造口袋带来的不适感而不使用造口护理产品，避免粪便刺激造口周围皮肤造成伤害。

年幼患者活动度大，必要时使用儿童肠造口腰带，固定造口袋，也可以使用弹力胶贴固定造口底盘边缘。婴幼儿在吸吮、哭闹时会吞入较多的气体，所以在排泄时会有较多的气体排出，为了便于婴幼儿排放气体，往往需要选择带有过滤片的造口袋。年长的幼儿常常会因为佩戴造口袋产生自卑感，尤其是造口的气味和造口袋摩擦产生的声音，所以对于年长儿，他们需要选择密闭良好的、不容易渗漏的造口袋。更换造口袋时，可以使用防臭剂，在特殊安静的场合，可以通过限制饮食避免排气声音造成的尴尬。

（三）儿童肠造口的日常生活指导

1. **沐浴** 造口本身是肠道的一部分，无痛觉，沐浴对造口不会有影响。儿童佩戴或不佩戴造口袋均可以进行沐浴，故可根据照顾者的个人偏好。可以使用沐浴露给新生儿进行沐浴，但不宜使用沐浴油，以免影响造口底盘的粘贴。同时，造口周围皮肤不宜使用爽身粉。

2. **饮食** 正常均衡饮食对新生儿的生长发育及成长非常重要。结肠造口新生儿的饮食与其他所有婴儿完全一样，可以母乳喂养，也可以奶粉喂养，或者混合喂养。当添加辅食尝试新食物时应遵循循序渐进的原则，一次增加量不可过多，慢慢添加辅食种类。小肠造口患儿的饮食最好在外科医师或营养师指导下选择饮食及补充电解质。进食时注意少食多餐，短肠综合征的患儿根据情况遵医嘱给予输注肠内营养。回肠造口的婴儿应多补充水分，平时多喝水，喝水少的也可以多喝果汁。父母居家照护时，要学会观察其排泄物，记录排泄物的量、性状、颜色，观察有无尿少、尿色深、皮肤干燥、眼窝凹陷等脱水表现。

3. **穿戴** 儿童可以穿任何衣物，不要限制儿童，以免引起儿童的心理不适，甚至觉得自己和别人不一样，但是应避免腰带压迫造口，年长儿衣着应宽松，避免穿牛仔裤、系皮带。对于婴幼儿，造口袋可以安置于尿不湿内或尿不湿外，选择尿不湿时应购买腰部弹性大的、不勒腰的尿不湿，每个家庭可以根据造口部位和自己的偏好来选择。

4. **活动** 新生儿造口一般不会影响婴儿的身体及智力发育，但要尽量减少患儿哭闹，以免吞入过多的气体。对于需要怀抱的造口患儿，可以在造口袋中保留少许气体，作为压力缓冲，减少对造口的摩擦损伤。小儿在学习翻身、爬行、学步阶段，造口袋渗漏的机会增加，但也不应限制小儿的活动，以免影响小儿的后期发展，注意保护造口免受损伤。儿童完全可以参加力量轻度的体育活动，活动时佩戴腰带或穿紧身衣有助于固定造口袋，但要避免剧烈的撞击活动。

（四）儿童肠造口周围皮肤及造口并发症的护理

（1）造口周围皮炎：是最常见的儿童肠造口皮肤并发症。常见原因有：幼儿造口底盘裁剪过大，使造口周围皮肤长期与排泄物接触；造口袋粘贴不牢，易渗漏，更换频繁或移除不当导致皮肤损伤；造口定位准备不充分，部位欠佳，导致造口袋用品的粘贴不牢固，排泄物由造口流出而刺激皮肤；底盘过敏。护理方法同成人。处理方法：移除造口底盘，推荐使用黏胶剥离剂。

（2）造口皮肤黏膜分离：发生的原因和处理方法同成人。

（3）造口脱垂：常见原因有新生儿剧烈哭闹、营养不良、皮下脂肪缺乏等。处理方法：密切观察造口黏膜颜色的改变，出现造口黏膜颜色发黑发紫时，需要立即请医师处理。平

压力性损伤与造口护理实践

时使用腹带作为日常预防。造口袋底盘的大小按造口基底大小裁剪，并剪成放射状，以预防脱垂时底盘中心孔嵌顿造口。

（4）造口回缩的处理方法：加强造口周边皮肤保护，建议使用皮肤保护膜或水胶体敷料，应用防漏膏垫高造口边缘。袢式造口支撑棒手术2周后拆除可以预防造口回缩。

（5）造口狭窄的处理方法：可以用手指扩张造口；也可以服用软便剂软化大便；或者放置引流管；必要时灌肠。出现梗阻者需要手术矫正。

（6）水、电解质紊乱和远端造口黏膜失用性萎缩小肠造口的患儿排出物过稀过多，易引起脱水和电解质紊乱。加上造口关闭一般需要3～6个月，远端肠管易出现失用性萎缩。处理方法：收集近端造口排出物，给予经造口远端或肛门灌注肠液或林格液的辅助治疗（Refeeding造口肠液），促进远端肠管发育，帮助液体吸收，有效改善患儿的水、电解质平衡紊乱；预防造口关闭术后出现的腹胀、腹泻情况。

（7）造口旁疝因为临时性造口，一般不予特殊处理，加强观察。可使用一件式造口袋，注意加固底盘，减少渗漏。可以使用特殊的造口疝腹带。

（8）特殊问题的处理：造口与脐孔相邻，造成脐孔难以保持干燥，哭闹时脐孔突出也使得造口袋容易渗漏。处理方法：使用水胶体敷料或透明薄膜覆盖脐孔；或选择合适的造口袋，修剪造口袋底盘，使脐残端能暴露出来。

第四节　造口患者的生活质量与健康教育

一、造口患者生活质量评估

（一）肠造口对患者的影响

肠造口改变了患者粪便或尿液的正常出口方位，从隐蔽的会阴部转移到腹部，且不能随意控制。由于这种术后生理解剖的改变和术后生理功能与曾经的功能有一定的差异，再加上缺乏相关的疾病护理知识，患者对人工肛门或人工膀胱手术几乎难以接受，容易产生抗拒、悲观、抑郁甚至绝望的心理。所以肠造口对患者的生理、心理及社会交往等方面造成的影响是不言而喻的。

生理健康方面存在的主要问题：患者自我形象受损，排尿、排便不能随意控制，造口袋的选择、使用和更换，疼痛、造口回缩、出血、狭窄等并发症的发生，饮食习惯的改变和营养失调，水平衡，异味处理等。

心理健康方面存在的主要问题：永久性造口患者在接受造口术前及造口术后在对造口的适应过程中产生巨大的心理压力，因为他们不仅要面对疾病的挑战，还要适应造口产生的不便，又要承受造口给生活心理带来的巨大压力，由此产生焦虑、悲观、恐惧、消极、孤独、自卑感、对前途失去信心等一系列心理问题。

社会功能适应方面：造口患者在术后往往会经历感情、社会交往、婚姻及家庭等诸多方面的适应过程，情感方面的适应困难也给社交、婚姻及家庭的适应带来诸多问题。例如，造口者在家庭中承担的责任减少，自我存在感减少，甚至部分造口患者由于造口不能继续原有的工作；担心自身形象受损而缺乏参加社交活动的信心；担心自身异味的影响而不愿与他人交往等等。

因此，造口者作为社会上特殊群体，需要家人的关爱，需要社会帮助，需要康复指导，更需要人们的理解和社会的认可与支持。通过多方面的共同努力才能不断提高造口患者的生活质量。

（二）肠造口患者生活质量现状

国内外学者越来越关注造口患者的生活质量，医务人员在制订治疗方案时，应充分考虑所采取的治疗方式对患者术后生活质量的影响，而不能只考虑是否可以治愈患者的疾病，尤其是对一些可以采用多种方法治疗的患者，要充分考虑是否需要永久性造口。研究表明，造口在不同部位的患者生活质量存在显著差异。

美国 Cleveland Clinic 对回肠造口患者的随访显示：72% 的患者表示回肠造口术后生活未受到限制，可正常生活；24% 的患者表示在回肠造口术后生活过程中受到轻微限制，遇到少许困难；有 4% 的患者表示后悔行造口手术。Cleveland Clinic 的另一项相似调查显示：约 80% 的造口患者表示造口术后健康状态良好或极好。总体说来，回肠造口术后生活质量令患者比较满意，可能是因为大多数患者的病因已得到根治，身体健康恢复较好，生活质量满意率较高。

结肠癌造口术后患者的心理障碍较为严重，对参加户外活动及社会交往缺乏兴趣，有一半以上的患者几乎不参加社会活动。结肠癌患者的生活质量随着术后时间的延长，生活质量逐渐得到改善。原因可能是术后早期，患者对造口护理、饮食调节、造口用品选择、造口袋的清洁与更换、活动与体育锻炼等相关知识缺乏，不能很好地适应，以及担心造口异味、造口不卫生、性生活对病情及伴侣的影响，而引起的性生活冷淡，甚至性功能障碍。随着时间的推移，患者可以慢慢适应并接受造口带来的生理及形象的改变，自己可以较好地护理造口，也逐渐适应了造口后的生活，生活质量逐渐提高。

膀胱癌全切除回肠代膀胱造口患者在心理健康、生理健康、社会功能适应等方面受到很大影响，严重影响了患者的生活质量。造口部位异味，以及无规律的排尿影响患者的日常生活和心理健康，且患者参加社会活动减少，缺少娱乐活动，工作和学习能力下降，使社会功能受到限制。此类手术若护理不当，引起的并发症较多，给患者的身体康复及心理调节方面均带来不良影响。

此外，不同的手术部位及不同的手术方式，对患者的性功能有着不同影响。"性"是人类基本的生理需求，尽管造口术后患者很少主动提起手术后带来的性生理方面的问题，但调查显示，造口术后患者性生理及性心理变化是一个影响患者生活质量的显著问题。处理不当，会导致患者在生理上、心理上及社会交往上的压力，使患者缺乏自信，甚至引发婚姻及家庭危机。

多数学者认为手术损伤与术后性功能障碍的发生有直接关系，但正常的性功能除了受神经-内分泌和正常生殖器官两个基本条件的影响外，也与患者的康复情况、营养状况、与配偶之间的情感，以及生活环境等密切相关。手术损伤引起的性功能障碍属于器质性的，而其他诸多因素也会导致患者的心理功能障碍而影响性生活。所以，造口术后早期应对患者做好健康宣教，使患者和其家属正确认识性生活与疾病及造口的关系，在医护人员的正确指导下，随着生理和心理条件的完善，逐渐恢复正常的性生活，可减少心理性性功能障碍的发生，提高患者的生活质量。

二、肠造口患者健康宣教

（一）肠造口患者术前心理护理

1. **做好患者的心理护理** 大部分患者及其家属在得知需要行造口手术时，出于对手术的不了解，肠造口术前大多数患者会产生恐惧心理，更有一些患者要求身体保持完整性的传统观念，无法接受腹部形成一个造口的结局，甚至产生焦虑、绝望的心理。肠造口术虽然是治疗某些疾病所必要的一种措施，但是它会给患者带来诸多不便，多数患者根本接受不了事实。这就需要医师、护士和造口治疗师分工合作，对患者进行详细解释和指导，使患者慢慢认识造口，接受造口，逐步认识到造口术仅仅是改变了排泄的出口方式及出口位置；肠造口是代替肛门，对肠道功能和其他系统器官的功能没有太多影响。只要按照医务人员的指导，护理好造口，就可以正常生活、社交和工作。在造口治疗师提供专业访谈的同时，造口师还可以安排造口访问者，与即将进行造口手术的患者进行交流，获知患者的心理活动，从而针对性地进行心理辅导，减轻患者的心理压力，树立信心。

2. **做好家属的思想工作** 向患者家属说明肠造口术的必要性和可能出现的并发症，以及对今后生活的某些影响，从而得到他们的配合、理解和支持。只有当家庭成员提供帮助时，才可以进一步增强患者的自尊心和被爱的感觉，起到互相协调、共同面对疾病的作用。

（二）肠造口患者术前健康宣教

（1）确定造口手术后，造口治疗师和临床医师要与患者及其家属共同讲解造口的疾病、造口的种类、手术方式及目的、费用支付等内容。护士要向患者及其家属讲解肠造口手术的护理知识，可以采用多种宣教形式，如图片、视频、书籍等，向患者显示造口部位、手术方式、术后护理等方法，讲解成功案例，为患者增强自信心。让患者及其家属了解造口手术只是改变了排泄方式，其他功能并不受影响，完全可以正常生活，回归社会。根据患者的自身情况，教会患者及其家属选择合适的造口袋，并在术前训练患者正确佩戴造口袋，让患者提前适应造口袋的使用，体会造口袋的触感，以减轻患者在术后使用造口袋的排斥心理。

（2）术前主管医师、造口治疗师、责任护士、患者、家属一起参加造口位置的定位。根据疾病情况、手术方式、个体差异选择相应的造口位置。选择患者自护能力方便，适应卧、坐、站等不同的体位并看得见的平坦的位置和医护人员都认为的最佳位置分别做好体表标识。可在术前同时定2个或2个以上的位置，以供术者选择，既避免术中盲目定位，也减少术前所定的位置给手术者的术中操作带来的难度。

（3）术前健康教育：指导床上大小便、咳嗽和咳痰方法，术前2周开始停止吸烟。手术前1晚因紧张而无法入睡者可给予其镇静药，保证其充分的睡眠；进手术室前排空尿液，必要时留置导尿管；手术前取下活动性义齿。

（三）肠造口患者术后健康教育

1. **术后心理护理** 告诉患者手术成功，消除其心理顾虑，保持情绪稳定。医护人员及时给予细心、详细的指导，以及积极正向的鼓励。用模型造口进行讲解、操作、示范，通过看幻灯片、视频等方式让患者和其家属更进一步了解造口及造口护理产品。针对造口护理操作，采用示范—参与—自我护理的模式，在给患者进行造口护理时，让患者观看护理全过程，并让患者逐步参与到造口护理中，待患者基本掌握操作要领后，护理人员观看患者独立操作，及时指出患者或其家属在更换造口袋过程中的不当之处，并立即给予讲解纠正，提升护理技能；患者出院前，应确保患者或其家属掌握更换造口袋的方法，并知晓相关注意事项，以便患者在出院后能够实现自我护理造口。

2. 术后家属及社会支持帮助患者重建生活信心　在自我护理、回归社会的过程中，仅靠医务工作者的指导是远远不够的。社会支持系统的作用和患者的家属、朋友的支持、鼓励、关心至关重要。因患者一部分心理压力还来自于担心被亲友冷落、被社会遗弃。所以，家庭及社会支持系统能发挥其独特的作用，对患者的术后心理康复至关重要。应鼓励患者尽量参与各社交平台交流群等互相探讨、互相帮助。

培养患者的自理能力，鼓励患者自己动手。有的家人对患者照顾得无微不至，不让患者做事，实际上这会增加患者的依赖感，使患者认为自己无用，成了家庭的拖累，从而丧失自信心。应培养患者自理能力，给予充分理解，采取恰当的方式进行沟通、表达感情，使患者感受到亲情，增加生活信心，使患者在自我护理过程中体会到个人存在的价值。

3. 现身说法解答患者顾虑　造口访问者的现身说法能够更好地为造口患者解答在心理和日常生活方面遇到的困惑与问题。"造口人"的身体外形发生改变之后，更需要来自与自己有相似经历、已在各方面调整较好患者的进行现身说法，这样更有说服力。所以造口访问者的适时介入，以自己亲身经历在很多方面与接受访问的患者沟通、交流，能更好地帮助患者从焦虑、抑郁甚至绝望的心理中走出来，从而重建自信，融入社会。

4. 饮食指导　一般说来，造口患者如果没有糖尿病、高血压、胃病、肾病等需要特别注意限制饮食外，并没有严格的饮食限制。最重要的是均衡饮食。进食不宜过快，以免吞入气体，导致胀气；饮料最好用吸管，以免吸入气体。少进食易产气及腹泻食物如洋葱、番薯、豆类、卷心菜、菜花、玉米、黄瓜、牛奶、蘑菇、坚果、汽水、啤酒、辛辣品及香料太浓的食物、油炸食物等；不吃口香糖；少进食易引起便秘及造成造口阻塞的过高纤维食物：如玉米、芹菜、南瓜、甘薯等；少进食易产异味的食物，如洋葱、蒜、奶酪、鸡蛋、鱼、大蒜、胡萝卜以及茴香等调味品；定时进食。细嚼慢咽有助于减少胀气；避免一次进食太多。避免一边进食，一边说话；避免进食生冷、油腻食品，水果应适量；多饮水。

5. 运动指导　为了保持身体健康及生理功能，应适当进行体育锻炼，注意劳逸结合，以增加身体耐受力。术后初期可以参加一些不剧烈的体育活动，如散步、做操、慢跑、打太极拳等。6周内不要提举超过6kg的重物。待完全康复后，逐步恢复至原活动量。但要避免做增加腹压的活动以防疝气，如举重、提拉重物、重体力劳动等，还应避免进行身体碰撞激烈的活动，如足球、篮球等。如果要游泳，在此之前应清空造口袋并要少吃东西。为了游泳卫生，可使用迷你型造口袋。游泳时可以使用防水胶带或纸胶带粘住其边缘作为皮肤保护屏障。有的患者运动时要用造口腹带约束以增加腹部支撑力。

6. 其他　穿戴以柔软、舒适、宽松为原则，松紧适度的腰带并不会伤害造口，也不会妨碍肠道的功能，但注意不要压迫造口，以免造口受损；以淋浴方式清洁身体及造口，在两次更换之间淋浴，使用中性肥皂或浴液；康复后外出旅行应带足够多的造口护理用品，以防止腹泻等情况的发生，便于随时更换，外出旅游时避免过于劳累和情绪激动。乘坐飞机时，胃肠道内产气会多一些，应使用开口袋或配有过滤片的用品。在托运行李时，为了避免过海关或行李检查时出现问题，让医师开一份说明，证明您需要随手携带造口装备和药物。随身携带造口治疗师的联系方式，以便出现紧急情况时能够及时得到帮助。

7. 性生活指导　性关系和性行为是生活中的重要部分，对于造口者也是如此。造口手术通常不会损害女性的性功能，但可能会短暂影响男性的性能力。如有任何问题，请咨询医师或造口治疗师。造口本身并不是避免妊娠的理由。在考虑妊娠前也要考虑其他安全问题，应咨询医师。需要注意：出院6个月内避免性生活，以后根据身体状况而定；化疗期间避免性生活；同房前双方具备充分的思想准备和良好的心情，创造温馨浪漫的环境；同房前先将造口袋排空或更换干净，以选择摩擦时声音低、迷你型的造口袋为佳。

患者出院后，可定期进行电话回访，通过电话随访可以增进医患关系，帮助患者建立良好的生活和饮食习惯，减轻患者的心理负担，降低并发症的发生率；患者也可以定期到造口门诊复诊，以便学习治疗、护理、营养及预防保健知识；鼓励造口者多参加联谊会；造口患者之间多交流经验，以提高造口护理的相关知识及护理方法，使患者可以保持乐观态度、积极向上的生活态度，从心理上消除造口对生活质量的影响。

三、肠造口患者的延续性护理

随着医学技术水平的不断提高，肠道疾病的治疗方法已经有了飞速发展，已经有了能够让患者接受更好、更正规的治疗能力。在治疗手段突飞猛进的过程中，如何提高护理质量和护理内涵，让护理与治疗与日俱进，除了做好临床护理工作的同时，做好患者的延续护理，保证患者在术后能获得更好的康复，提高生活质量是目前护理研究的重要问题。对于肠造口患者而言，由于其疾病的特殊性，做好延续护理格外重要。近年来，有多位学者探讨了不同延续护理模式对于改善肠造口护理质量的作用，已被认为是提高肠造口患者出院自我护理技能最有效的方式。做好延续护理，既可以动态掌握患者的病情变化，又能够满足患者的康复需求，还能减少患者术后并发症的发生，节省我国医疗资源的消耗，因而具有非常重大的意义。

延续护理是指通过一系列的行动设计，以确保患者在不同的健康照护场所（如从医院到家庭）及同一健康照护场所（如医院的不同科室）受到不同水平的协调性与延续性的照护。

我国《中国慢性病防治工作规划（2012—2015年）》的卫生保健政策明确提出要对包含肿瘤在内的慢性病患者开展随访和康复指导等工作。2015年3月，原国家卫生和计划生育委员会颁布的关于"进一步深化优质护理、改善护理服务的通知"中明确要求：有条件的医院，应当明确专（兼）职人员为出院患者提供有针对性的延续性护理服务，保证护理服务连续性，满足患者需求。

1. **肠造口患者居家护理过程中存在的问题**　肠造口患者在住院手术治疗期间，能够在医院接受专业工作人员的护理，出院居家康复期间，由于各种原因和局限因素，无法得到专业的护理，但是肠造口患者尤其是终身肠造口患者绝大部分时间的康复治疗都是在院外实施的，肠造口患者在居家自我护理过程中，均会面临众多需要干预的护理问题，主要有以下几个方面的问题需要专业工作人员帮助解答和指导。

（1）面临一系列并发症发生的风险：肠造口患者出院后由于疾病病情反复变化、营养跟不上、伤口愈合不佳或肠造口护理技能不规范、肠造口感染等原因，往往会造成肠造口及其周围并发症的发生。研究指出，肠造口及其周围并发症患者的生活质量明显低于无并发症出现的患者，由于肠造口的存在在很大程度上影响了患者的生理功能，如果术后肠造口及其周围并发症发生，不仅增加了患者居家自我护理的难度和患者的痛苦，也进一步影响了患者的形体形象，进而影响其社交功能、情感功能和生活质量，严重者会出现焦虑、不安、自卑等症状，甚至自杀。

（2）患者居家自我护理能力普遍仍较低下：国内外大量研究表明，患者在康复期居家自我护理能力的掌握程度直接影响患者肠造口术后生活质量。肠造口术后从医院、社区到家庭的护理模式，可以让患者逐渐接受自己的身体，能够自我护理造口和伤口，自我造口管理，可以显著提高肠造口患者肠造口的自我护理管理能力，降低肠造口及其周围并发症的发生率。因此，提高肠造口患者居家自我护理能力是延续护理的重要内容。

（3）精神心理压力较大：肠造口的出现使排便的出口由肛门移至腹部，暂时性或永久性地改变了原来传统的排便方式，粪便的正常出口，从隐蔽的会阴部移至腹部，并且不能随意控制，甚至身体产生气味，从而导致了患者身体、心理、社会功能等方面都发生了不同程度的改变，进而对患者的生活质量产生影响。对肠造口患者而言，他们既要面对癌症的挑战，又要承担肠造口带来的生理上和心理上的巨大压力，由此产生恐惧、忧虑、悲观、消极、孤独、自卑、依赖、自我放弃等一系列心理问题。肠造口的存在及自我形象的改变，使患者大大减少了社交或其他活动的时间，容易产生自卑、封闭心理。肠造口患者容易因为自我不接纳或社会上少数人的不理解造成人际交往的障碍，缺乏社会支持，给肠造口患者的社会功能带来较大障碍。相比于其他癌症患者来说，肠造口患者的焦虑、抑郁、自卑症状更为明显。研究表明无论因为何种原因施行肠造口术，使患者原来形象破坏、生活习惯改变、不利于参加正常的社交活动等，都会引起患者一系列的心理变化。约有 1/4 的肠造口患者在肠造口心理上适应较差而出现明显的心理症状。

2. **肠造口患者居家护理需求** 通过问卷调查、查阅文献发现肠造口患者术后的困扰主要体现在身体的陌生感、排斥心理、性生活的不便、社交活动及日常活动的限制等，同时对于肠造口护理知识和心理支持的需求最为强烈。并且进一步发现，患者获取肠造口护理知识的主要来源是主治医师，其次为造口治疗师、护士、造口宣传册、肠造口朋友、网络及其他媒体等。提示我们应该通过多样化的方式使患者能够选择自己更容易接受和理解的肠造口相关知识。那么肠造口术后的延续护理模式就显得尤为重要。

3. **肠造口患者延续护理模式** 出院患者的延续护理就是利用信息化工具，通过电话、信函、电子邮件、登门造访等多种方式进行的一种开放式、延伸式健康教育形式。目前，国内肠造口患者的延续护理模式主要包括以下几个方面。

（1）电话随访：由护士引导的电话随访是国内外比较常用的一种干预和随访形式，它最大的特点是经济、方便、高效，已被广泛应用于出院患者的延续护理中。陈苏红等通过对直肠癌结肠造口术后患者延伸护理服务的研究发现，通过电话随访，能够使肠造口患者的发症发生率降低，自我护理能力增强，每日肠造口护理时间缩短。某研究结果显示，电话随访干预是增加对延续护理适应性的一种最有效的方式。电话随访在一定程度上为肠造口患者提供了便利。然而，电话随访也存在一定的局限性，如缺乏与患者面对面交流，对肠造口的评估缺乏真实、客观性，并且有一定的失访率。因此，也有学者建议采取电话随访和家庭访视相结合的干预方式。

（2）家庭随访/访视：2006年美国 PastorDK 将家庭随访定义为发生在社区环境中的随访人员与患者、患者家庭之间的互动过程，其功能为改善患者的健康状况，并协助其更好地利用社区卫生资源，增强自理能力。我国家庭随访于20世纪60年代开始，李伟等采取由经过培训的护士组成肠造口护理小组，定期对直肠癌术后肠造口患者进行家庭随访，3年后的满意度、并发症发生率及知识掌握程度调查结果均优于对照组。此研究结果充分证明了家庭随访的有效性。但由于我国护理资源缺乏，社区护理基础也比较薄弱，如果以家庭随访作为延续护理的主要形式，会大大增加社区护理工作的压力。因此，大力发展社区卫生，提高社区护士的整体素质，使其成为肠造口患者专科护理的主要人力，是促进延续护理发展的关键。

（3）肠造口康复知识讲座：目前很多医院会为出院后的患者定期举办肠造口康复知识讲座。医务工作者通过幻灯、图片、宣传材料、示范等方法传授肠造口相关知识及操作技能，面对面解答患者及其家属的困惑，同时也为肠造口患者及其家属之间提供可以相互沟通、相互鼓励、相互分享的机会。

（4）肠造口专科护理门诊随访：肠造口专科护理门诊为肠造口患者进行一系列专科护理干预，使患者有了解决肠造口护理问题的途径。由于我国造口护理起步较晚，国内能达到开设造口门诊的条件的医院并不多，主要集中在大医院，一般小城市的医院或者规模比较小的医院都没有开展造口门诊。

（5）信息化随访：随着信息化技术的快速发展，人们的生活方式、交流方式发生了较大的变化，越来越多的人习惯于借助信息化技术交流，如建立肠造口微博或网络平台、QQ群、微信群、公众号、电子邮件等形式。通过在线交流、发布视频、音频等形式对肠造口患者相关的肠造口护理、饮食、自我保健、病友交流等方面进行干预，为患者提供了专业的肠造口护理知识与技能，在很大程度上提高了患者的自我护理能力。尽管肠造口患者不断年轻化，但还有相当一部分中老年患者，再加上一些文化程度不高的患者，这些患者对智能软件、QQ、微信等信息化随访形式的意愿程度较低，且信息化随访需要配置电脑或智能手机等硬件才能实施，不够便携和实用。鉴于肠造口信息化随访目前在我国尚处于探索阶段，故暂时还不应将信息化随访作为主要的延续性护理元素。

4.肠造口患者延续护理效果　目前延续性护理已被公认为是高质量的卫生服务必不可少的要素，对健康照顾者、患者及其主要照顾者都至关重要。近年来，国内外学者对肠造口患者的延续性护理进行了大量研究，并通过多种形式为其提供延续性护理服务，对促进肠造口患者自我护理知识的掌握、降低肠造口及其周围并发症发生、提高生活质量效果显著。

（1）提高肠造口护理知识掌握程度：提高患者的肠造口知识掌握程度是评价延续性护理效果的标准之一。通过对肠造口患者的延续护理干预，提高了患者对肠造口护理知识的掌握程度，促进了躯体功能和认知功能的恢复。研究发现，肠造口患者的知识掌握程度越高，自我护理能力越好，肠造口及其周围并发症的发生率越低，减少了患者生理上的痛苦。以肠造口知识掌握程度作为评价标准，可以根据患者的知识掌握程度，为不同的个体提供针对性的延续性护理服务。

（2）肠造口及其周围并发症的发生率降低：延续护理的效果在一定程度上可通过并发症的发生率来反映。通过延续护理干预，患者掌握了更多的肠造口知识和护理技术，预防和减少了并发症的发生。以肠造口及其周围并发症的发生率作为效果评价标准，是因为降低肠造口及其周围并发症的发生率是延续性护理的目标，不仅可以减轻患者的痛苦，还可以降低肠造口患者的住院费用，节省医疗资源。

（3）肠造口患者的生活质量提高：生活质量是评价延续护理干预效果的一个综合指标。生活质量是个人在社会和日常生活活动中的主观体验，是一个包含生物医学和社会心理的集合概念，是医学模式下产生的全面评估患者生理、心理和社会适应 3 个方面总体健康状况的综合指标。肠造口患者在手术后，由于生理和心理等方面的影响，生活质量明显低于术前，而提高患者术后的生活质量是延续性护理的最终目的，因此研究者通常以肠造口患者的生活质量作为衡量标准。

延续护理是医患关系的延伸、是整体护理的延伸、是优质护理服务的延伸。对患者来说，是顺利康复、降低再入院率的重要保障；对医院来说，有助于降低平均住院日，提高床位周转率；对政府来说，能够节省卫生费用，起到良好的经济与社会效益。因此，它是一种可以让患者、医院和政府三赢的医疗护理模式。对肠造口这类特殊人群来说，延续性护理可提高患者对疾病的认知，并降低肠造口及其周围并发症，提高患者的生活质量。国外延续护理相对比较成熟，有完善的法规及保障制度，并制定了相关指南。

我国肠造口患者出院延续护理尚处于起步阶段，由于各医院延续护理存在较大的差异，缺乏统一规范的延续护理实施方案；医院与社区对接不够完善，缺乏相应的完善体系；缺乏明确的收费制度及收费标准，缺乏相应的法律法规及保障制度。因此应从我国国情出发，借鉴国外成功的延续护理模式，总结出一条适合我国肠造口患者规范统一标准的延续护理模式，以提高肠造口患者自我护理能力。

第五节　其他造口护理

一、胃造口护理

（一）护理评估

1. **收集病史**　收集患者的现病史、既往史，胃造口的病因、主要用途，手术日期，手术方式，造口性质及所选择导管的种类等。

2. **护理观察**

（1）胃造口有无渗漏及其原因：胃造口渗漏多由于营养液外渗残留在造口周围，细菌繁殖引起。护士要注意观察患者的生命体征，特别是体温的变化。观察注食时有无液体从造口周围渗出。

（2）造口周围皮肤有无红肿、糜烂。仔细检查造口周围皮肤有无红肿、脓性分泌物，发现异常及时报告医师并且协助医师留取分泌物标本做培养。时刻保持造口周围皮肤清洁干燥，导致造口周围皮肤红肿、糜烂的原因可能是患者自身抵抗力低下、合并肺部感染，在吸痰时，容易导致腹压升高致使液体外渗从而造成造口皮肤红肿、糜烂。这种情况可以给予禁食、切口引流、换药、提拉造口管压迫造口内口等处理。

（3）胃造口有无肉芽组织增生及原因：胃造口肉芽组织增生由胃内容物从造口渗出，长期刺激造口所致。

（4）胃造口管的固定情况，有无脱出或回缩及原因：造口管脱出主要与管路固定不牢、气囊漏气有关。如果患者翻身时不慎将管端卡在床边的缝隙，在变换体位时管路可拽出。胃造口管外露长度要适当，避免体位转移时牵拉。因患者已形成瘘管，如果管道脱出，可将造口管消毒后重新置入，注气后拉紧造口管并固定。

（5）胃造口管有无堵塞及原因：胃造口管堵塞的主要原因是喂养方式不当，药物、食物研磨不碎，灌注的食物或药物颗粒太大，且注食后冲洗不彻底会逐渐阻塞管腔。注食的药物应磨碎并溶解，要告诉照顾者居家护理时配制营养液的注意事项。在给患者每次喂食药物或食物之后都要用温水冲洗干净。如果造口管已经阻塞，可用注食器反复抽吸，并用温水反复冲管直至管道通畅。

（6）有无发生误吸和吸入性肺炎的情况：由于注食过多、胃潴留、注食后翻身、吸痰等刺激容易造成胃内容物的反流，造成误吸和吸入性肺炎。

（7）营养液灌注后有无腹泻、便秘等胃肠道反应及其原因：腹泻发生率为3%～30.6%，腹泻为肠道喂食肠内营养中最多见的并发症，其原因与营养液的配方组成、渗透浓度、输注速度、温度有关。血清蛋白低下、肠道菌群失调等也可引起腹泻。因此应对腹泻、腹胀的原因做出评估，并根据具体情况及时对症处理。例如，降低营养液的浓度并适当加温；调整输注速度，开始输注速度宜慢，以后根据患者的适应情况及每日所需量而调整输注速度，让肠道有一个适应过程；蛋白低时可静脉补充蛋白；出现腹胀时，可应用双歧因子调节，出现腹泻时，必要时给予洛哌丁胺胶囊或者蒙脱石散，首剂加倍。

（8）观察有无口腔溃疡及其原因：口腔溃疡与长期禁食、真菌感染有关。

（9）观察有无水、电解质平衡失调的发生。肠内营养时，可有水、电解质失衡，血糖过高或过低。需要准确记录24小时出入量，密切监测电解质及血糖的变化。

（10）监测患者的营养状况和水分，判断喂食的效果。

3. 心理社会支持　评估患者及其家属接受胃造口的程度，对注食喂养和营养方面的知识和技术的掌握情况。患者患病后无法正常进食，营养不良，身体虚弱，对生活缺乏信心，情绪悲观，当知道经皮内镜下胃造口术能解决饮食问题时，对生活重新燃起了希望，但缺乏相应的知识，会出现恐惧心理。医务人员要与患者及其家属建立良好的护患关系，讲解经皮内镜下胃造口术的术前、术后知识，消除他们的不良情绪。

（二）护理措施

1. 术后常规护理

（1）管饲护理：一般情况下，胃造口管置管后12～24小时，患者生命体征逐渐平稳，观察造口处无出血时就可以开始喂食。第一次经胃造口管注入5%葡萄糖注射液或5%葡萄糖氯化钠注射液50～100ml，并密切观察注入过程是否顺利及注入后患者的反应，如果注入2～3小时后，患者无不适主诉，可再次注入，并逐渐增加注入量至200ml/次。第2～3日可注食全流质饮食，例如牛奶、营养液、小米清汤等，100～200ml/次，4～6次/天。如无不适主诉，第4～7日可进食半流质饮食，150～300ml/次。无不适主诉后，1周左右注入半流质、糊状食物，300 ～ 500ml/ 次。喂食前应先抽出胃造口管内残留液体，注食后用 30ml 左右的温水冲洗干净。注食速度不能太快，注食时患者床头应抬高 30°以上，病情稳定的患者最好采取半坐位。注食过程中应观察患者有无恶心、呕吐。食物的温度以35 ～ 37℃为宜，不宜过冷或过热。评估患者的全身情况，做好病情观察及出入量的记录。

（2）胃造口管注药：胃造口管注药步骤如下。①注药前打开胃造口管夹子；②注药前后均需注入温水冲管；③缓慢注入药物；④注药后夹闭夹子。

2. 胃造口护理

（1）常规护理：术后静脉使用抗生素抗感染。术后第 1 日观察切口情况并更换敷料，先用碘伏棉球消毒切口处皮肤，然后用 0.9% 氯化钠注射液棉球清洗管口及其周围皮肤，再用胶原泡沫敷料固定胃造口管，胶布固定引流管，使用胶原泡沫敷料既能吸收管口周围渗液，保护管口周围皮肤免受浸渍感染，保持清洁干燥，又能减少胃造口管头端和皮肤之间的摩擦，降低胃造口管引起的管周围皮肤压力性损伤发生率。固定方法：将导管盘旋固定在腹壁上，采用"高举平台法"平行固定于管的 1/3、2/3 处。保持管道通畅，避免折叠、扭曲。

（2）管道的护理：保持导管固定通畅，导管固定不牢或长期置管、固定导管的缝线松脱，以及患者神志不清、躁动不安均可导致导管脱出。一旦发生导管脱出，可给患者身心健康造成严重伤害，不仅无法进行肠内营养，而且还会有引起腹膜炎的可能。因此，置管后应牢固地固定导管、加强日常观察与护理，严防导管脱出、回缩。注入的药物和食物要充分研磨溶解，每次注食后用 30ml 温开水冲管，防止堵管。

（3）胃造口周围皮肤护理：造口管长期放置会造成胃液或食物残液外漏，造口周围皮肤发红、糜烂，瘘管形成。所以要经常检查胃造口周围皮肤，发现胃造口有渗漏现象，及时更换敷料或粘贴造口袋，收集胃造口管周围渗液。

（4）胃造口管周围皮肤异常情况的处理

1）若造口管周围皮肤发红，可每日用生理盐水或温水清洁皮肤，喷保护膜。

2）若造口管周围皮肤糜烂，用生理盐水清洁皮肤后，涂上皮肤保护粉或用水胶体敷料覆盖。

3）胃造口周围渗液较多或有瘘管形成，可用泡沫或藻酸盐敷料，必要时贴造口袋收集渗出液，有利于胃造口周围皮肤的保护。

4）胃造口周围皮肤有肉芽组织增生时，经清洁消毒后，将肉芽组织用剪刀机械清除或用高渗盐水湿敷，消除肉芽水肿、增生，必要时可用硝酸银烧灼肉芽。

5）局部皮肤感染是胃造口术较常见的并发症，表现为术后局部切口红肿、分泌物增多、局部压痛，可伴有不同程度的发热。如导管口皮肤红肿，应增加消毒换药次数，并注意无菌操作，保持切口清洁干燥；如有脓性分泌物流出，应在常规消毒的基础上将皮肤保护粉和皮肤保护膜喷洒在导管口，以防止脓性分泌物对皮肤的刺激，并密切观察导管口周围敷料，如浸渍，应及时给予消毒换药，重点交接班。有分泌物的患者如体温超过 38.5℃，应及时报告医师，遵医嘱使用抗感染药物。

3. 胃造口管的护理流程

（1）用生理盐水清洁胃造口管周围皮肤。

（2）按胃造口管底座形状剪裁胶原泡沫敷料。

（3）粘贴胶原泡沫敷料。

（4）根据患者需要，用 3M 胶布，采用"高举平台法"妥善固定胃造口管。

4. 发症的护理

（1）导管堵塞

1）导管堵塞的最常见原因：食物残渣和粉碎不全的药片碎片黏附于管壁内，或药物食物不相容造成混合液凝固。

2）发生堵管后的处理方法：应用温水冲洗，必要时可用导丝疏通管腔，应用碳酸氢钠注入管腔，浸泡疏通导管。一抽：用 20ml 注射器接导管末端开口并回抽；二冲：用 20ml 注射器抽吸温水 20ml，接导管末端开口并缓慢注入；三溶：用 20ml 注射器抽吸碳酸氢钠 20ml，接导管末端开口并缓慢注入后夹闭溶解；四等待：在导入碳酸氢钠溶液后，应等待 1～2 小时后方可进行其他治疗；五重复：若导管仍不通畅，重复上述步骤。

3）导管堵塞的预防：选用食物必须无渣，药物也应研磨碎，注意配伍禁忌。每次注完食物或药物后，应注入温开水 20～30ml，连续输注时也应每 3～4 小时注入温开水 20～30ml，以保持导管通畅。注入后，夹紧营养管近皮肤端，防止胃内容物倒流，同时可保持清洁，防止细菌污染繁殖。并加强患者及其家属的健康教育，告知患者及其家属餐与餐之间需要注水 100ml。

（2）造口感染：造口感染的发生率高达 30%，是最常见的并发症之一，经内科治疗大部分可以好转，仅有不足 2% 的患者需要外科干预。多数造口感染是由于营养液外渗残留在造口周围、细菌繁殖引起。要注意患者的生命体征，特别是体温的变化。观察注食时有无液体从造口周围渗出，检查造口周围皮肤有无红肿、脓性分泌物，保持造口周围皮肤清洁干燥，发现异常及时协助医师留取分泌物做培养，并遵医嘱给予抗感染治疗。

（3）导管裂开

1）原因：在导管同一位置反复打折，易导致导管裂开，营养液渗漏。

2）处理方法：拧开导管的头端，将导管拉出后，从导管裂开处修剪，再连接。

（4）消化道症状：腹胀、腹泻是最常见的并发症之一，其发生的原因与注食方法不当、患者肠道菌群失调有关。胃造口后早期应严格限定注食的量，选用易消化吸收的食物，逐渐从营养素、牛奶、豆浆、果汁等流质过渡到肉粥等半流质高营养食物；避免肥腻、过冷、过热的饮食；食物新鲜配制，放置冰箱内保存的食物使用时应先加热。注食速度不宜过快，有条件的可使用输液泵控制注食速度，尤其是消化功能减退的老人和长期使用抗生素伴菌群失调的造口者，加强营养及更换营养素时需要循序渐进，应逐渐适应。如患者有腹胀、腹痛、腹泻等胃肠道症状时，应适当减少摄入量，及时调整饮食的配方，同时遵医嘱使用促进消化或增强胃肠动力的药物。

（5）肉芽组织增生：肉芽组织增生与造口口径大，管道刺激管周，以及注食时营养液渗出、刺激有关。增生的肉芽组织用消毒剪刀机械剪除后按压止血痊愈。造口管必须固定牢固，避免过度牵拉，刺激管周组织。经胃造口管缓慢注入食物，每次量在 100～150ml，注食后用棉签清洁，保持造口周围清洁干燥，病情允许的情况下，进食时给予右侧半卧位。

（6）误吸：误吸也是常见的并发症之一。注食过多、胃潴留、注食后翻身、吸痰易造成胃内容物的反流。在注食前要评估患者的消化功能、进食量，进行翻身叩背、彻底吸痰。抽取胃内容物残量＞ 150ml 时，应暂停进食 2 小时。进食 1 小时内不宜搬动患者，更不能不吸痰，保持床头头部抬高 30°以上的半卧位可以促进食物的消化。

（7）吸入性肺炎：吸入性肺炎是胃肠内营养一种严重的并发症，死亡率高。协助患者采取坐卧方式进行进食，避免误吸引起吸入性肺炎。注入饮食坚持从少至多、从淡至浓、循序渐进、均匀注入的原则，防止因过快、过浓、过多注入而造成消化不良、反流、误吸，进而引起吸入性肺炎。

（三）健康教育

（1）教会患者家属正确的注食，有条件时向患者及其家属演示造口注食的技术。

（2）告知患者及其家属注入饮食的温度以 35 ～ 37℃为宜；注入饮食的量为 300 ～ 500ml/ 次，匀速注入，速度不可过快，也不宜过慢。

（3）教会患者及其家属选择新鲜、高营养、易消化的流质或半流质食物，避免油腻、过冷、过热和过硬的食物。

（4）告知患者及其家属注食前后用温开水冲洗造口管，每次注入食物后应坐起或半卧位，以免造成食物反流至造成堵塞。

（5）告知患者及其家属保持口腔清洁，预防口腔溃疡。

（6）告知患者及其家属要保持注食用物和注入的食物清洁卫生，预防腹部疾病。如果患者出现腹痛、腹胀、腹泻等不适，应停止注食，并告知医师或及时就诊。

（7）告知患者及其家属经常检查胃造口周围皮肤，每次注食后用温水擦拭干皮肤，必要时涂氧化锌软膏或皮肤保护粉和皮肤保护膜对造口周围皮肤进行保护。造口管久置会造成胃液或食物外漏，除加强周围皮肤保护外，还要及时寻求专业人员处理。如果造口管脱落，阻塞，或造口管周围皮肤红肿、疼痛，要及时就医。

（8）告知患者及其家属更换造口管的时间，按时更换造口管。

（9）告知患者及其家属在休息、活动、沐浴时，应将造口管固定在胸腹壁上，避免晃动、牵拉，以免引起患者不适或疼痛。沐浴后，应使用消毒棉签擦干造口管周围皮肤，并涂抗生素软膏。

二、泌尿系统造口护理

泌尿系统造口的护理与肠造口护理有许多相同之处，可按肠造口的方法进行护理，不同之处如下。

（一）护理评估

（1）观察尿液的颜色、性状和量：术后 2 ～ 3 天尿液呈淡红色，之后逐渐变成正常的淡黄色。尿袋中可见肠管分泌的白色黏液，会逐渐减少。一旦出现尿量减少或无尿，应及时报告医师，进行处理。

（2）观察输尿管支架管引流是否通畅，如有堵塞，应及时用生理盐水反复冲管。

（3）尿道感染：因泌尿系统造口是将输尿管直接接至皮肤或将输尿管接到小肠，没有防止尿液倒流的设计，因此尿道易感染。如出现尿液浑浊、有恶臭味，双侧腰背痛，发热，食欲减退等现象，应及时诊治。

（4）造口周围皮肤：造口或造口周围皮肤黏附有白色粉末结晶时，应考虑为尿结晶，需要及时处理。

（二）护理要点

1. 输尿管支架管堵塞的处理

（1）物品准备：无菌包、无菌手套、生理盐水、碘伏、10ml 注射器。

（2）向患者解释，摆好体位。

（3）除去两件式造口袋。

（4）打开无菌包，准备好碘伏及生理盐水，戴无菌手套。

（5）用棉签蘸碘伏后消毒输尿管引流管的末端 10cm，用 10ml 注射器抽吸生理盐水，针头插入输尿管引流导管内，先回抽，冲洗直至尿液由导管通畅地流出。

（6）佩戴造口袋到底盘上。

2. 预防泌尿系统感染

（1）泌尿系统造口者应选用有防止反流装置的尿路造口袋，其下端为排放阀，便于尿液的排放。因为泌尿系统造口者丧失下尿路，较易发生逆行感染，所以预防泌尿系统感染很重要。有了防止反流的装置，当体位改变或躺下时，尿液不会回流污染造口。

（2）鼓励患者多饮水，每日饮水量在 2000ml 左右。

（3）定期排空造口袋，造口袋中的尿液超过 1/3 ～ 1/2 时就要排放。

（4）泌尿系统造口者睡觉时最好接尿袋，防止尿液过满而逆流造成泌尿系感染。

3. 更换造口袋的护理

（1）更换造口袋最好选择在清晨未进食之前，避免换袋过程中尿液流出，影响造口袋的粘贴及稳固性。

（2）术后初期，黏液分泌较多，换袋时要仔细清理，以免堵塞尿液的排出。

（3）泌尿系统造口的尿液会不受控制地流出，因此，每次更换造口袋时，要用可吸水性的棉布或纸巾放在造口上吸收尿液，再清洁造口周围皮肤，防止尿液污染皮肤。

三、胆囊造口护理

（一）护理评估

胆囊造口术仅用于引流胆汁，减少胆汁淤积引起的各种并发症。胆囊造口管留置时间较长，要在术前了解患者的各项相关信息，以便制订个性化护理计划，帮助患者及其家属度过术后的康复时间，提升患者的生活质量。护理评估包括收集病史、临床观察、心理社会支持等。

1. 收集病史　了解患者的原发病、既往史，疾病现状及患者的心理状况，有利于评估患者术后能否接受长期留置胆囊造口管，能否自我更换胆囊引流管，能否观察引流液性状及引流管口皮肤是否正常。如患者曾患脑卒中，双手的灵活性可能欠佳，无法完成引流管更换。如患者视力减退，可能无法观察引流液的性状及量。对于这样的患者，应鼓励患者家属积极参与患者诊疗的过程，协助患者做好引流管的护理、观察。

2. 临床观察

（1）观察胆囊引流管每日引流液的性状、颜色及量。胆汁量每日为 400 ～ 800ml，量少可能提示肝功能不全；量过多可能是胆总管下段不通畅所致。正常胆汁颜色为深褐色或黄绿色，较稠厚，质清而无渣。若颜色过淡，量过多，质过于稀薄，提示肝功能不佳或括约肌过于松弛导致十二指肠液反流。

（2）观察胆囊引流管口周围皮肤有无红肿、破溃。胆囊引流管口周围皮肤因长期留置引流管，可能出现红肿、破溃。一旦发现引流管口敷料有黄绿色液渗透，应报告医师立即给予更换敷料。同时观察渗出液的量，管口周围皮肤的情况。如每日渗出液量＞10ml，需要更换敷料两次，就应采取保护措施。

（3）观察胆囊引流管口周围有无肉芽组织增生，因患者胆囊引流管留置时间较长，引流管长期佩戴会对管口皮肤及黏膜持续摩擦，可能造成管口肉芽组织增生。肉芽组织增生时，可观察到管口处有新生红色凸出物，触碰可引起出血。如出现此情况，应及时处理，可机械清除破坏肉芽组织或使用硝酸银棒烧灼。

（4）观察胆囊引流管的固定情况，有无脱出或移位。引流管在手术时置入，通常由手术医生将引流管缝合、固定于皮肤，防止引流管脱出。观察引流管固定情况，应观察缝线是否在皮肤内，缝线周围皮肤有无红肿，缝线与引流管是否绑扎牢固。如缝线脱出皮肤，缝线周围皮肤红肿，应及时与医师联系，重新缝合，保持引流管固定良好。

（5）观察患者有无高热、黄疸等病情变化。患者如出现高热，提示可能出现胆道系统感染，应及时给予静脉输注抗生素。如出现皮肤、黏膜及巩膜黄染，大便颜色变白，提示胆道系统梗阻，应及时报告医师进行对症治疗。

（6）观察患者有无水、电解质紊乱及营养失调的发生。患者留置引流管每日引流出胆汁可能造成水、电解质紊乱，尤其是低钠血症的发生。临床应注意观察患者的各项检验结果，及时给予纠正。

3. 心理社会支持　胆道疾病患者除手术带给其不同程度的恐惧和忧虑外，由于出现腹胀、黄疸等情况，还易引起情绪低落。医护人员应倾听患者主诉，努力消除患者的不良情绪，还要告知患者及其家属胆囊造口管的各项知识，帮助他们掌握胆囊造口管护理知识。

（二）护理措施

（1）评估患者的全身状况，做好病情观察。记录出入量，胆汁的颜色、性状及量。

（2）胆囊引流管术后接无菌引流袋，每小时挤压引流管，每日更换引流袋，保持引流管通畅。为防止胆泥堵塞，必要时可遵医嘱用生理盐水500～1000ml/d持续冲洗，每分钟10～15滴，保持造口管引流通畅。

（3）妥善固定胆囊引流管，避免脱出。导管需长期使用时，缝线可能因胆汁腐蚀或皮肤排异反应导致松脱继而引起导管脱出。因此应加强护理与观察。一旦发现缝线周围红肿、缝线松脱，应立即联系主管医师进行重新缝合固定。

（4）保护胆囊引流管口皮肤，防止胆汁渗漏侵蚀。如有胆汁渗漏，应及时更换敷料，避免胆汁腐蚀皮肤。如果渗出液量＞10ml/d或每日需要更换敷料两次以上，应在引流管口周围皮肤处喷涂皮肤保护膜或造口粉，防止胆汁腐蚀引起皮肤发红、破溃。如渗出胆汁量较多，可使用造口袋盛接渗漏的胆汁。因胆汁 pH 为 7.4，腐蚀性强，应选择底盘底胶质量较好、抗腐蚀性强的造口袋。

（5）胆囊造口管保留时间长短应根据胆道疾病而定。拔管前需经此造口管造影，了解胆道通畅情况，视情况再决定拔管时间。

（三）健康教育

（1）应指导带胆囊造口管出院患者及其家属观察引流液的颜色、性状及量。如有引流量减少、发热等不适应及时就诊。引流管标识清晰，遵医嘱定期更换，更换时注意无菌操作。引流管每周更换敷料两次，如敷料渗透，要及时到医院更换。

（2）患者应增加营养及饮水，保证每日 2000ml 的饮水量。饮食应以清淡、易消化、低脂肪、高蛋白、高维生素为宜，可多食新鲜的蔬菜和水果。切忌食用油炸及辛辣刺激性食物。

（3）日常生活活动中避免重体力劳动及剧烈活动，以防引流管脱出。注意休息，早起早睡，保证睡眠。每日适当活动，如散步、打太极拳等。

（4）养成良好的生活习惯，保持心情舒畅，避免劳累及精神紧张。

（5）遵医嘱定期复查。

四、气管造口护理

喉具有发声、呼吸和保护下呼吸道的功能，同时还具有吞咽保护功能。由于全喉切除术后，会厌也连同一起被切除，喉的吞咽保护功能随之消失。呼吸通路改道也会给生活带来诸多不便。出院后气管造口的居家护理是疾病治疗的延续，家属及患者本人必须学会自我护理的知识，使患者早日康复，能继续工作及从事任何自己想要参与的活动。

（一）护理措施

1. 套管选择　全喉切除后，医师一般会根据具体情况选择大小合适的塑料喉管或硅胶塑材料喉管，有利于术后放疗，也便于清洗。如有变形，应予以更换。

2. 内套管清洗方法　解开喉套系带，顺着弧度轻轻取出内套管，放冷开水中浸泡，用棉签将内套管内外的痰迹清洗干净，放进 75% 乙醇中浸泡消毒 15～20 分钟，再用冷开水冲洗掉消毒液，顺弧度放入内套管，系好系带，垫好套垫，戴上护罩。每日清洗两次以上，痰液黏稠时，增加更换的频次。如喉管为塑料或硅胶塑材料者，勿用开水浸泡，以免内套管变形；如已变形，须更换。

3. 内套管消毒　可采用煮沸消毒法，每 4 小时煮沸消毒一次。但煮沸消毒时间长，内套管与外套管长时间分离可致痰液阻塞气道，影响通气效果。研究证明，高压蒸汽灭菌法的效果好于煮沸消毒法和浸泡灭菌法，但由于取出内套管送消毒的时间长，因此临床上多采用浸泡消毒法，既可节省消毒时间又可减少不良后果。

4. 造口观察　观察造口有无红肿，分泌物的颜色、性状，渗液情况。遇有异常，应及时就医。

5. 更换内套管　气管切口一般于术后 7～10 天形成窦道，此后每 2～4 周可更换、消毒一次内套管。因更换内套管的操作技术性强，如果日常避免机械刺激，做好呼吸道护理，保持呼吸道通畅，可减少更换次数。出院前，在护士的指导下，患者或与其一起生活的家属须练习更换内套管方法，直至能较熟练地掌握。

6. 气囊的护理　理想的有效封闭气囊与气管间隙的最小压力要保持在 2.45kPa 以下，即低于正常的毛细血管灌注压。利用气囊测压表科学地为机械通气患者进行气囊充、放气，可保证护理工作的准确无误。气囊放气时要求患者取平卧位，先吸净气管内痰液，再吸口鼻分泌物，以避免由于痰多而出现气体测压不准的高压力显示或由于漏气造成坠积性肺炎的发生。目前认为，气囊不需要定期放气，但非常规性的放气或调整，仍然十分必要。

（二）并发症发生的原因及危害

1. 导管阻塞 气管切开后呼吸道出血、呼吸道内痰痂形成、呼吸道异物等均可造成导管阻塞，若不及时吸出积血、清除呼吸道内痰痂或异物，可影响肺通气或换气功能，导致缺氧、窒息。

2. 感染 气管切开后，进入呼吸道的气体未能充分湿化，黏膜干燥，分泌物滞留，导致细菌侵入。肺部感染率升高。此外，由于受周围皮肤细菌和呼吸道分泌物的污染，很容易形成气管切口感染，气管切口感染也是诱发下呼吸道感染的重要因素之一。

临床观察发现，昏迷患者行气管切开后，经鼻饲胃肠营养的过程中，胃液反流误吸与肺炎有密切关系。患者平卧位是引起误吸的最危险因素。患者口咽部分泌物进入下呼吸道是主要的感染原因，0.01ml 的口咽分泌物中即有 $10^6 \sim 10^8$ 个细菌，故气囊放气时，气囊隐窝处的分泌物易进入下呼吸道，引起肺部感染。

雾化器及其管道、呼吸机管路、吸引器储液瓶等清洁消毒不彻底，吸痰时无菌操作不严格，病室内空气、环境的污染都可成为感染源。医护人员的手传播细菌而造成的医院内感染约占 30%。抗生素的不合理使用使定植于鼻咽部的正常菌群有所减少，而耐药菌株易于繁殖，这些耐药菌吸入下呼吸道极易引起肺部感染。

3. 呼吸道狭窄

（1）呼吸道损伤：切开前行气管插管、切开后长时间机械通气、气囊压迫等均可导致气道黏膜损伤，从而引起组织增生，引起呼吸道狭窄。

（2）长期反复感染：炎症反复刺激气管黏膜，使黏膜局部充血、水肿、糜烂、肉芽组织增生致气管内径变窄，同时由于感染的刺激会产生大量痰液，增加了痰痂形成的概率，进一步使呼吸道狭窄。

（3）多次气管切开或更换套管，造成机械性损伤，从而引起气管瘢痕增生，引起呼吸道狭窄。

（4）长期行机械通气的患者气囊的滑动可导致套管的移位、狭窄和阻塞，持续的损害将延迟脱机时间，延长住院日，严重时可完全堵塞呼吸道。

4. 脱管

（1）颈部肿胀消退过快，而系带未能及时松紧。

（2）开始时系带过松。

（3）套管下纱布过厚，纱布移动后易造成脱管。

（4）患者意识不清，护理措施不到位，导致患者自行拔管。

（5）医护人员操作不当，连同外套管一并拔出。一旦发生导管脱出，患者可因失去有效呼吸而发生窒息，完全依赖机械通气的患者可出现呼吸暂停，有自主呼吸的患者可出现低通气等，引起急性缺氧，甚至心搏骤停。

（三）并发症的预防及护理

1. 加强呼吸道湿化

（1）湿化剂的选择：湿化液采用无菌蒸馏水和 0.45% 盐水效果优于生理盐水。1.25%

碳酸氢钠溶液进行呼吸道冲洗是保证呼吸道湿化和预防肺部感染较为可靠的措施。

（2）湿化方法：持续氧雾化湿化法优于传统的持续滴注湿化法，大大提高了呼吸道湿化的安全性和有效性。输液泵控制持续呼吸道湿化可以明显减少痰痂形成、刺激性咳嗽、呼吸道出血及肺部感染的发生，并可减少吸痰次数。

（3）吸入气体加温：加热导线型湿化器，可以调节吸入管道气体的温度，使之保持在32～36℃，避免气体在管道内形成冷凝，降低呼吸机相关性肺炎（VAP）的发生率。使用加温湿化器与未使用湿化器或使用冷凝湿化器进行比较，可明显提高通气气流的相对湿度和温度。

（4）保证机体充足的液体入量：呼吸道湿化必须以患者全身不失水为前提，特别是应用甘露醇等脱水剂时，如果机体液体入量不足，即使呼吸道湿化，呼吸道的水分也会进入到失水的组织而处于失水状态，使呼吸道分泌物黏稠，易形成痰痂。故需保证机体充足的液体入量。

2. 加强吸痰护理

（1）吸痰时机：吸痰应选择在翻身拍背时、肺部有湿啰音并行体位引流后、呼吸道压力升高时及气囊放气时进行，以减少气囊上方积液的坠入，对咳嗽反射好的患者，可适当刺激患者让其自行将深部的痰液由气管切开口喷出，然后再从气管切开口内吸净残余痰液，而避免深部抽吸。

（2）吸痰时供氧：有研究者提出将吸痰前后应给予3分钟纯氧为吸痰的标准操作步骤。目前大多数呼吸机有吸纯氧3分钟的设置按钮，只要在吸痰前后按一下按钮即可。近年来，随着一次性吸痰三通管的应用，减少了停止机械通气的时间，不论是呼吸道湿化还是吸痰均无须与通气分离，保证了吸痰时的供氧。有报道，封闭式气管内吸引动脉氧饱和度变化较小，而开放式气管内吸引则动脉氧饱和度下降明显，且肺容量较封闭式降低明显。

（3）吸引负压的控制：吸引负压一般限于10.64～15.96kPa，婴儿吸引负压控制在7.98～10.64kPa，并避免深部大负压吸引。

（4）吸痰方法：选用软质、圆头、外径不超过气管套管内径1/2的硅胶管吸痰。吸痰前用生理盐水试吸并冲洗吸痰管。吸痰时，先折叠吸痰管以中断负压，自气管切开处的内套管中插入，通常插入10～12cm，然后松开吸痰管折叠处，旋转吸痰，边拉边吸，每次吸痰时间不超过15秒。吸痰动作要轻柔，不可反复上下提拉。上呼吸道痰多时，可经口、鼻腔吸痰。吸痰过程中应该严格无菌操作，每次吸痰需更换一次性吸痰管，每一个部位更换一次吸痰管。吸痰遵循先呼吸道后口腔的原则。

3. 预防感染

（1）气管切口的护理：由于痰液分泌物的刺激，术后患者颈部切口易感染，所以需及时清洁切口周围皮肤，使之保持干燥。使用一次性无纺布气管纱布垫能使滞留的痰液易于被清除。该气管套管垫具有止血、抗感染、促进恢复、大小及厚度适宜的综合作用。有报道，对气管切开口采用氧疗法，同样也可取得很好地预防和治疗切口感染的效果。

（2）控制口咽部细菌定植及误吸：加强机械通气患者的口咽部护理，每日2～3次，保持口腔干净无异味。遵医嘱根据口腔pH选用口腔清洗液，pH高时用2%～3%硼酸液擦洗，pH低时采用2%碳酸氢钠擦洗，pH中性时用1%～3%过氧化氢（双氧水）或生理盐水擦洗。病情允许时，管饲时患者头部应抬高 30°～ 45°，并至少保持 1 小时。当胃内容物潴留量大或腹部听诊听不见肠鸣音时应停止鼻饲，防止胃内容物反流吸入气管内，引起吸入性肺炎。遵医嘱合理使用抗生素，避免耐药菌株的产生。

（3）病室环境要求：保持室内空气新鲜，定时通风，室温保持在 20 ～ 22℃，湿度 60%～ 70%，有条件时设单人间病房。气管切开的患者，应严格控制探视，对患者实行保护性隔离。吸痰时采用封闭式气管内吸引可明显降低环境污染。

（4）切断外源性传播途径

1）洗手：护理人员在护理患者前后均应洗手。

2）雾化器及其管道、吸引器导管及储液瓶应每日清洗，用后严格消毒，定期更换。使用一次性负压引流装置，要求 24 小时一次更换引流袋。呼吸环路是细菌寄居的重要部位，每 7 天更换一次，可降低呼吸机相关性肺炎的发生率。

4.预防痰液结痂的方法　正常呼吸时，鼻腔起加湿、加温和除尘的作用。全喉切除后，呼吸通路改道，正常的加温加湿除尘功能丧失，痰液容易浓缩结成干痂，阻塞气管套管，导致呼吸困难。在干燥的冬天更易发生。可利用以下方法防止或减少这种情况。

（1）套管内滴药：遵医嘱配制湿化液，直接滴入呼吸道内，每次 2 ～ 3 滴，每 2 ～ 3 小时一次。可起到稀释痰液，预防结痂的作用，使痰液易于咳出。

（2）保持空气湿度：冬天特别是北方，空气干燥时，可在房间摆放加湿器，保持室内空气温湿度。

（3）护罩的制作方法：用 1 ～ 2 层纱布裁剪成自己喜爱的形状，两边缝上系带即成。外出时戴上，既可防止异物进入套管，又可修饰颈部。

（4）拔除套管：喉全切除术后，一般在气管造口处放置气管套管，其目的是利于造口的形成，同时便于造口内分泌物的清洁护理。佩戴套管的时间视个体差异不同。通常为几个月到一两年。如想拔除套管，可先尝试白天拔管、夜间戴管的方法。观察一段时间若无不适，可考虑拔管。如造口收缩变窄，应延长戴管时间，或到医院找医生咨询、处理。

5.预防脱管　气管切开早期应加强观察，气管切开后系带一定要结死扣，松紧度以通过 1 指为宜，并且随着颈部变化情况及时调整系带松紧。有一种使用简单、安全且廉价的搭扣式气管套管固定带，这种搭扣式固定带固定牢固并可根据患者的颈围随意调节松紧。

使用呼吸机的患者在翻身、叩背、吸痰时至少应由两人合作，保持其头颈部与气管导管活动的一致性，及时清倒集水管内的积水，以预防脱管发生。对于烦躁不安的患者可给予适当的约束或镇静药。一旦发生脱管，应沉着冷静，立即采取相应措施，重新安放气管套管。

（四）康复护理

1.心理康复　全喉切除术后患者，由于呼吸通路改道、失语，给患者身心健康带来严重创伤的同时，还要面对社会竞争压力的挑战。多数患者在肿瘤治疗后，还须进行后续治疗，生活和工作势必会出现一系列改变，经济收入减少，家庭负担增加，将进一步影响患者的生活质量。因此，家庭和社会应多关心、了解患者的心理，鼓励患者坦然面对、接受自己，保持心理平和，勇敢面对现实，热爱生活，做到心胸开阔，学会自我调节，尽快融入生活和社会。

人类需要归属感，无喉者需要向周围的人寻求心理和行为的沟通，用社会的群体力量克服恐惧，走出阴影，迎接新生，融入社会。无喉者还可加入无喉者协会，增强自尊和自信，找回自己的社会地位，发挥自己的能力，增强自我价值感。

2. **语言康复**　喉癌患者全喉切除术后身带残疾回归社会，首先面对的是语言交流障碍。笔谈较慢，难以表达出患者的意愿，因此帮助恢复患者的言语功能显得尤为重要。目前恢复言语功能常见的方法主要有以下几种。

（1）食管发音：利用食管储存的气体，逐渐释放到咽、口腔所形成的发音。

（2）发音钮：在气管食管间造口，放一发音钮，使气体在逸出气管造口前进入食管，上升到咽、口腔形成发音。

（3）人工电子喉：人工电子喉又称助讲器，可使咽、口腔的气体振荡发出声音，构成语言。每种发音方法都有其优缺点。目前使用较为普遍的是人工电子喉。人工电子喉的优点有发声讲话方便，容易掌握，讲话较清楚、流利，可以长时间说话并且很容易被理解；可调节频率和音量，清洁卫生。但电子喉音质欠佳，声音听起来有点机械，在使用时需要用手握住。食管发音与人工电子喉相比较，在生理、心理和社交三个方面都具有其优点：能逐渐恢复鼻腔、口腔的部分功能；能锻炼膈肌和腹肌；恢复社交自信。但食管发音有较多的解剖生理方面的影响因素，并非每一个人都能熟练掌握。

（4）日常生活

1）室内：由于呼吸通路的改道，口腔及鼻腔没有气流，失去了大部分嗅觉功能，闻不到气味，一人在家，应打开窗户，以防煤气泄漏而发生意外，也可以让外界的气流刺激口腔和鼻腔，保持剩余的嗅觉功能。

2）外出：应尽量少到人多的地方。需要外出时，应佩戴护罩，可有效阻挡灰尘。独自外出时，最好能携带标有姓名、疾病、家庭地址、曾就诊医院名称的小卡片，以备不时之需。

3）运动：适当的运动可帮助恢复体力，提高机体免疫力。进行运动时，根据个人情况及爱好选择，运动量由小到大，逐渐适应，切忌暴力运动，根据自己的体力选择合适的运动。也可以在家人的陪伴下外出旅游、散心，开阔视野，调整心情。康复者应多走动，保持大便通畅。

4）洗浴：淋浴时，水流不能对着气管造口，以免引起呛咳，造成吸入性肺炎。也可在颈部围上毛巾，头部略低，水流会沿着毛巾自然向下流而不会进入气管造口。

（五）饮食指导

饮食是人们摄取营养的主要途径，均衡的饮食结构可以使患者的身体尽快康复，免疫力得到提高。在饮食和健康的新概念中，蔬菜、水果和蛋白质起着较为重要的作用。因此，在保证充足营养的同时，应多食用新鲜的绿叶蔬菜、水果，少吃油炸、辛辣及刺激食物。

（六）定期复查

出院时患者应了解复查的时间、地点，主管医师的出诊时间。第一年复查时间为术后每月复查 1 次，连续 3 个月；以后每 3 个月复查一次。2～3 年，每 3～6 个月复查一次。以后每 6～12 个月复查一次。复查内容主要是切口的恢复情况。

第8章

护理技术操作流程

第一节 造口用品

造口手术成功后，人们更多的是关注造口如何护理，随着造口护理的日益重要，造口用品的发展对患者生活质量的提高起到了举足轻重的作用。造口用品的发展过程最主要的是造口袋黏胶的发展过程。

一、造口用品的种类与特性

（一）造口袋

理想的造口袋不仅能妥善地容纳体积、性状不同的造口排泄物，并能有效防止排泄物外漏至皮肤上。目前使用的造口袋除从结构上分为一件式造口袋和二件式造口袋以外，从功能上可分为肠造口袋和尿路造口袋，从排放情况可分为开口袋和闭口袋，从颜色上可分为透明袋和不透明袋，从是否含有碳片可分为含碳片和非含碳片造口袋，有的含有自动排气的碳片，有的则需要另外戳孔粘贴碳片以助排气。

1. **按组成结构不同分类**

（1）一件式造口袋：造口底盘和造口袋为一体式，直接粘贴于腹壁，不能更换方向，更换时需要整体移除。是一次性使用的，使用方法简单，底盘薄、柔软。有一次性闭口袋、一次性开口袋、一次性尿路造口袋。

（2）二件式扣合系统造口袋：造口底盘和袋子是分开的，可随意调整造口袋方向。可根据需要更换袋子或底盘，底盘粘贴于腹壁，袋子可卸下清洗。

1）机械式扣合系统造口袋：安全感高，可以佩戴腰带。

2）黏胶式扣合系统造口袋：无压力粘贴，减少腹部压痛。

2. **按收集排泄物不同分类**

（1）闭口袋：口袋采用封闭式的设计，适合大便比较成形、规律的结肠造口。当大便装满 1/3 ~ 2/3 时，直接将袋子更换掉，保证造口周围皮肤清洁干净。

（2）开口袋：适用于便液较稀不成形的回肠造口。可以随时清空袋子里的排泄物。

（3）尿路造口袋：适用于尿路造口收集尿液。当伤口较大渗液较多时，还可以用于收集伤口渗液。回肠造口早期，大便无渣肠液较多时，也可以用尿路造口袋。由尿液分流腔、抗反流装置、排放口组成。双层抗反流装置可以降低尿液回流到造口的风险及降低尿路感染的风险。

3. 按照颜色不同的分类

（1）透明造口袋：可以方便地观察造口与排泄物，适合手术初期需要观察造口的患者。

（2）不透明造口袋：隐秘性更好，避免粪便或尿液对患者的视觉刺激，适合康复期的患者。

4. 特殊类型造口袋

（1）小儿造口袋：适用儿童或造口小的患者。

（2）迷你造口袋：造口袋小巧，柔软隐蔽，适合性生活、社交的患者。

（二）造口底盘

1. 按平面分类

（1）平面底盘：适合腹部平坦，大部分造口患者。

（2）微凸底盘：配合造口腰带使用。适用于平齐或稍有回缩的造口，造口周围腹壁皮肤稍凹陷，造口周围有少许瘢痕的皮肤，轻微褶皱的皮肤，有松弛的皮肤。

（3）凸面底盘：适用于凹陷、回缩的造口，造口周围皮肤有大量瘢痕，褶皱较深的皮肤，松弛的皮肤。配合造口腰带使用。

2. 按黏胶不同分类　按黏胶的不同可以分为标准型和加强型底盘，还可以分为普通黏胶底盘、耐用黏胶底盘、可塑耐用底盘、可塑特软底盘、可塑凸面底盘。普通黏胶底盘适合结造肠口，耐用黏胶底盘适合回肠造口及尿路造口，可塑耐用底盘适合大部分造口，可塑特软底盘适合追求舒适的患者，可塑凸面底盘适合平齐和凹陷的造口。可塑黏胶无须剪裁，减少应用步骤，黏胶不溶解，只需要根据患者造口的形状、大小从预开口将黏胶向外拉伸，可任意塑成需要的形状。

最佳黏胶应具备的五大性能：①黏性、黏着力，底盘的黏性可防止造口产品脱落，预防渗漏；②吸收性，吸收皮肤分泌的汗液等，防止皮肤受到浸渍；③柔韧性，底盘黏胶贴合身体并防止造口用品脱落；④抗腐蚀性，保证底盘的完整，保护皮肤免受造口排泄物的侵蚀；⑤易揭除，可整体揭除，无黏胶残留，无痛感。

（三）造口附件产品

使用造口附件产品不仅能有效地防止渗漏、延长使用时间、预防造口周围皮肤并发症，还能改善和提高造口患者的生活质量。一系列造口附件产品，如造口护肤粉、防漏膏、过滤片、皮肤保护膜、防漏贴环、腰带等，使得患者在使用造口袋期间感觉更舒适、更安全。

1. 造口护肤粉　成分为羧甲基纤维素钠，具有促进皮炎、糜烂、溃疡愈合的作用，可以吸收皮肤及排泄物水分，使造口周围皮肤保持干爽，并在皮肤表面形成湿润的薄膜覆盖伤口，减轻渗出物对皮肤的刺激。

2. 皮肤保护膜/液体敷料　皮肤保护膜的主要成分是异丙醇、聚乙烯甲基丙烯酸丁酯、糖醋酸酯、异丁酸，喷洒或涂抹在造口周围皮肤上形成一层透明的保护膜，起到隔离保护皮肤的作用，使皮肤免受排泄物和分泌物的腐蚀，防止或减少排泄物对皮肤的直接接触。限制表皮水分丢失，防止皮肤干燥，有助于促进受损皮肤修复。保护膜使剥离造口袋更容易。常见两种皮肤保护膜，一种是含酒精的配方，可引起疼痛，对皮炎、糜烂创面效果不理想；另一种是不含酒精的配方，可减少疼痛，对皮炎、糜烂创面效果理想。

3. 黏胶剥离喷剂/擦纸　黏胶剥离喷剂可以用于轻柔的揭除造口底盘或伤口敷料，无酒精配方，不刺激皮肤，减轻黏胶剥离疼痛。黏胶剥离擦纸易于清除皮肤残留黏胶，对皮肤无刺激。尤其适用于皮肤容易受损者，避免撕脱伤。

4. **防漏膏**　填充凹陷与皱褶，防止排泄物渗漏，保护暴露的皮肤，防止排泄物侵蚀皮肤，保持皮肤表面平整干燥。分为含酒精和不含酒精两种类型。

5. **防漏条**　填充凹陷与皱褶，防漏条的硬度大于防漏膏，能起到一定的支持作用。

6. **防漏可塑贴环**　主要成分含丁烯共聚物，具有耐腐蚀配方，可完整揭除，紧密贴合造口及造口周围皮肤，能够有效预防渗漏。作为全新一代具有预防渗漏功能的造口附件产品，比传统防漏膏产品具有更好的可塑性和支撑性，预防渗漏更有效。有两种型号：普通型号适合所有造口类型患者；厚型适合造口回缩或凹陷以及皮肤表面褶皱的患者。造口回缩或凹陷的患者建议配合凸面或微凸面底盘使用。可塑防漏贴环为一次性使用品，随底盘一同更换。

7. **弹力胶贴**　产品特点是能够有效加固底盘，预防排泄物渗漏。弹性良好贴合身体，吸湿防水，亲肤配方，佩戴舒适。适用于底盘易发生翘边或移位、造口旁疝、腹部肥胖、婴幼儿或无法使用造口腰带的造口患者。

8. **造口腰带**　固定造口底盘，增加底盘的牢固性和安全感，不含橡皮筋和橡胶，弹性好，长度可任意调节，使用舒适。使用凸面底盘者必须配合使用腰带，才能达到造口凹陷的治疗效果。

9. **过滤片**　主要成分为活性炭，可排放气体，过滤异味，降低胀袋现象。

10. **清香剂**　主要成分为浓缩特质除臭液，可分解异味，去除造口袋内残留异味。

11. **灌洗器**　灌洗系统是一套用于造口排泄物处理的装置，由集水袋及流量控制器、灌洗锥形头和管道、袖状引流袋、腰带、固定环、润滑剂和造口袋构成（图 8-1）。

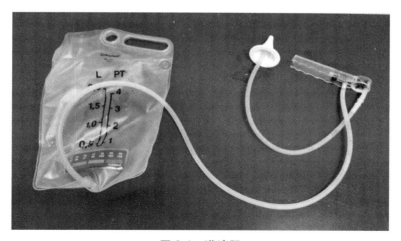

图 8-1　灌洗器

12. **造口栓**　是指放入造口内可阻止粪便排出并过滤气体异味的装置。造口栓包括两个部分，一是黏附于造口周围皮肤上的底板，提供栓子的附着处；二是由聚亚胺酯泡沫压缩在溶水性薄膜内制成的栓子。栓子插入造口内薄膜即刻溶解，里面的泡沫即吸收肠道内容物膨胀而堵塞造口，从而防止内容物外泄。栓子上有一碳过滤器，肠腔内气体经由过滤器排出体外而无任何气味。结肠造口栓隐蔽性好，可大大提高患者在社交活动中及性生活中的生活质量。适用于降结肠或乙状结肠单腔造口，造口直径＜45mm，高度＜25mm，结肠造口术后6～8周以上，粪便成形且有固定的排便规律，造口周围无严重凹陷、皮炎等并发症，结肠造口灌洗。造口狭窄或出现机械性梗阻者禁用。使用造口栓前确保造口周围皮肤洁净、干燥，取下保护纸，将栓子慢慢插入造口内并轻按数分钟，拔出造口栓时先撕离粘贴件，缓慢拔出栓子。

二、造口产品的选择

理想的造口产品应需具备佩戴安全、舒适、方便、隐蔽，防止排泄物渗漏，保护造口周围皮肤，隔臭功能，便于造口观察，使用费用合理等特点。

造口患者选择造口产品前，需要评估患者的造口种类、造口及周围皮肤情况、排便是否规律、收集排泄物的效果、患者个人喜好及经济条件等，全面评估患者，选择一种适合的造口产品。

（1）术后初期需要观察造口的血供、排泄物等情况，宜选择方便观察的透明造口袋。康复期为避免粪便或尿液对患者的视觉刺激，可选择半透明或不透明造口袋。

（2）根据造口类型选择不同的造口袋，根据造口位置、高度及大小选择相应大小的底盘。

（3）根据体型选择大小合适、圆形或椭圆形的造口底盘。

（4）根据腹部情况选择造口底盘的柔软度，根据造口周围皮肤情况选择合适的造口底盘及附件产品。

（5）根据排泄物的形状，选择相应抗腐蚀性能的底盘黏胶。排泄物呈水样，可选择泌尿造口袋，方便倾倒或接引流袋。

（6）根据患者的经济情况和对生活质量的要求，选择一件式或两件式造口袋，含碳片或不含碳片的造口袋。

（7）根据造口并发症的情况选用。①造口水肿：水肿早期肠造口体积较大，宜选用底盘中心孔可剪直径较大的造口底盘，选用透明造口袋，便于观察。②造口出血：宜选用较软的底盘并使用附件产品。③造口坏死：引起坏死常见的手术原因是肠造口腹壁开口太小或缝合太紧，误伤或结扎供应肠造口的血管，常见的护理原因是底盘裁剪孔过小，肠造口受压，故宜选择柔软的透明的造口用品或者一件式底盘，减少腹部压力。④造口皮肤黏膜分离、造口狭窄、造口回缩和周围凹陷：宜选择凸面底盘，可选两件式，并配造口腰带。⑤造口脱垂：应选择柔软的造口用品，底盘按照造口大小和形状裁剪，常规使用附件产品。⑥造口旁疝：应选择柔软、身体顺应性好的造口底盘，可选用粘贴型二件式造口用品，避免佩戴造口用品时对腹部的压力，配合使用造口腹带。也可选用二件式微凸底盘，减少渗漏，佩戴腰带使用。常规使用附件产品。⑦过敏性皮炎：建议更换另一系列或厂家的造口用品。⑧造口肿瘤种植：选用较柔软底盘的造口袋。

第二节 结肠灌洗

一、概述

结肠灌洗是一种在适当的时间定期由结肠造口将适量的温水慢慢灌入肠内，促进结肠加速蠕动，从而一次性将大肠内的粪便排出体外，在 24 ～ 48 小时没有粪便排出或仅有少量的黏液排出的操作。帮助患者养成定时排便的习惯，减少了异味，节省造口产品的使用，同时增加了患者的社交和自尊。

（一）灌洗的目的

促进肠造口的排便规律，刺激肠蠕动和治疗便秘，减少臭味，减少对皮肤的刺激，增强社交信心和自尊，结肠给药，手术和肠道检查的准备。

（二）灌洗适应证

（1）永久性降结肠或乙状结肠单腔造口。

（2）肠道功能正常，病前有良好的排便习惯。

（3）能独立完成灌洗操作的患者。

（4）患者精神上能接受，有充裕的时间。

（5）已熟练掌握自然排便法的患者。

（三）灌洗禁忌证

（1）婴幼儿、儿童婴儿和高龄老人，婴儿结肠灌洗时肠穿孔的机会大，高龄老人可能难以保持体质或精神状况。

（2）结肠造口情况：临时性结肠造口，升结肠或横结肠造口，术前排便无规律，造口脱垂或造口旁疝，结肠持续性病变。

（3）全身系统疾病，如关节炎，帕金森病，瘫痪，心脏或肾脏疾病，预后差或临终患者。

（4）缺乏卫生设备，没有兴趣，盆腔或腹腔放射治疗期间，化疗期间。

（四）结肠灌洗时间

术后 3 个月至半年，体力恢复后。化疗或放疗 3 个月以后，复查全身情况良好可开始。

二、操作流程与步骤

（一）用物准备

灌洗系统，集水袋及流量控制器、灌洗锥形头和管道、袖状引流袋、腰带、固定环、夹子、润滑剂、手套、造口护理用品，36 ～ 38℃的温水约 1000ml。

（二）灌洗方法

（1）关闭流量控制开关，将 1000ml 温水倒入集水袋中。

（2）水压不宜过大，灌洗袋悬挂在站立时与肩平齐的高度，液面位于造口部位上 40 ～ 60cm，松开流量控制开关，排气至圆锥体灌洗头，关闭流量控制开关。

（3）患者站立或取坐位，袖式引流袋用腰带固定于结肠造口处，将袖式引流袋与底盘连接，用固定环固定，袖式引流袋末端置于便盆内或马桶内。

（4）灌洗者示指戴指套，涂少许液状石蜡，缓慢插入造口内，探明结肠走行方向。

（5）灌洗漏斗口涂少许液状石蜡，开放导管夹，排空连接管中的气体后将灌洗漏斗缓慢插入造口，轻轻施压使灌洗头紧贴结肠造口，防止水从灌洗头与肠黏膜的间隙中漏出，控制流速，使水缓慢注入（50ml/min）。观察温水流入速度和患者耐受情况，发现异常，及时处理。

（6）注入温水后，关闭流量控制开关，将灌洗头保持在原位 5 ～ 10 分钟，使水分充分进入肠腔，预防灌洗液逆流。

（7）灌洗结束后，轻压灌洗漏斗于造口处 3 ～ 5 分钟移去，温水会连同粪便沿袖式引流袋流入便盆内或马桶内。

（8）折叠袖式引流袋并妥善固定。

（9）清洁造口，应用造口袋。

（10）将灌洗装置用流动水洗净，晾干备用。

三、注意事项

（1）灌洗前经过医师或造口治疗师评估确认可行后才能尝试，并经过培训后方可自行独立操作。

（2）灌洗时间依个人习惯决定，在每天固定时间的前后2 ～ 3小时灌洗一次，饭后1 ～ 2小时或空腹不能灌洗，晚餐后3 ～ 4小时为最佳灌洗时间。

（3）灌洗液：起始 300ml 温水灌洗，水温以 36 ～ 38℃ 为宜，每次增加 100ml，以不超过 1000ml 为原则。量因人而异，以感觉腹胀为主，应循序渐进，由少到多。

（4）温水注入时间为 5 ～ 10 分钟，水速太快或太慢将引起腹部不适或疼痛，有腹泻、恶心或腹部绞痛时应停止灌洗。若流入受阻时查找原因，是否集水袋挂得太低、灌洗头压在肠壁上或方向不正确、灌洗头被粪便堵塞等，可调整集水袋位置、稍旋转灌洗头或除去干燥粪便。

（5）第 1 周每天灌洗，灌洗后应留意下次排便时间；第 2 周开始可根据排便情况试行隔天灌洗。

（6）排便习惯尚未形成前，约 6 周内，灌洗结束仍应佩戴造口袋、迷你袋或造口栓。

（7）灌洗后观察并记录出、入水量。

（8）当定时排便训练成功后，造口处平时不会有排泄物排出，如造口有异常时及时就诊。

（9）灌洗用品必须在清洗后置于阴干处使其自然干燥，在残留有污物或水分的情况下保管时物品会发霉变黑。

（10）长期灌洗的患者要定期复诊。

第三节　更换造口袋流程

一、操作前准备

（一）用物准备

一次性换药盘，0.9% 氯化钠注射液，清洁手套，免洗手消毒液，治疗巾或垫巾，棉签，医疗垃圾袋，造口底盘，造口器材，量尺，弯剪，造口附件产品，造口手册。

（二）护理评估

评估患者病情，合作及自理程度，心理状况。评估造口及造口周边皮肤状况，包括造口位置、排泄物及使用的造口产品情况。评估环境，病室环境安静整洁，私密，安全。向患者解释操作的目的、操作方法。

二、操作过程

1. **核对**　携物至患者床旁，使用两种以上方法核对患者信息。核对并检查造口袋型号、款式、质量。根据造口情况选择不同规格的造口袋。

2. **摆放体位**　协助患者取舒适卧位，调节室温，屏风遮挡患者，充分暴露造口部位，铺治疗巾或者垫巾。

3. **揭除**　佩戴清洁手套，打开锁环，轻提并取下造口袋，揭开底盘上方边缘，一手固定皮肤，另一手自上而下小心缓慢地揭除造口底盘；注意动作轻柔，可使用黏胶祛除剂。如果是带支架管的泌尿造口，揭除造口底盘时固定支架管，避免管路移位。

4. **检查**　检查底盘黏胶及黏胶覆盖下的皮肤，观察底盘黏胶是否被腐蚀，观察内容物的性状并观察底盘内侧密封性；检查造口周围皮肤情况；泌尿造口检查支架管外露长度，引流是否通畅。

5. **清洁**　带支架管时将支架管末端置于弯盘内，避免污染支架管；清洁造口及周围皮肤，住院时使用生理盐水清洗，出院后用温水即可；用纱布或毛巾擦干。请勿用含有化学制剂的湿巾或棉签清洁造口。

6. **再次评估造口**　轻柔清洁皮肤后观察造口黏膜及周围皮肤情况，评估患者造口的位置、形状、类型、大小、高度、黏膜颜色及周围皮肤情况。

7. **测量及裁剪底盘**　正确用造口尺测量造口的大小及形状，或采用描摹方法，在新的造口袋底盘上绘线并做记号，根据测量好的造口大小及形状裁剪造口底盘，直径比造口大1～2mm，用手指将平底盘中心孔的毛边（图8-2）。

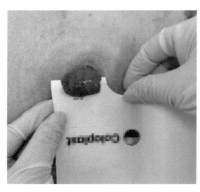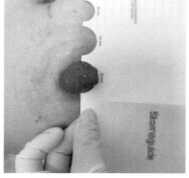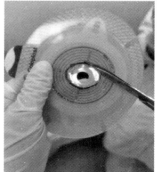

图 8-2　测量造口大小及裁剪底盘

8. **使用造口附件产品**　此步骤根据患者造口及周围皮肤情况使用。①在干净、干燥的造口周围皮肤上均匀喷洒造口护肤粉，可使用棉签涂抹均匀，停留几分钟后擦掉多余的护肤粉，护肤粉可有效缓解皮肤轻微的红肿、刺痛、痒、湿疹，促进皮肤功能的修复，吸收皮肤破溃处的渗液。②造口护肤粉吸收后，将皮肤保护膜／液体敷料均匀地涂抹／喷在造口周围皮肤上成一层透明的保护膜阻隔排泄物，防止或减少排泄物对皮肤的直接接触，注意避开造口。③必要时将可塑贴环（图8-3）／防漏条／防漏膏贴／涂在造口周围，用湿棉签按压平整，使可塑贴环／防漏膏／防漏条与皮肤形成平整表面，防止排泄物渗漏到底盘下面引起皮肤问题。

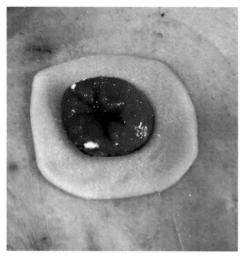

图8-3　可塑贴环

9.粘贴造口底盘，佩戴造口袋　撕开底盘保护纸，按造口位置将造口底盘由下而上平整粘贴在皮肤上，并用手轻压，增强底盘的牢固；如果是带支架管的泌尿造口，粘贴底盘时注意支架管，佩戴袋子，将造口袋与卡环底部连接，两手捏紧锁扣，关闭锁扣，夹好造口袋下端出口，轻拉造口袋，检验是否牢固。

10.其他　操作过程中向患者或其家属介绍技术要点。

三、操作后

（1）洗手。

（2）用物处理：按感控规定处理用物，垃圾分类处理，整理、清洁治疗车。

（3）记录：记录造口位置、大小、黏膜情况及周围皮肤状况，记录排泄物的颜色、性状、量及气味。

附：中华护理学会造口护理技术评分标准

造口护理技术评分标准

基地名称：　　　　　　学员学号：　　　　　　学员姓名：　　　　　　分数：

项目	总分	技术操作要求	得分	实际得分
仪表	4分	仪表端庄（1）；服装整洁（1）	2	
		洗手（1）；戴口罩（1）	2	
操作前准备	20分	双人核对医嘱及治疗单（2）	2	
		携治疗单到病人床旁，核对患者腕带及床头卡信息（1）；清醒患者自行说出床号、姓名（3）	4	
		评估患者病情（2）；合作及自理程度（2）；造口及造口周围皮肤状况（2）	6	
		向患者解释操作的目的（1）；操作方法（1）	2	
		评估环境安静整洁（1）；私密（1）；环境是否安全（1）	3	
		备齐用物（1）；检查用物，符合使用要求（1）；放置合理（1）	3	

续表

项目	总分	技术操作要求	得分	实际得分
操作过程	60分	携物至患者床旁，再次核对患者信息（5）	5	
		协助患者取舒适卧位（5）；屏风遮挡（2）；充分暴露造口部位，使用垫巾或看护垫（3）	10	
		一手固定皮肤，另一手自上而下揭除造口底盘（5）；观察内容物性状并观察底盘内侧密封性（5）	10	
		温水清洁造口及周围皮肤（5）；轻柔清洁皮肤后观察造口黏膜及周围皮肤情况（5）	10	
		正确用造口量度表测量造口的大小及形状（10）	10	
		在新的造口袋底盘上绘线并做记号，沿绘线剪裁造口袋底盘（3）	3	
		按造口位置由下而上粘贴并夹好下端出口（5）；必要时使用防漏膏，轻拉造口袋，检验是否牢固（3）	8	
		操作过程中向患者或其家属介绍技术要点（2）	2	
		给予患者取舒适体位（2）	2	
操作后	16分	护士手卫生（5）	5	
		按感控规定处理用物（2），垃圾分类处理（4），整洁治疗车（2）	8	
		记录造口位置、大小、黏膜情况及周围皮肤状况（3）	3	
总分				

考官签字： 考核日期： 年 月 日

第四节 伤口换药流程

一、操作前准备

（一）用物准备

一次性换药碗，弯盘，胶布，无菌剪刀，手套，量尺，根据评估情况备消毒液，无菌敷料，免洗手消毒液，生理盐水，治疗巾或垫巾，棉签，必要时备培养管。

（二）护理评估

评估患者病情，合作及自理程度，伤口及伤口周边皮肤状况，了解伤口形成原因、持续时间及治疗护理情况。评估环境，病室环境安静整洁，私密，安全。向患者解释操作的目的、操作方法。

二、操作过程

（1）核对：携物至患者床旁，使用两种以上方法核对患者信息。根据伤口情况选择不同的物品及消毒液。

（2）摆放体位：协助患者取舒适卧位，调节室温，屏风遮挡患者，充分暴露伤口部位，铺治疗巾或者垫巾。

（3）评估：评估患者的伤口敷料、有无引流及有无影响伤口愈合的因素。

（4）清除敷料：卫生手消毒，戴手套，打开换药包，将生理盐水和消毒剂分别倒于两个弯盘内浸湿棉球。揭除外层伤口敷料，用镊子沿伤口长轴平行方向取下内层敷料，如遇内层敷料与伤口粘连，先用生理盐水棉球浸湿敷料，待敷料与伤口分离后再轻轻地揭去。

（5）脱手套，洗手，更换手套。

（6）伤口评估：观察伤口的类型、位置、大小、基底颜色、气味、渗液，伤口边缘情况，有无潜行、窦道或瘘管，周围皮肤情况，有无浸渍、颜色异常等。

（7）清洁伤口及周围皮肤：选择适宜的液体清洁伤口，根据伤口类型采取相应的清洁方法。

1）清洁伤口用浸有生理盐水的棉球由内向外清洗，即从伤口中间向外擦拭。

2）感染性伤口，先根据细菌培养结果选择合适的消毒或抗菌消毒液，由外向内清洗，即用浸有消毒剂的棉球从伤口外向中间环形擦拭伤口周围皮肤，避免用擦拭伤口周围皮肤的棉球再擦拭伤口，再用生理盐水棉球清洗干净伤口。

3）有坏死组织的伤口，根据伤口情况，可采用外科清创或自溶清创等方法清除坏死组织后，然后由外向内清洁伤口，用生理盐水清洗干净。

4）腔隙性伤口或窦道：用生理盐水以每秒 1ml 的流速冲洗伤口，可反复 3 ～ 4 次。

（8）换药过程中随时观察患者的表情，面色，观察渗液的颜色、性状及量。

（9）消毒过程：右手持镊子触碰伤口，左手持镊子夹取无菌物品递给右手，两镊子不可触碰，左镊子在上，右镊子在下，两个器械不可相碰。

（10）用干无菌纱布由内向外蘸干伤口。

（11）再次评估伤口，根据伤口的情况选择合适的无菌敷料覆盖伤口，固定。

（12）撤垫巾，脱手套，告知患者换药时间，不要沾水，如有不适及时通知护士。

三、操作后

（1）洗手。

（2）用物处理：按感控规定处理用物，垃圾分类处理，整理、清洁治疗车。

（3）记录：记录伤口类型、位置、大小、基底颜色、气味、渗液，伤口边缘情况，伤口周围皮肤情况。

附：中华护理学会伤口换药护理技术评分标准

伤口换药护理技术评分标准

基地名称：　　　　　　学员学号：　　　　　　学员姓名：　　　　　　分数：

项目	总分	技术操作要求	得分	实际得分
仪表	4分	仪表端庄（1）；服装整洁（1）	2	
		洗手（1）；戴口罩（1）	2	
操作前准备	20分	双人核对医嘱及治疗单（2）	2	
		携治疗单到患者床旁，核对患者腕带及床头卡信息（1）；清醒患者自行自己说出床号、姓名（3）	4	
		评估患者病情（2）；合作及自理程度（2）；伤口及伤口周边皮肤状况（2）	6	
		评估环境安静整洁（1）；私密（1）；安全（1）	3	
		向患者解释操作的目的（1）；操作方法（1）	2	
		备齐用物（1）；检查用物，符合使用要求（1）；放置合理（1）	3	
操作过程	60分	携物至患者床旁，再次核对患者信息（4）	4	
		协助患者取舒适卧位（2）；屏风遮挡（2）；充分暴露伤口部位，使用垫巾或看护垫于伤口下方（1）	5	
		充分暴露伤口创面（4）；动作轻柔（1）	5	
		选择适宜的液体清洁伤口（2）；根据伤口类型采取相应的清洁方法（8）	10	
		右手持止血钳接触伤口，左手持镊子夹取无菌物品递给右手（5）；两个器械不可相碰（5）	10	
		使用测量尺测量创面（6）	6	
		选择适宜的敷料填塞及覆盖创面（10）	10	
		粘贴敷料，手法正确（8）	8	
		给予患者取舒适体位（2）	2	
操作后	16分	护士手卫生（4）	4	
		按感控规定处理用物（2），垃圾分类处理（4），整洁治疗车（2）	8	
		记录伤口（3）及周围皮肤情况（1）	4	
总分				

考官签字：　　　　　　　　考核日期：　　年　月　日

参 考 文 献

柏树令，应大君. 系统解剖学 [M]. 第 8 版. 北京：人民卫生出版社，2013.

柴景秀，徐金华，吴金峰. 营养在老年压力性损伤预防和管理中的应用 [J]. 老年医学与保健，2021, 27(06), 1325-1328.

陈娟，陈文君，李仕君，等. 集束化干预策略对预防老年患者高危压力性损伤患者发生压力性损伤的效果研究 [J]. 重庆医学，2018, 47(7): 1005.

陈莉，王小俊，王海焦，等. 新冠疫情下院外带入压疮的原因分析与护理对策 [J]. 中国社区医师，2021, 37(29): 118.

陈孝，王志强，张子其，等. 经皮经胃镜胃造口在老年人中的临床应用价值 [J]. 中华保健医学杂志，2019, 21(2):1674-3245.

邓德贵，张馨尹，刘飞跃，等. ICU 医疗器械相关压力性损伤危险因素及评估工具的研究进展 [J]. 中国现代医生，2023, 61(04): 129.

丁岚，戴辉凤，彭南海，等. 8 例经皮内镜引导下盲 / 结肠造口置管术的护理 [J]. 肠外与肠内营养，2015, 22(4):251-253.

丁炎明. 造口护理学 [M]. 北京：人民卫生出版社，2017.

皋文君. 肠造口患者自我效能感水平横断面调查及其影响因素分析 [D]. 第二军医大学，2012.

高崎. 手术室应用护理干预对预防体位性压力性损伤的影响分析 [J]. 中国保健营养，2021, 31(23): 227.

高兴莲，郭莉. 术中获得性压力性损伤危险因素评估量表的编制及信效度检验 [J]. 中华护理杂志，2021, 56(4):556-560.

郭莉，高兴莲，赵诗雨，等. 手术患者术中获得性压力性损伤发生特征及危险因素的多中心研究 [J]. 护理学杂志，2021, 36(22):31-34.

郭松，亢宝榕. 手术室压力性损伤的相关因素分析及预防护理措施 [J]. 健康护理，2018, 1: 251.

郭素云，刘丽，周伟伟. 综合护理干预对降低术中压力性损伤发生率的效果分析 [J]. 当代临床医刊，2021, 34(05): 57,53.

郭杨，孙晓洁，邰苗，等. 2093 例高龄骨折手术患者压力性损伤发生情况及影响因素分析 [J]. 重庆医学，2021, 50(11):1883-1887.

何冰，谢颂丽，何丹. 早期预警干预对急诊患者压力性损伤的影响 [J]. 齐鲁护理杂志，2021, 27(13): 97-98.

何凌霄，袁震飞，刘欢，等. 急诊患者压力性损伤现状及预防的研究进展 [J]. 解放军护理杂志，2021, 38(10): 65.

胡爱玲，郑美春，李伟娟. 现代伤口与肠造口临床护理实践 [M]. 第 2 版. 北京：中国协和医科大学出版社，2018:315-316, 332-350.

胡碧花，何玉珍，李慧，等. 自制负压引流联合新型水胶敷料治疗重度压力性损伤的临床效果观察 [J]. 中国实用护理杂志，2017, 33(11):810-814.

黄红梅，程兆明，许腊梅，等. 经皮内镜下胃造口术后包埋综合征 1 例 [J]. 中国内镜杂志，2017, 23(12):111-112.

黄娜，沈旭慧，顾正凤，等. 负压引流技术联合湿性理论治疗重度压力性损伤的研究进展 [J]. 护理研究，2018, 32(21):3364-3367.

霍可可. 护理人员对医疗器具相关性压疮认知情况的研究分析 [J]. 临床医药实践，2018, 27(11): 877-880.

霍孝蓉. 泛太平洋地区压力性损伤的防治临床实践指南 [M]. 南京：东南大学出版社，2014.

贾静，唐为定，罗彩凤，等. 围手术期压力性损伤风险评估表的应用及信效度研究 [J]. 护士进修杂志，2019, 34(15):1428-1432.

贾诗萍，董建平．老年住院患者失禁相关性皮炎的研究进展 [J]，实用临床护理学电子杂志，2019, 4(41): 63-64.

江明君．压力所致损伤：建模．行为观察与干预 [M]. 北京：科技文献出版社，2014.

姜丹，杨铮，万崇华，等．大肠癌患者生命质量测定量表 QLQ-CR68 中文版的研制与应用评价 [J]. 中国肿瘤，2007, 16(11):862-865.

蒋琪霞，苗素琴，陈文芳．手术获得性压力性损伤流行特征和危险评估新进展 [J]. 医学研究生学报，2019, 32(8):882-885.

蒋琪霞，郑美春，刘云，等．中美伤口造口失禁护理专科护士培养和实践方式的比较 [J]．护理研究，2013, 27(2A): 1139-1141.

蒋琪霞．压疮护理学 [M]. 北京：人民卫生出版社，2014.

李春花．造口发展史与护理现状 [J]. 东方药膳，2020(19):152.

李冬雪，盛孝敏，唐佳，等．改良版 Munro 围术期成人压疮风险评估量表在手术患者压疮评估中的预测性研究 [J]. 重庆医科大学学报，2018, 43(2): 297-301．

李飞，徐林霞，李显蓉．肠造口术前定位实施障碍及对策研究进展 [J]. 护理研究，2018, 32(16):2517-2519.

李红燕．肠造口患者术后早期病耻感现状及其影响因素的研究 [D]. 安徽医科大学，2019.

李婕，马航霞，龚丽娜，等．信息化技术在老年人压疮管理中的应用进展．护理学报，2022, 29(18): 43-46.

李蕾蕾．输尿管皮肤造口术后相关并发症的护理进展 [J]. 中外医学研究，2014, 12(27):12-164.

李鲁，王红妹，沈毅．SF-36 健康调查量表中文版的研制及其性能测试 [J]. 中华预防医学杂志，2002, 36(2):38-42.

李瑞华，刘海妮，杨群草，等．伤口造口失禁专科护士培养的研究进展 [J]. 中华护理教育，2019, 16(7): 551-554.

梁美燕．基于知信行模式的健康教育在院外压疮患者照顾者中的应用 [J]. 中国医药科学，2020, 10(17): 127-130,212.

廖柳荫，卢琳媚．肠造口护理研究新进展 [J]. 实用临床护理学电子杂志，2017, 2(13): 197-198.

林渲果，罗琼，蒋玲．造口患者术前术后健康教育 [J]. 当代护士（下旬刊），2012(9):160-161.

刘欢，丁乾容，尹万红，等．床旁超声用于压力性损伤评估的研究进展 [J]. 护理学杂志，2022, 37(1):95-99.

刘如艳．ICU 器械相关性压力性损伤的护理研究进展 [J]. 饮食保健，2020, 7(32): 129.

刘树伟，李瑞锡．局部解剖学 [M]. 第 8 版．北京：人民卫生出版社，2014.

刘松玲，李艺君．结肠造瘘口围手术期的护患护理 [J]. 医学信息，2015, 28(6):139.

刘衍松，伊力扎提·伊力哈木，曹天勇，等．臀上动脉螺旋桨皮瓣联合术后封闭负压治疗臀部压力性损伤效果分析 [J]. 第三军医大学学报，2021, 43(11):1057-1062.

卢根娣，席淑华．临床护理管理丛书伤口护理指南 [M]. 上海：第二军医大学出版社，2014:42-43.

卢璇，张建薇．1 例行无创呼吸机辅助呼吸老年科危重症病人的皮肤护理 [J]. 全科护理，2018, 16(29): 3706-3707.

陆建萍．回肠造口的护理进展 [J]. 实用临床护理学电子杂志，2018, 3(23):189-197.

罗芬．肠造口病人健康教育的进展 [J]. 临床护理杂志，2011, 10(4):68-71.

马娟．直肠癌造口术后患者心理弹性与自我效能及社会支持的相关性研究 [D]. 湖南师范大学，2018.

欧巍崴．伤口造口失禁护理的专科化实践及护理进展 [J]. 当代护士（下旬刊），2017(12): 10-13.

乔瑞红．浅谈老年患者压力性损伤的研究对策 [J]. 养生保健指南，2019, 44: 278.

任家驹，王艳，魏中原，等．COMHON 量表和 Braden 量表在 ICU 纵隔术后患者压力性损伤风险评估中的比较 [J]. 护理学杂志，2020, 35(15):49-52.

任之珺，夏欣华，程安琪，等．力学因素致压力性损伤的预防新进展 [J]. 护理研究，2017, 31(10):1167-1170.

司新敏，曹斌，李学良，等．复杂经皮内镜胃造瘘的临床应用 [J]. 内科理论与实践，2017, 12(6):399-401.

宋辉，王悦，郑晨，等．手术患者压力性损伤信息化风险评估模式的临床应用 [J]. 护士进修杂志，2021, 36(17):1621-1623, 1631.

谭谦 . 压力性损伤创面管理与治疗 [M]. 郑州：郑州大学出版社，2019.

万德森，朱建华，周志伟，等 . 造口康复治疗理论与实践 [M]. 北京：中国医药科技出版社，2006.

王翠玲，薛萍，李建英 . 造口伤口失禁临床护理实务 [M]. 太原：山西科学技术出版社，2018:68-81.

王洁 . 结直肠癌术后造口皮肤黏膜分离的护理进展 [J]. 医药前沿，2013, (21):352-353.

王丽霞，马燕 .12 例老年低位直肠癌患者肠造瘘口围手术期的护理 [J]. 大家健康（中旬版），2014, 8(6):249-250.

王泠，胡爱玲，王志稳 . 器械相关压力性损伤预防指南 [M]. 北京：人民卫生出版社，2020.

王泠，胡爱玲 . 伤口造口失禁专科护理 [M]. 北京：人民卫生出版社，2018.

王泠，胡爱玲 . 压力性损伤临床防治国际指南 2019[M]. 第 3 版 . 北京：人民卫生出版社，2021.

王珑，陈晓欢 . 伤口造口专科护士实践手册 [M]. 北京：化学工业出版社，2014.

王文毓，王艳，张月蓉 . 脑卒中病人压力性损伤现状及影响因素分析 [J]. 全科护理，2022, 20(35): 5024.

王颖，陈英，陈杜可，等 . 经皮内镜下胃造口术后造口周围转移的初步探讨 [J]. 肠外与肠内营养，2018, 25(2):116-119.

王志成，苏琼，李智 . 基于 TcPO2 和 TcPCO2 比较不同支撑面压力性损伤的效果研究 [J]. 重庆医学，2022, 51(6): 987-990.

卫莉，赵玉洲 . 造口并发症的防治 [M]. 郑州：河南科学技术出版社，2015.

卫莉，赵玉洲 . 造口并发症的防治 [M]. 郑州：河南科学技术出版社，2015:112-174.

吴光英，陈劼，金爱丽，等 . 中文版 BradenQD 压力性损伤风险评估量表在患儿中的信效度研究 [J]. 护理学杂志，2021, 36(5):47-51.

吴嘉骏，王繁麟，葛卫文，等 . 胃造口术在头颈肿瘤进食障碍病人中的应用 [J]. 肠外与肠内营养，2019, 26(5):296-299.

吴雪，金晓燕，尚少梅，等 . 造口病人生活质量量表中文译本的信度、效度分析 [J]. 中国护理管理，2011, 11(07):23-25.

武亮，王雅琳，赵燕红，等 . 长时间麻醉手术中老年患者压疮形成的危险因素及预防策略 [J]. 重庆医学，2020, 49(13): 2105.

羡红涛，杨洋，王欣然 . 造口患者护理图解 [M]. 北京：中国科学技术出版社，2018:35-54, 84-90.

熊欢 . 永久性结肠造口患者造口接受度与认知情绪调节方式的关系研究 [D]. 南昌大学，2017.

许海斌，关超，谷明利 . 输尿管皮肤造口在膀胱全切除术中的应用 [J]. 蚌埠医学院学报，2011, 36(9):951-953.

许晓芳，耿协强，张力峰，等 . 直肠癌根治术低位吻合预防性回肠造口术的围手术期护理 [J]. 西南国防医药，2017, 27(6):621-622.

杨多，孟凡师 . 影响回肠造口术后并发症发生的因素分析 [J]. 护理研究，2013, 27(25):2733-2735.

杨可娜，徐玲芬，吴文瑾，等 . 红外热成像技术用于压力性损伤评估的研究进展 [J]. 护理研究，2023, 37(8):1439-1442.

杨龙飞，齐敬晗，刘佳琳，等 . 压力性损伤预防和治疗循证指南的意见总结 [J]. 护理研究，2022, 36(6):1008-1015.

杨龙飞，宋冰，倪翠萍，等 .2019 版《压力性损伤的预防和治疗：临床实践指南》更新解读 [J]. 中国护理管理，2020, 20(12):1849-1854.

杨昭霞，吴春梅，戴靖华，等 . 国内手术患者压力性损伤评估表应用的文献计量学分析 [J]. 护士进修杂志，2020, 35(20):1912-1915.

叶和青，陈荣珠，李惠萍 . 心血管手术患者压力性损伤危险因素 Meta 分析 [J]. 现代预防医学，2021, 48(7):1320-1324.

殷兰，周春香，孙仁娟 . 老年住院患者Ⅳ期皮肤压力性损伤危险因素分析与干预措施研究 [J]. 当代护士（中旬刊），2022, 29(12): 126-129.

喻德洪 . 肠道口治疗 [M]. 北京：人民卫生出版社 , 2004.

喻德洪 . 我国肠造口康复治疗的现状与展望 [J]. 大肠肛门病外科杂志 , 2002, 8(4):200-200.

喻德洪 . 我国肠造口治疗的现状与展望 [J]. 中华护理杂志 , 2005(6):415-417.

袁晨璐，焦彦霞，魏育婷，等 .ICU 患者压力性损伤风险评估工具准确性的网状 Meta 分析 [J]. 护理学杂志，2023, 38(1):59-63, 68.

张俊娥，郑美春，黄金月，结肠造口患者出院早期电话干预延续护理模式之构建中国护理管理 , 2011, 11(8):31-35.

张楠，刘海燕，曲彦 . 热休克蛋白 70 和凋亡相关蛋白在压力性损伤中的表达及作用 [J]. 中华危重病急救医学 , 2018, 30(4):312-316.

张清，魏力 . 造口伤口临床护理实践 [M]. 北京：人民军医出版社 , 2009.

张卫，姚琪远，楼征 . 肠造口手术治疗学 [M]. 上海：上海科学技术出版社 , 2019.

赵丹，王志稳 . 骨科患者术中压力性损伤发生情况及危险因素研究 [J]. 护理学杂志 , 2018, 33(22):33-37, 56.

赵丽伟，刘改芳，吴婧，等 . 经皮内镜下胃造口术与外科胃造口术的对比研究 [J]. 中华普通外科杂志 , 2017, 32(2):170-171.

赵庆杰，邹继华，付婷，等 . 永久性结肠造口患者伤残接受度及其影响因素调查研究 [J]. 中国护理管理 , 2013, 13(1): 19-21.

赵恬静，陶如英，李卫华 . 压力性损伤与造口护理 [M]. 北京：中国医药科技出版社 , 2021.

郑晓凤 . 国内外伤口造口失禁专科护士现状及发展研究进展 [J]. 全科护理 , 2019, 17(29): 3619-3621.

钟晶，苏天兰，吴宝勤 . 自制改良负压结合含氧生理盐水冲洗治疗 3 期和 4 期压力性损伤的效果研究 [J]. 护士进修杂志 , 2019, 34(21):1999-2002.

周光霞 . 肠造口术后患者生活质量量表的研制与评价 [D]. 延安大学 , 2019.

周鑫滢，陈香萍，庄一渝，等 . 细胞力学在压力性损伤中的作用及影响因素研究进展 [J]. 护理学杂志 , 2022, 37(19):96-100.

周玥，颜巧元 . 肠造口病人出院准备度现状及其影响因素研究 [J]. 护理研究 , 2019, 33(11):1827-1832.

朱芙蓉，持续负压封闭引流治疗深度压疮的护理 . 当代护士 (综合版), 2016, 7: 115-117.

朱莎 . 整合式健康教育对直肠癌肠造口患者治疗间歇期生活质量的影响 [J]. 中国全科医学 , 2019, 22(S2):199-201.

庄秋枫，肖世极，周秀花，等 . 重症监护病房患者院内获得压力性损伤的危险因素分析 [J]. 护理学杂志 , 2021, 36(3):53-56.

曾立云 . 造口伤口护士临床工作手册 [M]. 北京：人民卫生出版社 , 2018.

Charlene C, Port CL, Zimmerman S, et al.Short - stay nursing home rehabilitation patients:transitional care problems pose research challenges.Journalofthe American Geriatrics Society, 2008, 56(10):1940-1945.

Furlani R, Ceolim MF. Living with a permanent intestinal stoma :changes told by stomapatients [J] .Rev Bras Enferm, 2002, 55(5):586-591.

Krouse R S, Herrinton L J, Grant M, et al. Health-Related Quality of Life Among Long-TermRectal Cancer Survivors With an Ostomy: Manifestations by Sex[J].J Clin Oncol, 2009, 27(28): 4664-4670.

Lev EL, Paul D, Owen SV. Age, Self-Efficacy, and Change in Patients' Adjustment to Cancer [J].Cancer Practice, 1999, 7(4): 170-176.

Li L, Moore D.Acceptance of disability and its correlates[J].J Soc Psychol, 1998, 138(1):13-25.

Nugent KP, Daniels P, Stewart B, Patankar R, Johnson CD. Quality of life in stoma patients[J].DisColon Rectum, 1999, 42(12):1569-1574.

Persson E, HellstrPm AL. Experiences of Swedish men and women 6 to 12 weeks after ostomysurgery [J]. Journal of Wound, Ostomy and Continence Nursing, 2002, 29(2): 103-108.

Wound, Ostomy and Continence Nurses Society；Guideline De velopment Task Force.WOCN Society Clinical Guideline: man agement of the adult patient with a fecal or urinary ostomy-an executive summary[J]．J Wound Ostomy Continence Nurs, 2018, 45(1): 50-58.